レゾナンス・エフェクト

画期的なFSM（特定周波数微弱電流）療法の世界

The Resonance Effect

How Frequency Specific Microcurrent Is Changing Medicine

Carolyn McMakin

キャロライン・マクマキン＝著

寺岡里紗＝監修／幸島 究（医師）＝医療監修

南見明里＝訳

ナチュラルスピリット

監修者まえがき

私は約17年前から、エネルギーセラピストとしてエネルギー分析デバイスを使ったセッションとエネルギー医学の普及活動を行ってきました。

本書の著者であるキャロル（キャロリン）・マクマキンとの出会いは2017年、バートナウハイムというフランクフルトの郊外の町で開かれたドイツのデバイスの会社が主催するエネルギー医学の国際会議でした。

多くのスピーカーが、各々の研究成果や最新の量子力学理論を発表する中で、キャロルのFSM（特定周波数微弱電流）療法への情熱と臨床家としての圧倒的な臨床データ数には心底衝撃を受けました。

FSMとは、体では感じないほどの微弱な電流を使ってふたつの異なる周波数を同時に作用させることで、周波数のレゾナンス効果（共鳴現象）を起こし、心身のバランスを整える療法です。

各種のエネルギーデバイスは1960年代頃から世界中で開発されてきましたが、一般に普及していない理由として、研究成果の論文や、科学的データとして残されたものが非常に少ないことが挙げられます。キャロル自身が本書の中で述べているように、科学的データであるためには、適切に管理された条件下での測定が必要ですが、これは予想以上にハードルが高いのです。なぜなら、「完全な環境」を作るには、膨大な費用と相応の設備が必要となり、また複雑な病状や背景に対応するため患者ごとに施術バリエーションを加えると研究対象から除外されてしまうからです。これらが論文やデータが少なかった大きな理由と言えるでしょう。

エネルギー医学の国際会議の話に戻りますが、そこで行われたキャロルの講演が終わるや否や、私は彼女に駆け寄り、「あなたの本を是非日本で紹介したい！」と後先考えずに頼んでいました。

彼女は「もちろん、いいですよ！　アメリカの出版社に話しておくわ」と笑顔で答えてくれました。

そしてその次の年には、ロンドンで開かれたＦＳＭの５日間コアトレーニング（ＦＳＭを使いこなすための集中トレーニング）に参加しました。私は臨床家ではないので、ＦＳＭを私のセッションに取り入れることはしませんが、とにかくもっと深くＦＳＭを知って日本に紹介したかったのです。

そのトレーニングでペアになった女性臨床家の方は肝臓腫瘍を患っていました。キャロルが私たちペアのところに来ると、周波数を確認していくつかの周波数をピックアップしました。「Risa、ちゃんと見ておくのよ。ほら、ここを触ってみて。今一気に溶けてきてるわ。わかる？」。驚いたことに、先ほどまでカチカチだった彼女の肝臓の硬さが変化し、周囲の健常な部分と同じような軟らかさになったのです。

衝撃的な出来事でした。

周波数療法は日本ではまだまだ広く認知されている療法ではありませんが、この本を通して、医療関係者や療法家の方がＦＳＭに興味を持っていただく一助になれば、これほどうれしいことはありません。

この本の出版で、医学的な表現に関して多大な協力をいただいた医師の幸島究（こうじまきわむ）先生には本当にどれだけ感謝しても足りません。

幸島先生は、神戸の統合医療を取り入れたクリニックで自らもＦＳＭを使用して療法を行っている臨床家でもあるため、キャロルの微妙な痛みや症状の表現に関しても、心強いアドバイスを多くいただきました。彼なくして、本書の完成はありませんでした。

またこの難しいエネルギーの世界の独特の言い回しや日本語にない単語を根気強く訳してくれた南見明里さん、この企画を進めてくださったナチュラルスピリットの今井社長、編集の高橋聖貴さんにも心より感謝します。

２０２２年10月10日

寺岡里紗

まえがき

本書は、才気あるひとりの女性が導かれた使命と、彼女の天職についての物語です。ユーモアを交えながらの筆致で胸が躍る楽しい物語に仕上げてくれた彼女の名は、キャロリン・マクマキン。現代医療に、特定周波数微弱電流（ＦＳＭ）療法という全く新しい医療をもたらした女性です。ＦＳＭは、どんなに複雑な病であっても、原因をきわめて正確に特定し、副作用なしでピンポイントに施術することができる療法です。西洋医学がまさに必要としていた、最先端の精密医療と言えるでしょう。

いったいどんな仕組みなのかといえば、その鍵はレゾナンス（共鳴）にあります。第1章を読めば、あなたも納得するでしょう。音楽に共鳴したときのことを思い出してみてください。素晴らしい音楽は、あなたの魂と深く共鳴します。身体や健康も同じように、電気の場（電界）と生理学的に、生化学的に、共鳴するのです。レゾナンスを起こすのは音の強さではなく周波数です。レゾナンスが起きれば、静寂が訪れます。音楽と同じように。

キャロル・マクマキンはこの療法の開発過程から、これまで治す術のなかった怪我や病気もしくは手術後の慢性疼痛や機能障害の患者を、数え切れないほど救ってきました。治療不可能と診断された状態から回復して人生を取り戻した多くの患者たちが、彼女に感謝しています。キャロルは免疫系に強く働きかけて自己再生能力を回復させ、悲観的な、そして、時には致命的な診断をも覆してきました。

キャロルにかかれば、慢性患者が《絶望的な》状態から完治することも珍しくないのです。

ただ、一見すると簡単で、すぐに効果があらわれるように見えますが、はじめから安定していたわけではありませんでした。失敗も数多くあり、奇跡といってもよい結果を繰り返し出せるまでには、大変な努力と忍耐が必要でした。患者に対する深い思いやりやセンス、鋭い直感を兼ね備えたキャロルだからこそ、成し得た偉業でしょう。この素晴らしい療法をどのように確立させたのか、その驚嘆するほど興味深い過程が、本書において初めて、しかも詳細に明らかにされます。キャロルはさまざまなテストを経て、患者を長年の苦痛から解放する完璧な周波数の組み合わせを見つけていきました。痛み、損傷、周波数、そして運動組織がどのように関わり合っているかについても、キャロルは全く新しい、深遠な洞察を得ています。キャロルのＦＳＭによって初めて療法が解明された複雑疾患や重度疾患もありますから、身震いするほど価値ある遺産（レガシー）に、本書で触れることができるわけです。

私がキャロル・マクマキンを知って20年以上が経ちます。１９９８年8月に彼女が初めて発表したＦＳＭの論文を人づてに知って読んだとき、私は非常に興奮したものです。「エネルギー医学に新たな風穴が開いた。この分野を主導していく療法になるかもしれない」と思いました。そのとき以来ずっと、私は彼女の仕事の進化を見守っています。以前は難病のレッテルを貼られ、「残念ですが、生涯痛み止めを服用することになります」と言われてきた無数の疾患に対する療法が、キャロルの手で次々と新しく開発されています。さらに素晴らしいのは、キャロルがこの療法を広く教え、数多くのプラクティショナー（実践者）を養成していることです。必要とする人々にありとあらゆる方法で伝えていくこともまた、彼女の天命なのでしょう。受講者にも患者にも、とても熱心に、献身的に接しているキャロルを見ていると、そう感じてしまいます。キャロルはすべての人を大切にケアしたいと願い、実際にそうしているのです。

この貴重な書籍は、現代医学に対するキャロリン・マクマキンの優れた貢献をさらに広く知らしめるものです。臨床と研究で多忙な毎日を送るかたわら、私たちのために読みやすく書き下ろしてくれた彼女に、拍手を送りたい。私もワクワクしながら読み進め、この物語にもキャロルの仕事にも魅了されてしまいました。みなさんにも、本書の価値を感じていただけたら幸いです。

——ジェームズ・L・オシュマン博士
『エネルギー医学の原理』著者

凡例
［　］は訳注を表す。

レゾナンス・エフェクト　◉目次

第10章　体験者たちの物語　285

第1章　レゾナンス（共鳴）の復活

音楽のハーモニーは心の奥深くまで届き、恍惚（こうこつ）感をもたらします。それは私たちの魂が音を聴き振動を感じて、そのハーモニーと共鳴するからです。どんな文化の民族でも踊り手はドラムのリズムに身を委ねて身体を動かしますが、それはレゾナンス（共鳴）が身体に、リズムと一体となることを駆り立てるからです。《レゾナンス（共鳴）》という言葉や働きは知らずとも、私たちはみなそれを体験しています。オーケストラの演奏を聴いてそのハーモニーを共有すれば、魂が満たされる微細な音空間の中で一個人であることを忘れ、奏者とひとつになるでしょう。あなたがロックバンドのファンなら、ライブに行けば、振動がまるで骨の中で響いているかのように身体の奥深くで低音のパーカッションを感じているでしょう。共鳴する組織の集合体である人間の身体は、1万もの振動や感覚、行動と共鳴し、体験を共有しているのです。

体験すればわかります。共鳴しているとき、私たちはソース（源）につながっているように感じます。それはあたかも、妨げるものは何もなく、より自分らしい自分でいるような感覚です。スピーチをしていて、どこからか完璧な言葉が降りてくるような、だれかのことを考えていたら、すぐにその人から電話がかかってくるような、あるいは森の中に座り自然と調和しているときのような、そんな感覚です。

ラジオを101・3ヘルツのダイヤルに合わせると、受信機は101・3ヘルツの送信アンテナから出る信号と共鳴します。そのダイヤルで受信できるのは、周波数が101・3ヘルツのラジオ局の放送だけ。受信機と送信機が同じ周波数で共鳴するときのみ、私たちは放送を聴くことができます。無線通信をはじめとする現代のあらゆるデジタル通信システムは、このレゾナンスの原理から生まれました。あなたがリモコンキーを使って車のドアロックを開ける仕組みも同じです。あなたのリモコンキーは、あなたの車のドアロックだけにつながる信号を送って開錠します。同じ駐車場に停めてある他の車は反応しません。あなたの車のフロントドア、リアドア、トランクのロックの周波数は、あなたのリモコンキーから送信される信号だけに共鳴するよう調整されているのです。これはレゾナンスの原理です。

私たちは感覚として体験していますが、レゾナンスは物理法則や科学的な原理・見解に基づくものです。例えばラジオの送信機と受信機は、101・3ヘルツのFMラジオ局から私のカーラジオまでも、火星探査機から地球までも同じように、距離に関係なく共鳴して情報を送ることができますが、この原理も物理学者によって数学で説明されています。受送信装置も、周波数をドアロックと精密に合わせたアラーム付きのリモコンキーも同様です。導き出された法則に基づいて設計されています。駐車場でリモコンキーのボタンを押すと、あなたの車のライトだけが点滅し、ドアがロックされる――それは超自然現象でも魔法でもありません。物理学であり、レゾナンスです。

部屋の両端に、調弦した2本のバイオリンを置きます。片方のG線を弾くと、もう片方のバイオリンのG線が部屋の反対側で振動をはじめます。G線の弦を弾いた振動は空気中を伝わって、もう1本のバイオリンのG線とのみ共鳴します。G線以外の弦は振動しません。これが、レゾナンスです。片方のG線上に重しや指を置いて弾くと、振動は起こりません。Gにチューニングされた弦が弾かれれば起こるはずのレゾナンスを重しや指が止めてしまうためです。これが《干渉》です。干渉を取り除き、弦が本来の周波数を送れるようにすれば、もう片方のバイオリンのG線が反応してハミングをはじめます。レゾナンスが生じるのは、送り手と受け手のあいだに干渉がないときです。リモコンキーで車のドアロックを開けようとしても、そのあいだに建物があれば干渉が起こり、開錠はできません。障害物のない所へ移動すると、干渉は取り除かれ、ドアが開くようになります。レゾナンスは、干渉がないときに起きるのです。

種々の物理法則によって生じたレゾナンスは、私たちの体験をも創造します。意図的にレゾナンスを起こすなら物理学や数学、電気回路の知識が必要ですが、ここではG線はハミングし、音楽は101・3ヘルツのラジオ局から流れ、車のドアはリモコンキーで開くという法則を理解するだけで十分です。あなた自身が周囲のものと共鳴しているときも、これと同じ法則が働いているということです。私たちの身体には生体電流が流れていて、脳や神経系など、あらゆる細胞内に回路があり、目に見える見えないを問わず周囲と共鳴しています。そのレゾナンスに、私たちは反応しています。

日々の生活の中でインスピレーションや直感をもたらし、幸運を引き寄せているのも、このレゾナンスではないでしょうか。最高のタイミングで右に曲がることを選択して幼なじみにバッタリ会ったとか、いつもは行かないお店に入ったら理想的なセーターがセールになっていたとか、そんなときはなぜか、そうすることが《正しい》と感じているはずです。正しいと感じたことを実行したら、ラッキーなことに出合えた――。つまり、《正しい》と感じるからこそ、あなたは人生をより良くする選択をします。数学的な方程式はありませんが、すべてレゾナンスがもたらすものだと私は確信しています。

正しいと感じる選択肢が複数存在したときは、心のもっとも奥底にある願いと共鳴します。すると、どういうわけか心がホッとするでしょう。内なる自己と共鳴することを選択すると、すべてが緩むからです。体内のどこかに存在していた干渉が消え、抵抗が溶け、そして道が開けると、正しい選択が自然と浮かび上がります。良識や不安が頭をもたげ、その選択を否定したくなることもありますが、私たちはたいていの場合、正しいと感じた事実だけに基づいて最終決定をし、選択をしています。正しいと感じた後、その決定を分析して論理的に説明しがちですが、実際はもっとシンプルです。正しいと感じた――これが、レゾナンスです。

とはいえ、かくいう私もレゾナンス・エフェクトについては知りませんでした。意図的であれ偶然であれ、人間はこれまで何千年にもわたって当たり前のようにレゾナンスを体験し、考察し、活用してきたのです。ですから数字の連なったリストを初めて見たとき、それがレゾナンス・エフェクトを復活させるものだとは夢にも思いませんでした。バインダー用紙に書かれた周波数のリスト。それは人間の身体とその機能について私がそれまでに理解していた認識を覆すものでした。そして、私を含めた何千もの人生を、永久に変えるものでした。

これからお話しするのは、この周波数リストにまつわる物語です。物語のはじまりは1986年――。そのとき私は39歳でした。夫のベンと3歳の息子、7歳の娘の家族4人でカリフォルニア州のサンディエゴに暮らしていましたが、中年期を迎えてキャリアチェンジを考えた夫はオレゴン州のウエスタンステーツ・カイロプラクティック・カレッジへ入学しようと決断しました。卒業後は私が《医師の妻》となって夫婦でクリニックを経営する計画を立て、私たちは同州のポートランドへと引っ越しをする準備をしていました。サンディエゴの家を貸し出す手続きを終え、引っ越しのトラックを手配し、荷物もほとんどまとめ終わっていました。

出発する2週間前の金曜日に、私は友人のダイアンとランチをしました。向かいに座ったダイアンはテーブルの上にワイングラスを毅然として置くと、私の目を見て言いました。「愚かだわ」《怖いもの知らず》とか《向こう見ず》、あるいは《中年の危機》と言われるならまだしも、《愚か》とは予想外でした。「どうして愚かなの？」

ダイアンは答えました。「彼は今とは違う仕事をしたいだけ。でも私が知っているかぎり、あなたは医師になりたいとずっと願ってきた。あなたもカイロプラクティックの大学に行くべきよ」

「私には3歳と7歳の子供がいる。しかも彼が進学課程に1年と医学部に4年通うあいだは私が稼がなくちゃならないわ。どうして学校に通えるの？」

「それはわからない。ただ、行かないのは愚かだと、それだけはわかるわ」。思いやりのこもった助言をもらい、温かいハグを交わし、私たちは昼食を終えました。家に帰った私は荷造りを続け、洗濯をし、おもちゃを片付けました。

日曜日。ベンはサンディエゴ港湾パトロールで休日出勤をする日だったので、私は子供たちと教会へ行きました。その日の牧師の説教は天職についてでした。講壇上から牧師は言いました。「あなたに与えられたギフト、あなたの使命や才能、あなたの胸を高鳴らせるものは何でしょう？　あなたが今世ですべきこと、神や宇宙から命じられていることは何でしょう？　その理想を追求できないとしたら、それはなぜでしょう？　あなたがあるべき姿でいられないのはなぜでしょう？　私たちを阻むものは、たいていの場合、『どうやって』という思考です」

牧師の説教は、私が心に秘めていた想いと共鳴しました。ダイアンは正しかった。私は7歳のときから医師になりたいとずっと思ってきました。でもいつも壁に阻まれ、あきらめていたのです。大学では進学課程の必須科目だった有機化学がひどく苦手だったし、経済的にも問題がありました。大学4年生になったころに家業が苦しくなり、両親は仕事を畳んでカリフォルニア州サンタクララからアイダホ州へ引っ越してしまったのです。１９６８年、自信もお金もなかったので、医学部ではなく心理学の学位を取得し、私はサンタクララ大学を卒業しました。そして製薬会社に入社し、16年間、医薬情報担当者（ＭＲ）として医師や病院を訪問。薬の情報を提供しながら、会話の中や、診療する姿を見る中で、医師たちから医学について教わる日々を過ごしました。《マネージド・ケア[1]》がはじまる前ですから、医師たちは自由に診療し、仕事に情熱を捧げていました。しかし、そんな彼らを見て医学を身近に感じつつも、心の中では医師になりたいという叫び声を上げ続けていたのです。

20代のうちは、医学部に戻ろうと努力しました。基礎科学の単位を取り直し、苦手な有機化学もパスして、受験資格も獲得しました。でも、フルタイムの仕事があるし、その後結婚もした……両立なんてできる？　ここでも壁を乗り越えられず、28歳のとき、私はついに夢の扉を閉め、夢の光を消しました。かたく閉ざし、夢から立ち去ってしまいました。ふたりの幼い子供を抱え、学校へ通う夫もいるのに、どうして私まで復学することができるでしょう？

私の回想を遮って牧師が続けました。「使命を与えられていれば、はっきりとわかります。魂と共鳴するからです。あなたの魂が共鳴したなら、それはあなたが今世でやるべきことです。その使命に挑戦してほしいのです。どうやって進めるかという心配は神に委ねなさい。どこへ行き、何をすることになるか、あなたの魂は知っています。もちろん慎重に、熱意をもって取り組まなければなりませんが、どうやって進めるかを考えるのはあなたの仕事ではありません」

《どうやって進めるかを考えるのはあなたの仕事ではありません》と牧師が発した瞬間、不思議なことにすべての障害や言い訳が消え、閉じていた夢の扉がパッと開きました。まるで私の中に、明るい光がともったようでした。

どうやって進めるかを考えるのは私の仕事じゃない！　必要なものは、必要なときに手に入る――。

帰宅して夫に言いました。「ねえ聞いて！　私もカイロプラクティックの大学へ行くわ」

夫は訊きました「どうやって？」

「わからないわ。でも、それを考えるのは私の仕事じゃないの」。そう答えると、すべてが楽になりました。

《どうやって》の第一歩は父から、思いもよらない形でやってきました。ポートランドの生産流通業者と取引をしているアイダホ州のポテト包装会社で、社外販売員として働かせてくれるというのです。

夫が相続した遺産に私のわずかな給与を足すことで、学生ローンを借りずに済みました。１９８６年9月、夫と私はポートランド州立大学の進学課程で、化学や物理学などの必要科目の履修をスタートしました。夏には10週間をかけて苦手な有機化学に取り組み、1年分の単位を取得しました。本来なら進学課程に2年間通うところですが、平均で4の成績を取り、学部入学試験でも高得点が取れたため、1年で医学部に入学するチャンスが巡ってきました。１９８７年1月からはじまるオレゴン健康科学大学のクラスに3席の入学枠があり、受験資格を持つ、私を含めた6人の学生が面接に臨みました。

私は緊張してしまい、医学部の面接は散々な結果でした。いつもは楽にこなせる面接が、このときは違いました。口の中は乾き、手のひらはじっとりと湿り、頭がぼんやりしていました。レゾナンスはいっさい起こらず、ぬかるんだセメントか錆びたレールの上を歩いているかのように、思ったとおりに進めない日でした。

親切で非の打ち所がない面接官でしたが、42歳でふたりの幼い子供がいるのに医学部へ進み研修医になろうとしていることについて、手を替え品を替え質問してきました。何と答えるべきか、わかりませんでした。《必要なものは、必要なときに手に入る》という答えは、面接の空気に合うとはとうてい思えず、口に出しませんでした。

1月クラスの3席の枠は他の志願者に決まりました。私は入学事務局から、ポートランド州立大学の進学課程に戻り、もう少し学んでから翌年再志願するように言われました。そうはいっても翌年は43歳になります。ふたりの小さな子供もいるし、確実に今より大変です。夫なら同じ状況でも可能でしょうが、私はさすがにあきらめたほうがいいかもしれない……そう思ったとき、やわらかなレゾナンスを感じました。心地よいとは言えませんでしたが、少なくとも歓迎されているようでした。流れるような滑らかさがありました。一方、医学部への進学は、でこぼこ道を歩くように困難で、私には似つかわしくないように感じました。

カイロプラクターに脊椎（せきつい）調整しか認めていない州もあるなか、オレゴン州はカイロドクターに対し幅広い仕事の実施を法律で認めています。その後に施術できるかは別として、来院したすべての患者に診断を下す責任があるとされ、血液検査・X線検査・MRI検査の指示、分娩・簡単な手術・女性の保健管理・子宮頸がん検診・内診・男性の前立腺検査の実施が可能です。薬の処方ができないことを除けば、あらゆる意味で医師と変わりません。医学士でなくてもかかりつけ医になれますから、私は失意を振り払い、オレゴン州のウエスタンステート・カイロプラクティック・カレッジへの道に明かりをともしました。心が穏やかになり、順調に進むように感じました。無事合格し、翌秋、入学することになりました。

カイロプラクティックの大学は、一般に想像されているより過酷です。入試倍率はそれほど高くありませんが、医学部と同じ科目の授業計画が複数あり、さらに薬理学を除く全科目で医学部の授業時間数を超えています。放射線医学が4年間、系統解剖学が1年間、脊椎解剖学が10週間、神経学と生理学が1年間、触診が3千時間……まだまだあります。授業は週に30～35時間。1学期は3か月間で、計12学期を4年以上かけて卒業するカリキュラムです。宿題も多く出されました。育児や家事もしなくてはならなかったおかげで、私は4時間勉強した後、午前1時に5分でキッチンの床をモップがけする技を身につけました。進学課程が1年だけだった夫は、私より1年早くカイロプラクティック・カレッジに入学していました。私たちは学校で最年長の学生であり、唯一の夫婦でした。私たちのことはだれもが知っていて、学校から6ブロック離れた私たちの小さな家で、学校史上最大規模の忘年会を開いたこともあります。私たちはとても忙しい家族でしたが、なんとか時間をつくって春はピクニックへ行き、夏を満喫し、冬はスキーへ出かけました。スクールホリデーが子供たちと同じだったので、存分に楽しい時間を過ごしました。よく学び、よく遊びました。

けれども1990年12月、第7学期の終わりに、私は休学を余儀なくされてしまいます。私の母が膵臓がんと診断され、看病をしなければならなくなったのです。12月中旬に、母から血液検査結果の用紙が送られてきました。明日は臨床検査診断学の期末試験がおこなわれるという日、私は担当講師に結果用紙を見せて尋ねました。

「肝転移を伴う膵臓がんでない可能性はありますか？」

彼は検査値を見て答えました。「いや、肝転移を伴う膵臓がんだ。だれのだ？」

「私の母です」

彼は少しのあいだ黙り込み、やがてこう言ってくれました。「明日は休みなさい。期末試験は次学期に受けるといい」

1991年1月、がん免疫療法を受ける母をバハマ国のフリーポートへ連れていきました。治療は順調に進みました。がんは鎮静化して母は元気になり、親子でゆっくり会話を楽しむことができました。母が眠っているあいだ、治療を受けているあいだに、私は集中して臨床検査診断学の勉強をしました。ところが2月14日の金曜日のことでした。私がいったんポートランドの自宅へ戻ると、母は2日後の日曜日に転倒し、股関節を骨折してしまいます。月曜日、私は再びフリーポートへ飛び、そして火曜日の朝、整形外科医から「骨折が複雑であるためフリーポートでは治療できない」と告知されました。

運命を悟った母は、アイダホ州の自宅へ戻り、手術はサンバレーの整形外科病院で受けたいと望みました。それが、がん治療の中止を意味することを知りながら……。その日の夕方、カリブ海に夕日が沈むころ、私たちは救急用小型ジェット機でフリーポートを離陸しました。機体は5時間後にアイダホ州のケッチャムに着陸しました。

水曜日は休息を取り、母は木曜日に手術を受けました。しかし、手術を終えた4時間後に左片麻痺を伴う脳卒中を発症。10日後、私たちは救急用の小型プロペラ機でアイダホ州からポートランドへ移りました。私は家族のもとへ帰宅し、母はポートランドで評判のよい高度看護施設に入所しました。母はおよそ5日ごとに小さな発作を繰り返し、最後には「愛してるわ」としか言えなくなって、1991年3月19日、ついに息を引き取りました。

結婚生活と医学部生活の両立はただでさえ難しいものです。母の介護と死で家を長く留守にすると、それはよりいっそう厳しいものとなりました。ベンと私は1991年7月に別居。8月、彼の卒業と国家試験を待って、離婚することを決めました。

レゾナンスや周波数リストのことを忘れたわけではありません。前置きが長くなりましたが、ここから本題に入ります。

当時私は、ウエスタンステーツ・カイロプラクティック・カレッジとオレゴン健康科学大学医学部で、学生講師をしていました。両校の保健学カリキュラムには座学だけでなく身体診察の実技も含まれていて、私は婦人科検査と前立腺検査について教えていました。卵巣や子宮の状態を内診でどう判断すればよいか、正常な卵巣の感触や大きさを手でどう確認するか。前立腺が正常かどうか、がんに侵されていないかを触診で調べるには、どのような診察体位が適切か。また、手術や薬に頼らずとも前立腺のうっ血を和らげることができる、簡単で効果的な前立腺マッサージも教えていました。両校とも、婦人科検査の患者モデル兼講師として女子学生を少人数採用していました。私は別居する2年前の1989年から、そのモデル兼講師のひとりを務めていました。

別居した直後の夏は、学生保健センターでも検査技術を教えていました。そこで、2年前にスキーで怪我をした右肩の治療も受けていました。カイロドクターでセンター長のジョージ・ダグラスが、私の肩のリハビリの責任者でした。施術室でのリハビリを終えたある日、私はジョージに「いつもの元気がないわね」と言いました。するとジョージは、彼女と別れ、週末にひとり暮らしをはじめたばかりだと答えました。私もベンと離婚する予定だと話すと、他の学生と同じように驚いた反応を返しました。「君たちが?」。ジョージと私は、別れに伴う苦労を分かち合いました。センターの教育事業にも共に取り組み、体験を共有するうちに自然と親しくなっていきました。

スキー事故以来、私の肩は可動域が一部制限されていました。スキー板は止まりましたが私は止まらず、空中で1回転して雪の吹きだまりの中に頭から首まで突っ込んでしまったのです。研修医が1か月間、週に3日、筋肉をほぐし関節を動かしてくれたおかげで改善はしましたが、完璧ではありませんでした。肘を曲げて腕を上げた状態から、横に開くことができないのです。通常可動域の半分の、45度で止まってしまいました。1か月間リハビリの様子を見ていたジョージから、ある日、帰る前にオフィスへ寄るよう言われました。訪れると、ジョージは古めかしい装置を取り出しました。1チャンネル方式［周波数を発生させるチャンネルが1つのみのものを1チャンネル方式と呼ぶ］の微弱電流機器で、手で握る2本のプローブ［測定や施術の際、対象に接触または挿入する部分］が付属していました。ジョージは濡れたタオルを2本のプローブの先に巻き付け、詳細な経絡経穴図［経絡と経穴の位置を示した図。経絡は鍼を打ち、灸を据えるつぼの筋道。経穴はそのつぼ］を見ながら、1本のプローブの先端を私の手の経穴、もう1本の先端を私の顔に当てました。そして1本のプローブに付いているボタンを押しました。機器が音を立て、微弱電流が6秒間流れました。「肩を動かしてみて」とジョージは言いました。肩は45度まで動いて止まりました。変化はありませんでした。

するとジョージ・ダグラスは、1本のプローブを手首の内側の経穴、もう1本を腋窩近くの胸部に移動させました。そして再びボタンを押しました。機器が6秒間音を立て、「肩を動かしてみて」とジョージが言いました。肩は90度まで動きました。痛みもなく、スムーズに。私はあっけにとられましたが、これで終わりではありませんでした。ジョージは別の経穴をさらに4対刺激し、私は機器が6秒間音を立て終わるごとに腕を動かしました。可動域は4対とも45度でした。ジョージは手首と胸壁の経穴にプローブを戻し、ボタンを押しました。2回押したので、今度は12秒間、機器が音を立てました。可動域は90度に広がりました。そのまま痛みもなく正常に動かせる状態が続いたので、私はジョージに興味が湧いてきました。

ジョージが私の肩に何をしたのかというと、それはハリー・ヴァン・ゲルダーというオーストラリア人整骨医から学んだ、一種のエネルギーワークでした。１９４６年にイギリスからアメリカに移住してきたハリーは、１９２２年製のある機器を手に整骨院を開業しました。その機器には周波数リストが付属していて、ハリーは周波数とオステオパシック・スパイナル・マニピュレーション［アメリカ人医師アンドリュー・テイラー・スティル博士によって提唱された「整骨療法」。自然治癒力の回復を目的とし、骨格の調整だけでなく筋肉・筋膜・内臓等、体に総合的にアプローチする技法」、栄養学、ホメオパシー、経穴刺激療法を用いて患者を施術していました。治療困難とされていた患者にも効果があらわれるので、やがてハリーはカナダやアメリカ西部中で有名になりました。ジョージも、ハリーの評判を耳にしました。カイロプラクターになったときに役立てたいと、1981年の夏に3か月間、ジョージは学生としてハリーの下で、ホメオパシー、栄養学、経穴刺激療法を学び、のちにプローブの先端にタオルを付け、微弱電流機器で経穴を刺激する療法を編み出したのでした。それが私の肩を治した方法です。ジョージはハリーの周波数リストをバインダー用紙に写して持ち帰ったものの、家の引き出しにしまい込んだきり忘れてしまっていました。

さて、そのハリー・ヴァン・ゲルダーの周波数リストの起源は、1900年代初頭まで遡ります。その時代には、何千人もの内科医や整骨医が電磁療法を活用していました。風変わりな機器をコンセントに差し込み、施術に効果があると考えられる周波数を流し患者を施術していたのです。『エレクトロメディカル・ダイジェスト』誌のような定期刊行物、そして罹患率測定学会や医療用電気機器学会などの会合で発見が共有され、研究発表がおこなわれていました。アメリカとイギリスでは、一大ムーブメントが起きていたのです。

しかし1910年、アメリカで「フレクスナー・レポート」［カーネギー財団の支援のもと、アブラハム・フレクスナーが執筆した米国とカナダの医学教育に関する報告書］が公表され、医療と教育の標準化が実施されました。それにより薬剤と手術のみが医学における《科学的》療法とされ、その他すべてが非合法となります。ホメオパシー、栄養学、ハーブ、電磁療法を使用した医師は、その時点で米国医師会から与えられる医師開業免許を失うことになり、1935年ごろになると機器は倉庫に回収され、使われることなくシートで覆われてしまいました。1946年、ハリーは開業して機器と周波数を復活させましたが、その他の機器は今なお歴史に埋もれたままです。

学生保健センターで私の肩を治してくれたあの日以降、ジョージ・ダグラスは毎晩7時に私に電話をくれるようになりました。1991年の夏のあいだはずっと、毎日1時間、医学から芸術、哲学まであらゆる話をし、やがて私は好奇心からだけでなく、心から彼に惹かれるようになりました。私の家にも頻繁に来てくれたので、1992年の春、ついには娘のウェンディが、私が離婚したらこの家に引っ越して一緒に暮らすようジョージに頼んだのでした。

1993年に大学を卒業した私は、その翌年、父親の助けを借りて小さなクリニックを開業しました。新しい2チャンネル方式の微弱電流機器を見つけたジョージは、それを気に入って開業祝いとして私にプレゼントしてくれました。彼が引き出しの中にハリー・ヴァン・ゲルダーの周波数リストを見つけたのは、その後です。現代の装置でもリストの周波数は効果を発揮するだろうかと、彼は考えはじめました。ハリーが持っていた機器も、この精密な微弱電流機器《プレシジョン・マイクロ》と同じ2チャンネル方式でした。かつて使われていた周波数が現代の装置で復活するかもしれないという考えが、彼の頭の中で静かに大きくなっていきました。

ある日、私は施術中にクリニックからジョージのオフィスに電話をしました。患者のふくらはぎの筋肉の硬結（こうけつ）［組織が、炎症やうっ血などにより硬くなること］を親指でほぐしていたところ、痛みを悪化させてしまったのです。不快程度だった患者の痛みが、突如として耐えがたいものに変わり、私は何が起きたのか理解することができませんでした。ジョージは私の先生でしたから、いつもの習慣で彼に電話をし、助けを求めました。頭の中で静かに温めていたアイデアを試す機会が、ジョージに訪れました。

ジョージ・ダグラスは言いました。「プレシジョン・マイクロが2番の部屋にある。チャンネルAの周波数を18ヘルツ、チャンネルBの周波数を62ヘルツに設定しなさい。それからふくらはぎにプローブパッドを、ふたつのチャンネルが患部でクロスするように当てるんだ」

「その周波数は何？」

「効果があったら説明する」

私は指示されたとおりに設定し、スイッチを入れました。すると15分後、患者の痛みが消えてしまったのです——。診療を終えて、私はもう一度受話器を握りました。

「私は何をしたの？」

「18ヘルツは《出血を止める》周波数だ。周波数リストに記載されていた。62ヘルツは動脈を標的組織に定める周波数。おそらく君は親指で血管を破いてしまったんだろう。出血がはじまり、少量でもそのせいで患者の痛みは増した。出血を止める周波数を流すと、出血も痛みも収まる」

「リストって？」。私は尋ねました。

それからジョージは、ハリー・ヴァン・ゲルダーや機器、そして周波数リストについて、興味深い話をしてくれたのです。

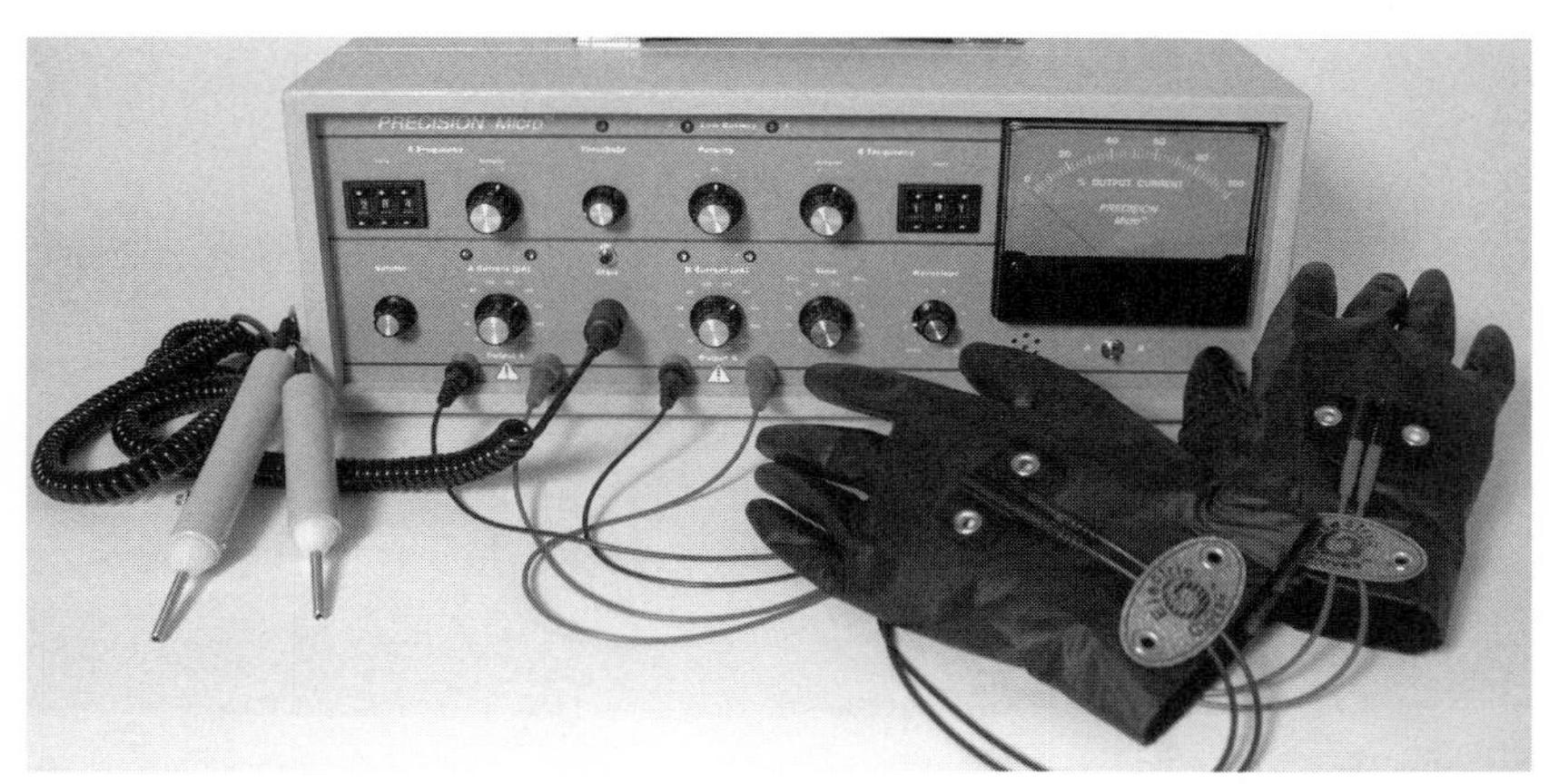

写真 1.1　2チャンネル方式のプレシジョン・マイクロ。1992 年にグレン・スミス氏が開発した重さ 6.35 キログラムのアナログ式微弱電流機器。周波数を精密に設定した複雑な回路設計や特殊な省電力回路を悪用されたくないとして、グレン・スミス氏は公表を避け、特許も取得しなかった。「人を助ける機器をつくりたかった」と彼は述べている。

1995年、私はポートランド州立大学から依頼を受けて、線維筋痛症と筋膜性疼痛についてのカイロドクター向け継続教育講習を担当しました。医学部の図書館で85もの一流の論文を読み、オーバーヘッド・プロジェクター（OHP）用のスライドを60枚作成して臨んだ結果、私は線維筋痛症と筋膜性疼痛を専門とする地域のカイロドクターとして認知されることになります。小さなクリニックで週に3日間、診療をおこなっていましたが、それからまもなくして患者の数は増えはじめました。《治療不可能》と診断された重度患者が集まり、難易度や複雑度が極端に上がったため、すぐにサポートが必要になりました。私はジョージに《休診日》だった火曜日と木曜日に仕事を手伝ってほしいと依頼しました。やがて彼はオフィスを私のクリニックに移し、私たちは火曜日と木曜日に周波数療法をスタートしました。

１９９５年の1年間、ハリー・ヴァン・ゲルダーのリストを見ながら微弱電流機器を使って周波数を送り、ジョージ・ダグラスとふたりで難治性疼痛患者を施術しました。施術ベッドに横になった患者を施術する私に、リストをカウンターに置いてジョージが、使用する周波数を提案してくれました。慢性患者の症状は驚くほど改善していきました。最初は半分しか稼働していなかったひとり1時間の施術枠は、１９９５年が終わるころには火曜日も木曜日も9時から17時まで予約がいっぱいになりました。通常診療日にも周波数療法をおこなうようになり、私はフル稼働となりました。

周波数をどのように組み合わせればいいのか、どうすれば組織が健全になるのかを、ジョージが教えてくれました。ハリーの周波数リストは、複数のセットで構成されていました。炎症や震とう症、毒素、ウイルス、瘢痕（はんこん）化などの《状態》を中和する周波数セット。肝臓、小腸、神経、軟骨、椎間板、筋膜、筋肉といった《組織》を対象とする周波数セット。脳の特定部位や脊髄を対象とする周波数セットもありました。周波数療法の考え方はとても明快です。まずは患者の症状を引き起こしている問題が、どの《組織》に潜んでいるのかを考えます。それから、その組織のどんな《状態》が問題をつくっているかを推測します。問題の組織は？　そこで何が起きてる——？　つまりは、《組織》が正常に戻ることを、どのような《状態》が阻害しているのかを考えるのです。阻害要因を取り除けば、組織は正常機能を取り戻します。バイオリンのＧ線から指を離せば干渉が取り除かれ、正常なハーモニーが戻るのと同じように。干渉がなくなれば、レゾナンスは戻ります。

炎症を除去するには、チャンネルＡに40ヘルツ、チャンネルＢに対象組織の周波数を設定します。

例えば小腸の炎症の場合、チャンネルAが40ヘルツ、チャンネルBが小腸の22ヘルツです。この組み合わせを流すと、過敏性腸症候群の症状は10～20分で改善します。周波数が共鳴すると相殺的干渉と呼ばれる物理的作用が起こり、《状態》が変化するのです。どんな組織に炎症が起きていても、40ヘルツを流すと、痛み、赤み、腫れといった《状態》が難なく消えてしまいました。私たちは結果がすぐに、しかも目に見えてあらわれることに慣れ、周波数が正しければ効果を期待できることを理解しました。相殺的干渉は、ノイズキャンセリング・ヘッドホンのような働きをするのだと考えました。ヘッドホンのスイッチをオンにすれば周囲のノイズが簡単に消えるように、40ヘルツの周波数も対象組織で発生している《炎症の周波数》を消しているのだろう、と。最終的には、はるかに複雑な仕組みだとわかりますが、目の前で起きた現象に基づき、私たちはこの考え方からスタートしました。

　周波数のレゾナンスを施術に用いただけでなく、病理に対する考え方も、ハリー・ヴァン・ゲルダーとジョージは他とは異なっていました。彼らは、身体はすべてつながっているとみなしていました。特定の病変や状態がシステムの一部を停滞させれば、その下流の他の場所にも問題が生じ、さまざまな病状となってあらわれるという考え方です。ハリーは、免疫系、内分泌系、神経系が正常に機能するためには、脳幹の一部である延髄がきわめて重要だと考えていました。延髄の激しい揺さぶり――脳震とう――の影響を除去する際には、震とう症という《状態》を取り除く94ヘルツの周波数を用います。延髄を標的の《組織》とする周波数も94ヘルツ。《状態》の周波数と《組織》の周波数が同じだったことは、単なる偶然の一致です。ともあれ、延髄療法のためのコンカッション（震とう症）・プロトコルは9つの周波数のセットから成りますが、それを実行すると患者のさまざまな症状や身体機能が劇的に改善しました。なぜ改善するのか、そのときは理由を説明できませんでしたが、延髄から起始している迷走神経が免疫系機能や消化機能、感情的な状態を制御していることが、現在の研究で明らかになっています。ハリーは早くからそれに気付いていました[2]。

医学では通常、病気になった経緯は問題としません。症状の原因には対処せず、薬物療法で症状を止めるだけです。製薬会社の医薬情報担当者（ＭＲ）として営業に訪問した先の医師たちから医学を学んだ私も、それを当然と思っていました。ところが周波数療法は、《組織》に機能不全を起こさせた《状態》に対処します。身体全体が結び付き、つながっていて、ある種の感情的トラウマや身体的外傷が延髄に衝撃を与え、震とう症を生じさせるというハリー・ヴァン・ゲルダーとジョージの考え方は、私にとっても全く異質でした。ましてや震とう症が、免疫系や内分泌系、消化器系、神経系にも影響を及ぼしうるという概念は、とうてい理解しがたいものでした。そんな私にジョージは周波数療法を勧め、その原理を説き続けました。私は指示されるまま患者に何時間も周波数を流し、そして患者は回復していきました。原理を信じていなかった私は面倒な方法に困惑しましたが、とにかく効果がありました。

その年はまだ、週３日は定期通院患者に対し、カイロプラクティックの手技で筋肉をほぐす施術をおこなっていました。筋肉には、トリガーポイントと呼ばれる硬結ができることがあります。例えば首の筋肉の硬結が、腕や胸あるいは手など、その部位から離れた場所に痛みを出現させるため、そのように呼ばれるのです。『トリガーポイント手技』の教科書に掲載されているようなトリガーポイントの図を知らない人は、腕の痛みの原因が首の筋肉にあるとは思わないでしょう[3]。

　耳の後ろの頭蓋骨から鎖骨へと走る胸鎖乳突筋（ＳＣＭ）などの筋肉にトリガーポイントがあれば、首を前方に曲げたり頭を回したりすると、ふらつきやめまいが生じることがあり、私はまさにそうした症状を抱えた男性患者を週に2回、6週間にわたって施術していました。彼は港湾労働者で、数か月前に自動車事故に遭った後ＳＣＭにトリガーポイントができ、首を前に曲げたまま頭を左に向けると生じるめまいに苦しんでいました。私は『トリガーポイント手技』に従って週に2日、頼りの両親指で彼の分厚く頑丈な頸部の筋肉を深くもみほぐしていましたが、6週間経っても施術は遅々として進展しませんでした。施術により毎回少しは改善し、痛みも和らぐのですが、頭の向きを変えたときに起こるめまいは、むしろ悪化していきました。ベッドの上で頭を上げ、身体を横にして首の向きを変えただけでめまいが生じるのですから厄介です。仕事の現場では、厄介を通り越して危険でした。彼は、めまいのために職を失おうとしていました。クレーンを運転中に前傾姿勢をとって頭を左へ向けたので、めまいがして荷物が満載の貨物車両を鋼鉄ケーブルの末端に引っかけてしまったのです。めまいは、決して受け入れられるものではありませんでした。翌日、彼はかかりつけ医から神経科医を紹介されました。彼が愛する仕事を失わないようにするには、症状を相当に改善させなければなりませんでした。

　ジョージ・ダグラスとふたりで施術をするときは、私が手技をおこない、ジョージがカウンター上のリストを見ながら私に周波数を指示してくれていました。周波数リストはすべて廊下の先にある彼のオフィスにありましたが、筋肉の周波数リストは私の施術室にもありました。名刺サイズの紙に書かれたリストが、重さ6・35キロの水色の装置、2チャンネル方式のプレシジョン・マイクロの上に置かれていました。

助けてください――。施術ベッドの枕元に座り、首を親指で施術する前に、心の中で静かに祈りました。短い祈りですが、心から唱えると時に効果があると言われています。目の前に横たわる患者の頸部をどう施術すればいいか、私はその答えを待ち、あるいは見つけ出そうとしました。すると、廊下を隔てた3番の部屋にある、新品に輝くフェイシャルトリートメント用の自動デジタル微弱電流機器が目に飛び込んできました。装置の上には、グラファイト導電性グローブが置かれていました。高級スパのエステティシャンが、このグローブをはめてフェイシャルトリートメントをおこなうイメージが、心の静寂の中に浮かび上がりました。

無骨な微弱電流機器がすぐそばのカートの上にあり、その下に周波数を書いた紙が置いてありました。患者が懇願するように施術ベッドから私を見上げています。職を失わずに済む方法を私が見つけてくれることを祈りながら。

その後、すべてが静かになりました。インスピレーションと統合が訪れた瞬間でした。喧噪でごった返すクリニックの真ん中で、その部屋だけが完全なる静けさに包まれました。紙に書かれた周波数を見やると、突然、私がグラファイト導電性グローブをはめ、片方のグローブからもう片方のグローブへと、頸部の筋肉を介して電流を流しているビジョンが見えました。前例もなく、試したこともありません。でも、正しいと感じました。レゾナンスの瞬間でしょうか。それとも静かな祈りへの答え？レゾナンスが祈りへの答えなのかもしれませんが、いずれにせよ、心を照らすビジョンに抗えず、私はそのひらめきをどうしても試してみたくなりました。

新しい施術を試みてもいいか患者に尋ねました。「はい、何でも」と彼は答えました。私は廊下を横切ってグラファイトグローブをつかみ、それをジョージの水色の装置、プレシジョン・マイクロのリード線につなぎました。そしてグローブを手にはめ、周波数リストを確認し、深呼吸をして患者の首に手を置きました。グラファイトグローブを通して筋肉の激しい痛みが伝わってきました。そのとき、ある考えが思い浮かびました。もし頚部の筋肉が岩のようにかたいとしたら、《ミネラルの沈着》を取り除けば筋肉はやわらかくなる……？　私は、筋肉組織から《ミネラルの沈着を除去する》周波数を選びました。これまで一度も使ったことのない周波数でしたが、理にかなっています。そして、正しいと感じた。そう、あのレゾナンスの理論です。

その後、かつて経験したことのない、私の想像を超えた出来事が起こりました。患者の首の筋肉が、溶解したのです。すっかり溶けてしまいました。グローブを通して、熱が伝わってきました。温かくなり、それから熱くなりました。数秒で首の筋肉は軟化をはじめ、10分も経たずにすっかりやわらかくなり、痛みも消えてしまいました。私の親指には6週間抵抗したトリガーポイントが、数分でいともたやすく消滅してしまったのです。施術を終え、頑丈だけれども痛みの取れてやわらかくなった筋肉で患者が頭を持ち上げると、めまいも消えていました。

周波数が、患者の筋肉を硬化させていたものに共鳴し、数分でそれを取り除いたのでした。筋肉の溶解は、私の親指ではなく――すでに親指ではどうにもならないとわかっていましたが――周波数に反応して起きました。周波数は《ミネラルの沈着》による干渉を取り除き、即座に、そして半永久的に、筋肉を正常な状態へ戻したということでしょう。干渉が取り除かれて、その組織は正常になりました。

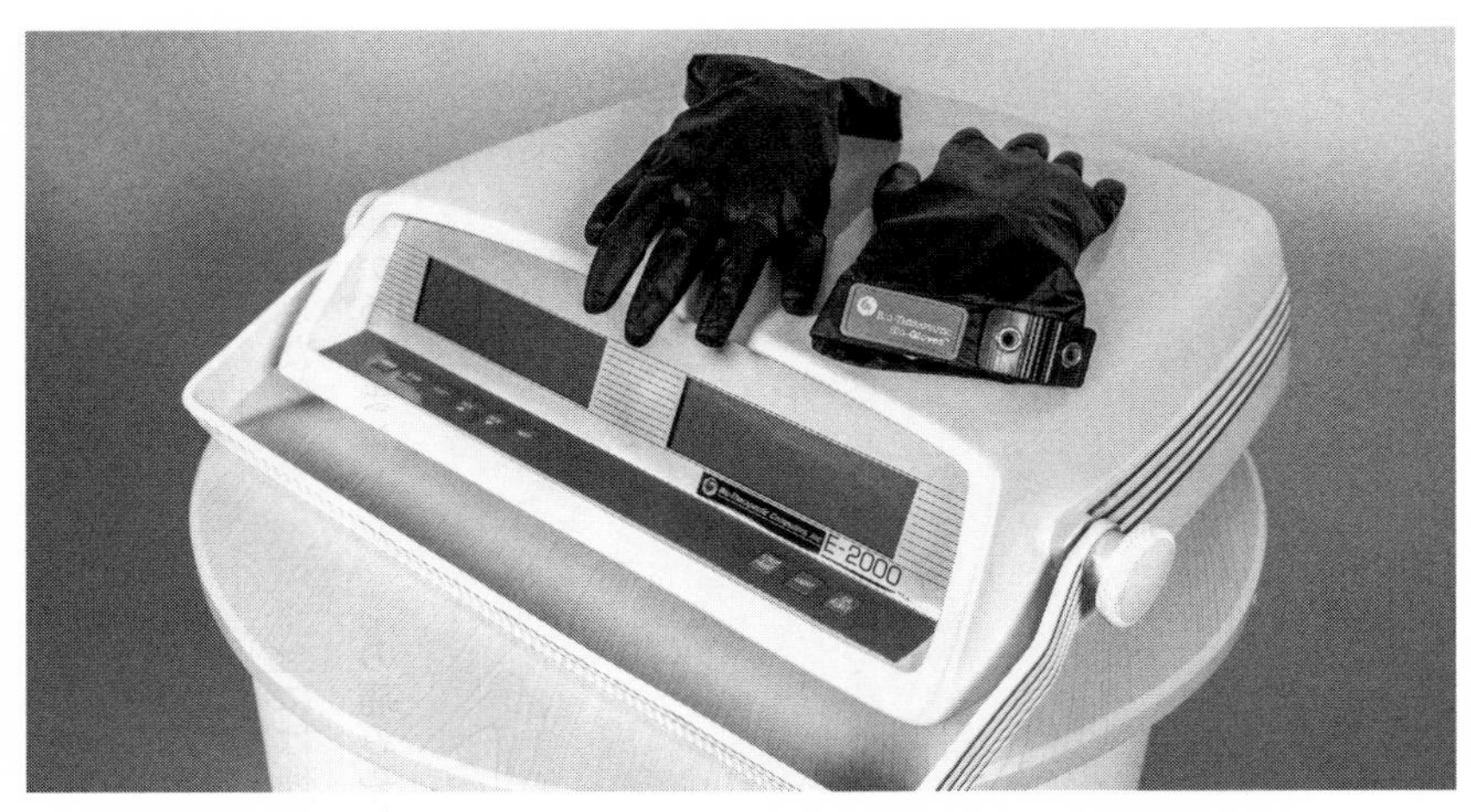

写真 1.2　すべてのはじまりとなったフェイシャルマシン「BioTherapeutics E-2000（バイオ・セラピューティックス E-2000）」。診療時間外にアンチエイジング・フェイシャルトリートメントができるよう購入していた。エステティシャンはグラファイトグローブを着用して顔に微弱電流を流し、ほうれい線やしわを薄くするが、私たちはそのグローブを介して微弱電流と周波数を流し、痛みを軽減させ、筋肉をやわらかくした。

リモコンキーの周波数が車のドアの鍵を開ければ開いたままになるのと同じです。その患者にはもう一度施術が必要でしたが、2回で完治し、施術は終了しました。半ば信じられなかった私は、症状が再発したことを知らせる患者からの電話を待ちましたが、かかってくることはありませんでした。周波数は即座に効果をもたらしたのです。

初めてレゾナンスのエフェクトを体感し、私は心底驚きました。生物学や身体機能についての認識が、すべて覆されました。筋肉は自力では溶けませんし、手技療法でもこのような効果はあらわれません。病変を取り除き組織を正常な状態に戻す物理学と相殺的干渉の原理は、初めて知る世界でした。ただ、科学の手法に馴染んでいた私は、エビデンスが欲しいと思いました。科学とは実証された情報の集合体ではなく、観察と研究の手法です。科学者は効果を観察し、その観察結果が正しく、再現可能であることを確認してから、観察した内容を説明するモデルを公式化します。それが、私の目指すべき次のステップとなりました。

目の前で起きた現象をまだ完全には理解できていませんでしたが、もう一度再現できるかどうか確かめる必要がありました。筋肉の痛みや硬結に悩まされて来院する多数の患者を助けることができるかどうか、調べなければなりません。港湾労働者の筋肉をあっという間に完治させたのは本当にレゾナンス・エフェクトなのか、再現性はあるのか——。私はレゾナンスを魔法だとは思っていませんでした。レゾナンスは物理現象です。瞬く間に患者を回復させることができるために魔法のように見えるだけ。

部屋の空気が静止し、完全な静寂が訪れた瞬間もまた、レゾナンスの瞬間でした。目の前に道がはっきりとあらわれ、自分がなすべきことを理解する瞬間。開いた扉に《イエス》と答える瞬間。これもまた、レゾナンスです。

1 米国で盛んな管理医療。医師任せや出来高払いでなく、ガイドラインに沿って施術するシステム。

2 Eric R. Kandel, James H. Schwartz, and Thomas M. Jessell, *Principles of Neural Science*（New York: Elsevier, 1981）, 963–64.

3 Janet G. Travell and David G. Simons, *Myofascial Pain and Dysfunction: The Trigger Point Manual*, volume 1（Baltimore: Williams & Wilkins, 1983）.

第2章 奇跡と失敗

港湾労働者の患者のめまいを周波数で完治させてからというもの、私はどの施術室へも、水色の装置とグラファイトグローブ、そして名刺サイズの紙に書いた周波数リストを携えていくようになりました。再現性を確かめたかったからです。患者にあらわれた効果は偶然なのか本物なのか、それを知る術はこうする他にありませんでした。このやり方は、臨床科学の基本です。「何を観察しましたか？」と私たちは科学から問われ、続いて「同じ状況下において、同じ結果を再び観察できますか？　同じ条件なら同じ結果が起きると予測できますか？」と問われます。他の解釈は考えられないと確信できるまで、観察を何千回も繰り返すのが科学です。

全患者を周波数とグラファイトグローブで施術すると、ほとんどの場合、筋肉は溶けるようにやわらかくなりました。グローブは、はじめ温かくなり、それから熱くなりました。すると患者の痛みは消え、患者は元気になりました。少しだけ症状が改善された患者もいれば、完治した患者もいます。完治に数週間もかからなかった患者もいれば、数か月かかった患者もいました。どの干渉がどんな痛みをつくり出すのか、どの周波数を使えば阻害要因が取り除かれ、組織を正常化できるのか、それを突き止めるまでに時間を要しました。

どの慢性疼痛患者にも似たような問題を抱える知り合いが6人はいて、患者たちは施術情報を互いに共有しています。治癒に至った患者が彼らの友人に勧めるので、週に30人の患者を診ていた私たちのクリニックに、数か月後には週に50人が訪れるようになりました。私は朝早く家を出るようになりました。週3日だった通常診療を週5日にしました（火曜日と木曜日にジョージ・ダグラスとふたりで施術をするぜいたくはなくなってしまいました）。1時間にひとりだった予約枠も、予約がすぐに埋まってしまうので、できるだけ多くの患者を助けようと3人に増やしました。4部屋あった施術室のうち半分は、終日ほぼフル稼働でした。帰宅するのは毎日午後6時ごろでした。夕食を準備した後、子供たちとくつろいで過ごしました。

たいていの患者が回復しましたが、筋肉の硬結にとどまらない患者を手術へ送り出すこともありました。ある男性患者には、回旋筋腱板（かいせんきんけんばん）修復術が必要とわかりました。肩関節外科医に手術を依頼し、術後2週間経ってから、再び私のクリニックで、痛みの緩和と回復を促進する施術を開始しました。微弱電流はそれ自体は単なる電流ですが、回復を促進する効果があります。動物実験[1]において細胞内のエネルギー産生を500パーセント近くまで増加させる結果が出ていることを私たちは知っていました。断裂組織や損傷組織を修復して炎症や打撲を軽減させる周波数と、肩のあらゆる組織に効き目のある周波数とをリストから選んで組み合わせ、術後6週間にわたって週に2日、患者を施術しました。日に日に痛みは治まり、肩の可動域は広がっていきました。満足のいく改善でしたが、驚きはしませんでした。1996年5月には、私たちにとってこのような経過は日常茶飯事となっていたからです。

しかし、外科医にとっては普通ではありませんでした。手術から6週間後、この患者が再び術者のもとを訪れました。「プジス医師からお電話です」。木曜の朝、私は受付からフロントに呼び出されました。

「こんにちは、ポール。どうしたの？」

彼はあいさつさえ返さずに言いました。「君は彼に何をしたんだ？」。いつもはとても親切で冷静な整形外科医です。そんなプジス医師が興奮してまくしたてるので、私は少し不安になりました。

「だれのこと？　私が何を？　何かあったの？」

「マークだ。私が6週間前に手術をした患者だ」

私は尋ねました。「マーク？　彼なら昨日ここに来たわ。彼に何か問題が？」

「いや何も問題がないんだ。マークに手術をしたのは6週間前だ。今日術後検診をしたが、術後3か月の状態にまで回復している。君はいったい何をした？　マークはいま私と一緒に施術室にいる。痛みのスケールは低く、可動域の具合も非常にいい。君が何をしたのか知らなくてはならないと思ってね」

「患者が施術室にいるのに携帯で電話をかけてきたの？」

「ああ。装置と黒いグローブの話はマークから聞いた。グローブが温かくなると眠くなり、すると痛みが消え、腕がよく動くようになったと言ってる。そこで何をやってるんだ？」

私は周波数リストや筋肉の溶解、温かくなるグラファイト導電性グローブ、そしてエネルギーを500パーセント近くまで高める微弱電流について説明しました。自分でも信じられないが効果があるようだ、と話しました。

「興味深いね。診てほしい患者が数人いる。よろしく頼む」とプジス医師は言い、電話が切れました。

翌週、プジス医師から依頼されて3人の患者を診ました。3人とも肩を手術した後の経過が良くありませんでした。肩の手術など整形外科の手術後に残る痛みや関節の可動域制限は手術結果の不良[2]を意味しますが、瘢痕組織や炎症が原因の場合もあります。ただし外科医は手術の失敗を嫌うものであり、しかもたいていの外科医が患者の改善のために新しい試みを受け入れる広い心を持ち合わせてはいないものです。プジス医師は特別でした。経過観察に非常に熱心で、新しい試みであっても患者の回復を望み受け入れてくれました。新規患者を週に2〜3人、彼から紹介されるようになりました。経過観察中は4〜6週間、週に2回通院する必要があります。朝の出勤時間はもっと早くなり、週に5日、ランチタイムにも診療するようになりました。

私は施術をしながら学んでいきました。レシピがなかったからです。あったのは、腱、結合組織、関節包、軟骨、筋膜、神経といった《組織》の名前が並んだ周波数リストと、炎症や打撲傷、瘢痕化などの《状態》に対応する周波数リスト、そして解剖学の教科書でした。私はカウンターの上に教科書を開き、各組織がどこにあるのかを確認しました（肩は非常に複雑な部位です）。しかし、どの《組織》がどの《状態》になると、どんな症状が生じるのか、あるいは、どの周波数をどの順番に流せば病態（原因）を取り除き、症状を改善することができるのか、それらを示してくれるガイドラインはありませんでした。私が自分で見つけ出さなくてはなりませんでした。どこかに炎症や痛みがあるから可動域が制限されているの？　瘢痕組織が組織同士を癒着させた結果、痛みや可動域の制限が生じている？　そもそも、問題を引き起こしているのは本当に筋肉？　筋肉のせいに見えるけど、実は神経が原因なのでは――？　試行錯誤の繰り返しで、解明に時間がかかりました。午後5時になると、診療終了時間を問う患者からの電話が鳴りはじめました。自宅で定時に夕食をとることはめったになくなり、ジョージ・ダグラスが早く家に帰り、ティーンエイジャーの子供たちのために夕食を用意してくれました。私が7時半には帰宅して食卓に加われることを、家族全員が望む毎日でした。

そんな日々でしたが、患者の症状を診て使用すべき周波数を見つけ出す過程は、困難でもやりがいがありました。「嚢胞(のうほう)の炎症じゃない？」「痛みがある。神経が瘢痕化して筋膜に癒着しているのではないかしら？」と、時折、脳内で静かにささやく声が聞こえました。まるで指に目がついているかのように、触れた部位の組織が見えるときもありました。脳裏にイメージが浮かび、痛みに必要な周波数がわかりました。瘢痕化が原因だとしたら、瘢痕化を除去する周波数と、癒着しているふたつの組織を対象とする周波数をそれぞれ明確に選択できれば、組織は溶解し症状は改善します。ささやき声に耳を傾け、心の中でイメージを探す作業も、徐々にうまくできるようになりました。周波数が正しければ、組織は数秒で変化しました。《組織》の周波数と《状態》の周波数の、どちらか片方でも誤っていれば、強く押しても長時間施術をしても、効果はあらわれませんでした。

1日に12～15人の患者を診療しながら、レゾナンス・エフェクトについて学びました。周波数が正しければ組織と共鳴し、するとグラファイトグローブは温かくなり、組織は軟化し、痛みは消えていきました。まるで魔法のようでしたが、ブードゥー［ハイチや米国南部などで信仰されている呪術的宗教］のようなまじないではなく物理学だと確信していました。周波数は《状態》と《組織》の両方が正しいときしか効果をあらわさなかったからです。あなたの車のリモコンキーが、あなたの車のドアロックとしか反応しないのと同じです。

静寂の中でささやき声を聴き、心に浮かぶイメージに集中できなければ、正しい周波数を推測し選択することはできませんでした。組織を軟化させ、痛みを取り除くだけがレゾナンス・エフェクトではないのです。自分の内側とつながり、静かな声や心の中のイメージから答えを得るのも、レゾナンス・エフェクトです。私の指がどの組織に触れていて、何が問題なのか、解剖学については基本的な知識しか持っていなかった私に、周波数は正確に反応することで解剖学と病理学を改めて教えてくれました。

周波数療法が簡単だとか面倒じゃないとか、きれいごとばかり言うつもりはありません。家を長時間不在にしてしまうことが心配でしたし、急に忙しくなったオフィスは混乱し、新しい施術に業を煮やすこともありました。助けを求めてやってくる患者の難治度も上がり、私は忙しさから頭でっかちとなり、エゴに飲み込まれそうになりました。あまりにも疲れていて思考がおぼつかず、同じことを何度も繰り返してしまうほどでした。静かに立ち止まってレゾナンスを感じる作業は、決して簡単ではありませんでした。けれどもレゾナンスに手加減はなく、耳を澄ませなければ正しい周波数は得られず、患者も回復しませんでした。患者が回復しないということは、私は使命を果たしていないということでした。

現代において、自分の内側を見つめ、静かなささやき声やビジョンに心を澄ます日常を送ることは難しいものです。レゾナンスへの耳の傾け方を学べるきちんとした場所があるわけでもありません。その場所は自分で探すしかなく、私は毎週金曜日の夜にヒーリング・グループに参加していました。

感情のおしゃべりや心のざわつきはやまないと思っていましたが、スイッチをオフにすることができるのだと、そこで初めて知りました。そのヒーリング・グループはジョージ・ダグラスに周波数リストをくれた整骨医のハリー・ヴァン・ゲルダーが、世界中の友人や患者たちからのリクエストを受けてつくったグループで、1957年以降、毎週金曜の夜に瞑想をおこなっていました。ジョージと親しくなった1991年から私も参加しました。1800年代に西洋へ東洋思想をもたらした神智学協会の会員による、宗教ではなく哲学的な会でした。ポートランド郊外には60~70代の14人の神智学協会員が集まっていました。食卓を囲んで和やかにおしゃべりをしながら開始を待ち、午後8時にひとりが鐘を鳴らすと、サンスクリット語でチャント［祈りの歌］を唱えて会がはじまりました。私たちは静まり返った部屋の中で、ベートーベンの音楽を聴きながら瞑想をしました。ヒーリング瞑想もおこないました。患者の写真に触れ、ここでもサンスクリット語でチャントを唱えながら、患者たちの怪我に癒やしのエネルギーを送るイメージをしました。瞑想を終えると、デザートを食べながら再びおしゃべりをしました。34年間続いていたこの会に、私は8年参加し、楽しみながら学ばせてもらいました。

一度、ハリー・ヴァン・ゲルダーが参加するという特別な機会がありました。瞑想中の強烈な静けさは新しい次元を思わせました。まるで世界が完全に消えたようでした。物質が消え、壁が消え、すべてがひとつになっている世界に、私は目を閉じたまま移動していました。暗い宇宙には、目には見えない光の糸で紡がれた明るく鮮烈なエネルギー網が張り巡らされていました。隔てるものが何もなかった――まさにワンネスでした。時を超えた空間で、影のない光と、音のない甘いメロディーが、私を満たしていました。どう言葉にすればいいのかわかりません。このような体験をかつて人から聞いたこともありませんでした。ただ、その静けさとワンネスを、私は施術室に持ち帰りました。すべてが永遠に変わったとは知らず、その後も疲れて不機嫌になり、イライラと怒りっぽくもなりましたが、必要なときは深呼吸をしてワンネスに戻り、宇宙の叡智（えいち）を得ることができるようになりました。ワンネスのビジョンから戻ると生まれ変わったようでした。

痛みのメカニズムについても、全く新しい理解がもたらされました。腕を動かす肩は関節と筋肉から成ると、一般に認識されています。表面的にもそう見えますし、実験室で解剖してもそのように確認できます。関節は、骨、軟骨、腱、腱を保護する滑液包（かつえきほう）、そして、これらをまとめる関節包から成ります。関節を動かす筋肉は、筋腹（きんふく）と結合組織、それらを骨に付着させる腱から成ります。骨の外側には、痛みに非常に敏感な骨膜と呼ばれる組織があります（ちなみにリストには、これらの各組織に効果的な周波数がすべて記されています）。

ですから肩の痛みを施術する場合、理学療法士もカイロプラクターも外科医も、原因は関節と筋肉にあると予測します。私も同じように、ある患者の肩の施術を関節と筋肉からはじめました。しかし効果が出ないのです。私は別の原因を探しました。この肩を施術する方法はきっとある。だからこそ患者はここを訪れてくれた……私は何を見落としているの——？と。

施術室の壁には、筋痛パターンを示した「筋痛図」と神経分布を表した「神経痛図」が、ラミネート加工されて大きく色鮮やかにかかっていました。施術ベッドに腰かけ、故障した肩に手を置いたまま、私はその壁の図をじっと見つめました。左側にある、おなじみの筋痛図に目をやり、それから視線を隣の神経痛図に移しました。そこで目が止まりました。答えを見つけたのです。部屋の空気が静止しました。肩へ伸びる神経がありました。神経の周波数を使えばいいのね。神経に痛みを生じさせているものは？　炎症だわ。炎症の周波数よ――。神経と炎症の周波数を組み合わせて施術をすると、肩の痛みのいかに多くが首から伸びる3本の神経に起因しているかがわかりました。

頸椎あるいは頸部から伸びる頸神経は8本あり、運動、感覚、痛みの信号を肩に伝達するのは、真ん中に位置するC4、C5、C6の神経です（Cはcervical〔頸部〕のCで、《首からはじまる》ことを意味します）。従来医学には神経性疼痛を容易に治療する方法はありません。神経性疼痛の精密検査も、明らかに頸部手術が必要だというときなど、十分な理由がなければ省かれてしまいます。

しかし私たちは、ピンホイールを利用して感覚の鋭敏さを検査すれば、神経性疼痛はとても簡単に発見できることに気付きました。ピンホイールとは短い柄の先にとがった針が円状に付いた知覚計で、ピザカッターや柄車に少し似ています。当てればチクリとしますが、神経が炎症を起こしていれば《嫌な》感じがし、それがおそらく痛みを引き起こしている原因です。医学用語では《知覚過敏(hyperesthesia)》といいます。《過敏（Hyper）》と《感覚（esthesia）》の造語で、《無知覚（Anesthesia）》に対し、《感覚が敏感すぎること（hyperesthesia）》を意味します。過敏な神経は、痛みを創出します（無知覚な神経も痛みを引き起こすことがありますが、その話はここでは置いておきます）。

周波数はきわめて固有のものですから、正しい周波数を使わなければレゾナンスは起きません。神経に起因する痛みなら、神経の炎症を軽減させる周波数だけが痛みを緩和させるはずです。首から肘にかけて微弱電流を流し、神経の炎症の施術を開始すると、そのとおり神経性疼痛が治まっただけでなく、筋肉の硬結も大部分が消失しました。神経が鎮まった結果、筋肉と関節の施術も楽になりました。

詳細なカルテと身体検査の所見から、なぜ神経に炎症が起きたのかもわかりました。頸部の椎間板の小さな突出が神経を圧迫し、肩や首に痛みを生じさせていたのです。神経に非常に近接している椎間板には、バッテリー液の酸と生物学的に同じようなものが含まれています。神経は、この酸にうまく対処できず炎症を起こすのです。私たちは特定周波数を用いて炎症を抑えることで神経の痛みを取り除いていきました。椎間板が治癒するまで痛みを軽減させる施術をおこなえばよく、このような場合、たいていの患者は手術をせずに済みました。

また、神経が——脊髄もですが——不慮の事故により強制的に引き伸ばされると、これが痛みの発生源となることがあります。神経牽引(けんいん)損傷といい、学校では教わりませんでしたが、一度施術したことで詳細がわかりましたので説明しましょう。

あなたの車が側面から衝突され、横転したとしましょう。シートベルトはあなたの左肩を座席に固定して命を守ってくれますが、固定されているのは左肩だけです。首と体幹は右へ大きく揺さぶられ、その衝撃は頸部にある筋肉と首から肩までの筋間を走るＣ５の神経根を引き伸ばしてしまいます。筋肉は12週間前後で修復されますが、神経はそうではなく、ゆっくりと元に戻ります。神経の修復速度は１日に約１ミリメートルで、修復に数年がかかることもあります。二度と修復されないことさえあります。左Ｃ５神経が牽引されると、この神経根の末端にあたる左肩の筋群や上腕に痛みが出現し、たいていの人が痛みのスケールを10段階中の７と答えるような深部痛を、肩に絶えず感じます。鎮痛剤もたいして

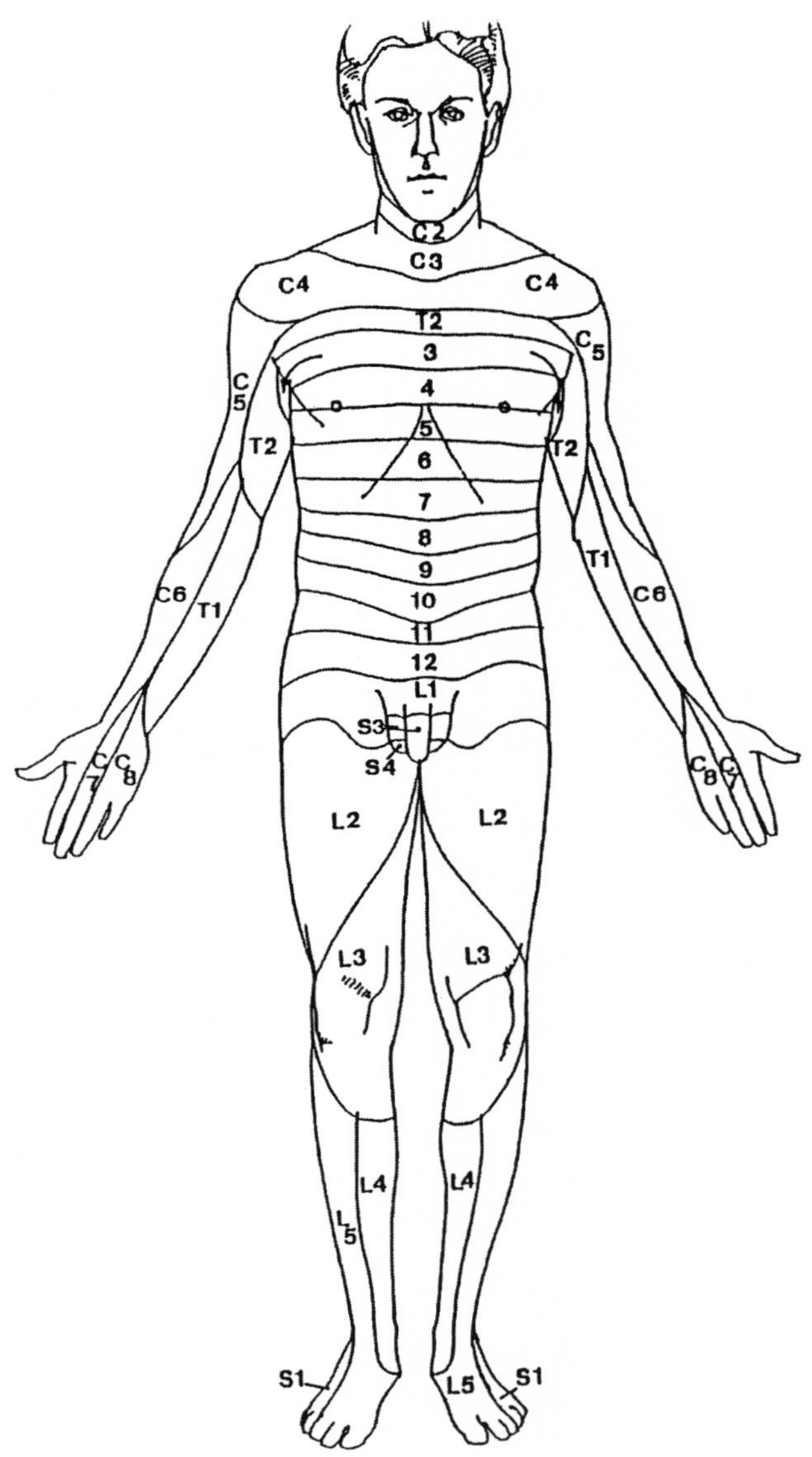

図 2.1　どの神経が皮膚のどの領域に分布しているかを示すデルマトームの図（皮膚分節知覚図）。肩の領域には C4、C5、T2 が分布する。神経が炎症を起こし、あるいは損傷した際には痛みが生じるため、原因は肩関節にあるように見える。しかし実際には神経を施術することで痛みが軽減されたため、肩の痛みが筋肉や関節ではなく神経に起因することがわかった。

効かず、あまりの辛さから、痛みとさよならできるなら手術でも何でもしようと患者は考えます。

　そして肩のMRIを撮り、それを見た外科医は、小さな骨棘（こつきょく）と、おそらくは腱の小さな断裂を見つけ、手術の予定を組むでしょう。検査の際に神経を診る外科医はほとんどいません。MRIに映らないC5神経根については考えようとせず、手術で腱の小さな断裂を修復し、小さな骨棘を取り除きます。しかし痛みは治まりません。痛みが悪化することさえ、よくあります。手術中に神経がさらに牽引されてしまうためです。手術によって瘢痕組織も生じ、それが肩の可動域を制限し、患者は《手術結果が悪い》とされてしまいます。

　このように肩を患う患者にとって特定周波数療法は理想的でした。神経に問題があれば神経の特定周波数で施術をすると痛みは消失しました。筋肉や滑液包、関節に問題があった場合、神経の施術はいっさい効果を示しませんでした。こうしたことがすべて腑に落ちたので、私のラーニングカーブは急上昇しました。プジス医師から施術結果不良の患者を紹介されはじめて60日後には、郊外の小さなクリニックに、週に90人の患者が訪れるようになっていました。

　クリニックは週5日間、大忙しでした。私はランチタイムにも仕事をすることが普通になり、スタッフ全員がクリニックで長い1日を過ごしました。そんな中で私は静かな声に耳を傾けました。午後8時を前に帰宅することはめったになく、平日のあいだ私のティーンエイジャーの子供たちは自分の力で成長していきました。

　周波数療法プロトコルでは、問題を引き起こしている《状態》を解消あるいは解決するための周波数をチャンネルAに、チャンネルBには対象の《組織》を設定します。周波数とは電気の流れが1秒当たりに繰り返されるパルス(振動)をいい、微弱電流機器はその電気パルスを発生させる装置です。電流は、空間内のある1点を通過する電子の流れで、アンペールという名の物理学者が発見したことからアンペアという単位で測定されます。電池は、内部に電子または電流を貯え、貯えたものを回路へ再び放出する機能を果たします。電子回路に基板を置くと、極性が変化した電子が振動電流となって流れます。回路の働きについてもっと知りたいでしょうし、私ももっと説明したいところですが、とにかくそういう仕組みです。電流における一定間隔での振動数、すなわち1秒当たりの振動回数が周波数であり、例えば毎秒1パルスは1ヘルツ、毎秒40パルスは40ヘルツの周波数となります。

1年目は、成功例と失敗例とを比較分析することに多くの時間を費やしました。プラセボ効果の類いではなく、本当に周波数や電流の効果なのかを確かめたかったのです。あなただって疑うべきです。クリニックの壁が淡いピンク色で、医師がいい人だったから素晴らしい結果があらわれたのかもしれません。すべてプラセボ効果かもしれないのです。「再現性はあるの？ 本当に周波数と電流の働きだとしたら、トレーニングを受けた人はだれでも同じ結果を出すことができるのかしら？」と私は思いました。

クリニックは多忙をきわめていました。次から次へと流れるように訪れる患者に私ひとりでは対応しきれなくなったとき、国立自然医学療法大学(NCNM)の学生が手伝いに来てくれました。私の親しい友人で、知性とエネルギーと熱意にあふれた、赤毛のクリスティ・ヒューズです。彼女はカイロプラクティック・カレッジの後輩で、5年に及ぶ付き合いがありました。2年間カイロプラクティック・カレッジで学んだあとNCNMに転校しましたが、その後も連絡を取り合っていたのです。微弱電流で特定周波数を流す私たちの施術にも、強い関心を持ってくれていました。クリスティは指導教官として週に3日、半日だけ勤務し、私が手にグローブをはめて患者を施術するかたわらで装置を操作してくれました。クリスティがリストから周波数を選んでくれたので、私が楽観的に予想してしまうことはなくなりました。「効果がない」と私が断言するまで、時にクリスティは装置を止めませんでした。たいていはふたりで見当を付けたあと、クリスティがどのチャンネルに何の周波数を選択するかを決めました。チャンネルAの《状態》とチャンネルBの《組織》、患者を悩ませている症状に対して両方の周波数が正しくなければなりませんでした。難治性患者の施術は精神的・肉体的努力を伴います。金曜日の夜には時折通りの先にあるパブへ行き、ギネスビールを飲んで頭を緩め、1週間の疲れを取りました。

1年が過ぎたころ、標準プロトコルがおおむね完成しました。どの患者においても、原因が同じであれば同じ周波数の組み合わせが効果を示すようでした。結果があらわれるのが早くなり、失敗は少なくなりました。公開し、再現性を確認すべき時でした。

クリスティ・ヒューズは素晴らしい情熱をもって私たちが得た結果を国立自然医学療法大学（NCNM）の人々に話してくれました。彼女の本物の熱意は学生と共鳴し、クラスを開講してほしいという声が上がりはじめました。その声は地域にも広がりました。地域のカイロプラクターたちは施術できなかった患者を私たちに紹介し、患者が回復すると私たちの療法を知りたがりました。めまいに苦しむ港湾労働者を回復させてから1年後、クリスティとジョージ・ダグラスと私は、私たちが出した結果が再現可能であるかどうかを確かめるため、周波数プロトコルの研修コースを開講することに決めました。

ある金曜の夜、クリスティと私は、パブでギネスビールを飲みながら私たちの技術に《特定周波数微弱電流（ＦＳＭ）》という名前を付けました。文字どおりですが、微弱電流と特定の周波数を使用しているためです。同時に、10年間使い続けることになるロゴも誕生しました。隣で国立自然医学療法大学（ＮＣＮＭ）の学生が、私たちの会話を聞きながらナプキンに絵を描き、ロゴを考えてくれたのです。セミナーの日程を選び、その日は午後10時に帰宅しました。子供たちとジョージ・ダグラスは先に夕食を済ませていました。また、同じ月に、オレゴン州カイロプラクティック審議会の委員である友人からも連絡を受けました。ＦＳＭは実験的な技術ではなく、従来の微弱電流療法の延長上にあると判断され、16時間の研修コースがカイロプラクターの継続教育単位として承認されたのです。自然療法審議会も、これに倣いました。私たちの新しい技術に、素晴らしい支持が得られました。

初めてクラスを開いたのは、１９９７年1月18日でした。テキストは子供たちに手伝ってもらいながらつくりました。地元の印刷店でプリントし、テレビを見ながらラベルを貼り、スタンプを押して完成させました。会場の国立自然医学療法大学（ＮＣＮＭ）に行くときはジョージとクリスティが付き添ってくれました。その土曜日の朝は冷たい雨が降っていたので、自宅から湯沸かしポットと軽食を持っていきました。教室に入ると、カイロプラクターとＮＣＮＭの学生、計25人が席に着いていました。古い建物のボイラーは週末になると効きが悪くなり、教室はひんやりとしていました。私は全10ペー

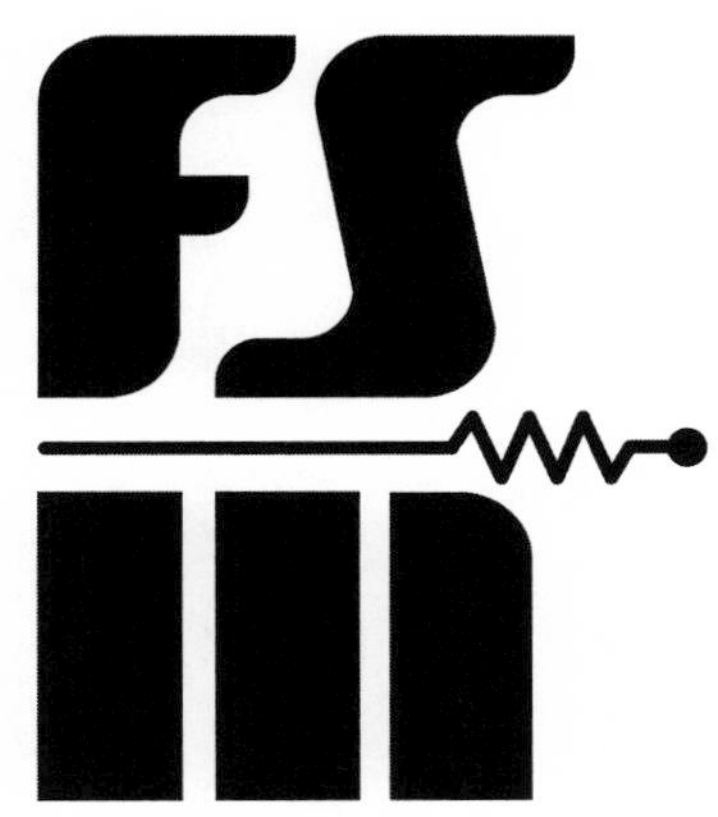

図 2.2　FSM の初代ロゴ。ある金曜の夜に地元のパブで、バーナプキンにフェルトペンで描かれた。数年後、デジタル版を作成するために若干の修正がなされている。

ジのテキストを配布し、緑色の黒板に板書して講義を進めていきました。今から見れば、初回はかなりひどいものでした。過去に使われていた非特異的な微弱電流についての説明に多くの時間を割きすぎてしまい、周波数効果について十分に話せなかったのです。それでも数名の生徒が、当時使っていた装置《プリシジョン・マイクロ》を地元の販売者であるダグ・ケイシーから購入し、自宅で試してくれました。

半年後、そのときの生徒たちは私たちと同じ結果を出しました。彼らも周波数療法に成功したのです。患者は快方へ向かいました。プラセボ効果ではありませんでした。周波数療法は、だれでもおこなえる施術だとわかりました。

１９９６年から１９９７年９月までのあいだに、私たちは１５０人の慢性筋痛症患者を施術しました。彼らのカルテからデータを集めて分析したところ、慢性の病歴は平均７年。そのうち88パーセントが、カイロプラクター、理学療法士、鍼灸師、医師による施術に失敗していました。初診時の痛みのスケールは平均して10段階の６・８でしたが、８週間にわたって11回の施術をおこなった後は１または２に低下していました。対照群がないため科学的観点からすると実験として不完全ですが、この場合は、ある意味で患者自身が対照群でもあったと言えるでしょう。もしプラセボ反応が起きたとすれば、これまで受診した他の施術のときにも起きていたはずですから。

１９９７年5月には、とある会議でカリフォルニアのカイロプラクターと出会いました。彼女は、ＮＰＯ団体アメリカン・バック・ソサエティが主催する12月の全米会議の登壇者の選定を手伝っていました。私が周波数療法の臨床データについて話すと、彼女はその会議でセミナーを開くお膳立てをしてくれました。大規模な学会で講演するのは初めてで、ティーンエイジャーの子供たちを後ろに連れて高層ホテルのロビーに足を踏み入れたときは、都会に不慣れな田舎者のような気分でした。私だけでなく、クリスティ・ヒューズやジョージ・ダグラスも、肩に少し力が入っていたと思います。

午前のメイン講演は４００人の医療従事者が聴講していました。驚いたことに、筋肉のトリガーポイントは感情的要素が引き起こすものだと登壇者が断言していました。トリガーポイントは施術が難しく、完治が見込めないため心因性に違いない、というのです。そんなことはありません。ＦＳＭ（特定周波数微弱電流）療法を使えば、ほとんどの患者があっという間に回復します。手技療法でも、ＦＳＭを開発するまでの6年間は私も頼りの親指で施術していましたが、たいていの患者が回復していました。療法を紹介する論文や教科書も数多く出ています。にもかかわらず、トリガーポイントがすべて心因性で不治であると考える人がいるとは想像もしていませんでした。このような人にマイクを渡して講演させる人がいるということに、私は素直にショックを受けました。従来型医学の世界に足を踏み入れた瞬間でした。この世界の人々に周波数療法を教えていくには、学ばなければならないことがたくさんあると感じました。

私が登壇した午後のセミナーは午前に比べて小規模なものでしたが、私はそこで、私たちの患者はほぼ全員が平均して週2回の施術で11週間以内に回復していることを伝えました。登壇者全員が出席する夜のセミナーでも、臨床データを共有しました。するとメイン講演に登壇した男性から質問を受けました。礼儀正しく、けれども若干懐疑的な様子で、「データは論文として正式発表されているのでしょうか」と訊かれました。その質問を聞いて私は、ＦＳＭが認められるためには論文として発表する必要があるのだとわかりました。

すると、論文として発表する機会を、親切にもカイロプラクティック・カレッジの元理事である友人が提供してくれました。ジャーナル誌『臨床カイロプラクティックのトピックス』の編集者を紹介してくれたのです。ふたりに勇気付けられて１９９８年2月、私は頭部・頸部・顔部のトリガーポイントの症例を書き上げ、入稿しました。編集者が親切に、そして忍耐強く私を支えてくれたので、推敲をして査読者に受け入れられる論文に仕上げることができました。そうしてＦＳＭ（特定周波数微弱電流療法）の最初の論文が、１９９８年8月に発表されました。この論文では、周波数効果についてはほとんど触れていません。目立つことは避け、波風を立てずに発表したかったからです。だからこそサンフランシスコでの全米会議でメイン講演をおこなったあの登壇者に、論文のコピーを送ることもできました。彼からの返事はありませんでしたが、筋痛症やトリガーポイントを施術する新しい技術があるという噂が広まりはじめました。

１９９９年1月、医師のマーシャル・ベッダーから電話がありました。ポートランド北西部で彼が立ち上げる新団体、高度疼痛管理団体（ＡＰＭＧ）に加わらないかというのです。私たちの臨床データを、人づてに聞いたのでした。マーシャルはＡＰＭＧを包括的ケアのモデルとし、薬物療法や注射療法といった従来医学のアプローチと共に、ＦＳＭやカイロプラクティックのような信頼性のある代替療法を提供したいと考えていました。複合的なアプローチの実施は、私の10年来の夢でした。すでにオレゴン健康科学大学医学部、ウエスタンステーツ・カイロプラクティック・カレッジ、国立自然医学療法大学（ＮＣＮＭ）と共催する総合ヘルスケア・シンポジウムをオーガナイズしていたほどです。マーシャルからの申し出は、開業して4年で得た最高の成果でした。私にはシンポジウムのオーガナイザーとしての経験も、16年間製薬会社で医薬情報担当者（ＭＲ）として働いた経歴もあり、総合ペインクリニックで働くには申し分ありませんでした。１９９9年3月、第1号のペインクリニックが開業すると同時にＡＰＭＧに参加。平日の2日間はポートランド北西部にあるＡＰＭＧのペインクリニックに出向し、残り3日間はポートランド東部の自分のクリニックで患者を施術する生活がはじまりました。医療疼痛管理をおこなうＡＭＰＧのペインクリニックに運ばれる疼痛患者はレベルが違いました。複雑度も重症度も地元のカイロプラクティック・クリニックを訪れる患者の一段上で、私の知らない疾患や施術介入、施術姿勢があることを知りました。

3年前にごみ箱を縁石に持ち上げて痛みを発症させた慢性腰痛患者とも、このペインクリニックで出会いました。彼女はそれまでにカイロプラクティックもマッサージも鍼も試していましたが、すべて失敗し、それどころか症状はむしろ悪化していました。耐えがたい痛みに苦しんでいましたが、鎮痛剤の服用を好まないため、ペインクリニックの同僚たちは痛みを遮断する脊髄電気刺激装置を植え込もうと考えていました。しかしその前にと、私に診察を求めたのです。その患者は40代のキャリア女性で、仕事はできましたが、痛みで運動やハイキングができず、自転車にも乗れない状態でした。脊椎関節の炎症と筋肉のトリガーポイントの標準プロトコルでFSM（特定周波数微弱電流）療法を施すと、彼女は徐々に回復していきました。

週に2回の施術を続けると、1か月後にその患者の痛みはほぼ完全に消えました。ほぼ、です。というのも5週目のある日、彼女の右腰背部（ようはい）に痛みを伴うゴルフボール大の硬結をひとつ見つけたからです。腰椎にある四角形の筋肉《腰方形筋（ようほうけいきん）》の中にあり、指で押すと彼女は痛さに縮み上がりました。神経・筋肉・関節の通常の病変に効果的な周波数療法をすべて施してみましたが、硬結は1ミリも変化しませんでした。

視線を指先に置いたまま、深呼吸をして静かな声に耳を傾けました。分厚い腰背部の姿勢保持筋は脊椎のすぐ隣にあって、運動中に背骨を安定させる機能を担っています。硬結は筋腹の中だと指が教えてくれたので、《組織》の周波数は楽にわかりました。チャンネルBには筋腹の周波数である62ヘルツを設定しました。

それではどのような異常が筋腹に起きたのでしょう。この硬結を消失させる《状態》の周波数は何でしょう。問題の原因に固有に対応する特定周波数を正しく選ばなければ効果はあらわれません。それまでの1か月はすべてが明快で、施術も簡単でした。脊椎前部とつながっている腰背部の筋肉《腰筋》にトリガーポイントがあり、腰椎椎間板と脊椎後方の関節の炎症を施術するだけでした。脊椎後方にある椎間関節は、facet（切り子）関節とも呼ばれています。ダイヤモンドのカットのような小面であるためでしょうが、それはさておき、こうしたすべての《組織》の、すべての《状態》を施術し、病変は消失したように見えたのです。しかし、この硬結は全く影響を受けずに残存していました。

チャンネルAに流す《状態》の周波数リストが、ラミネート加工された状態で置いてありました。その患者を施術ベッドの上にうつ伏せで寝かせ、グラファイト導電性グローブの片方をおなかの下に敷きました。もう片方のグローブは私の右手にはめ、彼女の腰背部に当てました。

この筋肉の何が問題なのだろう？　私は何を見落としているの——？　ラミネート加工された《状態》の周波数リストに目をやり、正しい周波数が太字で浮き上がってくるのを待ちましたが、何も起こりませんでした。手がかりがまるでないため、アルファベット順に記載されている周波数を、上からひとつずつ試してみることにしました。周波数リストが正確に働くなら、硬結を変化させてくれる周波数に必ずぶつかるはずです。

一番上に記載されていたのは、《A：アレルギー反応（allergy reaction）》です。蕁麻疹（じんましん）の施術経験から、9ヘルツの周波数にはアレルギー化学物質のヒスタミンを軽減させる働きがあることがわかっていました。痛みを感知する神経にはヒスタミンに敏感な神経もありますから、ヒスタミンが原因の可能性もあります。《状態》と《組織》の両方の周波数が正しく設定されていればグローブが温かくなって組織は軟化し、硬結も溶解しますが、《アレルギー反応》と《筋腹》の組み合わせではこの反応は起こりませんでした。筋腹がチャンネルBに流す対象組織であることは、ほぼ確実でした。

表 2.1 チャンネル A：状態

9	アレルギー反応 （allergy reaction）
294, 321, 9	"基本周波数"：外傷・修復、麻痺、アレルギー （"basics": trauma, paralysis, allergy）
94	震とう症、神経外傷（concussion, nerve trauma）
50	うっ血（congestion）
284	慢性炎症、"深部の古い打撲痕" （chronic inflammation, "deep old bruise"）
59	嚢胞性疾患 （cystic condition）
970	感情的要素 （emotional component）
51	線維化 （fibrosis）
18	出血と漏出（hemorrhage, leaking）
61	"寄生虫"またはウイルスによる感染症 （infection "parasite" or virus）
40	炎症 （inflammation）
91	硬化、"結石"、カルシウム沈着 （hardening, "stone", calcium deposits）
49	活力――活力を促進する （vitality—promotes vitality）

《B：外傷・修復の基本周波数（"basics": trauma, paralysis, allergy）》でも何も起こりませんでした。温かくなることも、軟化することもありませんでした。《C：震とう症、神経外傷（concussion, nerve trauma）》でも変化なし。右手のグローブは冷たく、硬結はそのままで、痛みも治まりませんでした。同じくCからはじまる《うっ血（congestion）》の50ヘルツ、《慢性炎症（chronic inflammation）》の284ヘルツ、《嚢胞性疾患（cystic condition）》の59ヘルツも、それぞれ60秒間当ててみましたが変化はありませんでした。硬結は頑固で、私は少し不安になってきました。このまま変化しなかったらどうしよう――？

次の《E：感情的要素（emotional component）》の970ヘルツで、反応は起こりました。手にはめたグローブが数秒で温かくなり、そのまま熱が上昇し、腰背部の筋肉が軟化しました。そして2～3分のうちに硬結は半分の大きさに縮んだのです。いったいなぜでしょう？ カルテには「3年前にごみ箱を持ち上げた際に背中を傷めた」と記載されているだけで、その患者の感情的な問題についてはいっさい触れられていませんでした。

彼女が叫びました。「これよ！ 温かいわ。痛みが治まった。あなた何をしたの？ それは何？」「硬結は完全には消えてない。まだ半分よ。残り半分を取り除けたら説明するわ」と私は答え、テストを続けました。私が手探りでおこなっていることを、彼女もわかっていました。感情的要素を見逃していたとすれば、他にも見逃していることがあるかもしれません。他にどんな異常があるのでしょう？

次は《F：線維化（fibrosis）》です。可能性は考えられるため期待を込めましたが、変化はありませんでした。《H：出血と漏出（hemorrhage, leaking）》を止める周波数も、痛みを軽減し、新しい損傷があざになることを防ぐ働きはしますが、硬結には効果がありませんでした。

次は《I：寄生虫またはウイルスによる感染症（infection "parasite" or virus）》でした。私の右手と患者の背中で、グローブが即座に熱くなりました。ゴルフボール大の筋肉の硬結の残り半分が溶け、2分をかけてゆっくりと消えていきました。かなり奇妙な感覚でした。このような感覚を味わうのは薬剤でも手術時に使用する麻酔薬くらいでしょう。硬結は溶け、筋肉は《滑らか》で良質なものに変わりました。やわらかく痛みのない正常な筋肉になったのです。

変化を感じた彼女が言いました。「温かいわ。それは何？ もう痛くない。痛みが消えた。あなたは何をしたの？ 3年来の痛みが消えたわ」。そして肘をついて起き上がり、施術ベッドに腰かけて私を見ました。「結局、何の周波数だったの？」

「まずは、ごみ箱を持ち上げた3年前、あなたの生活に何が起きていたのか正確に聞かせてくれない？ 何もかもすべてを」

その患者は一部始終を話してくれました。彼女は風邪とインフルエンザに同時にかかって、背中を傷めた日の1週間前からソファで寝込んでいたそうです。5年間付き合っていたボーイフレンドが新しいガールフレンドを見つけ、新しいアパートに引っ越していったのが金曜日の夜。日曜日の朝もまだ悲しみと怒りは消えず、彼女は惨めな気持ちのままソファで臥せっていました。ごみ箱を持ち上げて背中を傷めたのは、その翌日の月曜日の朝でした。それまでは、ごみを出すのはボーイフレンドの仕事でした。彼がいなくなったので、彼女の仕事になったのです。話を聞きながら、彼女がふわふわのバスローブを羽織り、ふわふわのスリッパを履いて、「私がごみを出さなくちゃならないなんて」とつぶやきながら縁石までの道を踏み鳴らして歩く姿が目に浮かびました。「病気なのに彼は気にもしてくれなかった。彼は新しい彼女と一緒に新しい家で暮らしている……」。ぶつぶつ、ぶつぶつ不平を言いながら、彼女はごみ箱を縁石へ持ち上げます。そして、背中の筋肉が不具合を起こした――。

おそらく、はじめは肉離れで、椎間板に若干の炎症が起きただけだったでしょう。その後の施術が椎間関節を腫れ上がらせてしまったのだと思います。週に3回カイロプラクティックに通い、腰背部を施術してもらっていたところ、1年後にはマッサージにも鍼治療にも耐えられなくなったといいます。うつ伏せになると炎症の起きている脊椎後方の椎間関節が圧迫され、痛みが増しました。そして硬結ができ、痛みはそれから2年間さらに悪化し続け、その患者は絶望の末に助けを求めてこのペインクリニックにたどり着き、おそらくは脊髄電気刺激装置の移植を依頼したのでしょう。その植え込み手術の前に、私のもとに来たというわけです。

「それで、何の周波数が働いたの?」と彼女が尋ねました。

「最初に硬結と痛みを半分まで軽減させたのは、感情的要素の周波数。残り半分は、ウイルスによる感染症の周波数だったわ」

「本当?」。その患者は驚いて声を上げました。

私も彼女も、呆然としていました。

目の前にある薬が本物の薬か効能のない偽物のプラセボか、患者も医師も知らない状態で試験をおこなうプラセボ対照二重盲検比較試験を実施することが、医学研究における倫理的原則となっています。本物の薬がプラセボよりも効果があるかどうか、その確認は試験終了まで待たなければならないために《盲検》と名付けられています。周波数リストを上から順に試すやり方は、臨床研究者がおこなうこの盲検試験に近いものがありました。私は患者の過去の事情を知らず、患者は私が何の周波数を流しているのかを知らなかったわけですから。もちろん患者が電流を感じることもありませんでした。目の見えない人が目の見えない人を施術するようなものでした。

周波数はリストどおりに効果を出し、リストどおりにしか効果を出さない——そんな周波数の確実性を痛感した日でした。ただ、それでは感情的要素の周波数とウイルスによる感染症の周波数を流すだけで済んだかといえば、そうは思いません。やはり段階を踏んで問題を修正していく必要があったと思います。筋肉と筋膜からミネラルの沈着を除去し、神経の炎症を鎮め、神経と筋肉の癒着を解除し、脊椎の関節や椎間板から炎症を除去して痛みを消したからこそ、硬結が露わになったのです。これらの周波数は硬結ができた原因とは無関係のため、影響を受けずに残っていました。

私が見落としていたものを、レゾナンス・エフェクトが明らかにしてくれました。その日を境にして周波数の特定性と正確性の真価がわかりはじめました。周波数を正しく選択すれば、病変はほぼ瞬時に取り除かれるのです。健康で痛みのない状態へと身体機能を完全回復させるには患者のすべてを把握しなければならないとわかり、カルテをより詳細な仕様に変えなければと思いました。もし2回目の施術で感情と感染の周波数を使用できていたら、施術期間を何週間短縮できたでしょう？　その患者は9回目の施術のために5週間待たなくてはなりませんでした。損傷した経緯を事細かに問診できていれば、もっと早い段階で感情と感染の周波数を使ったかもしれません。当然、回復も早かったでしょう。

《発症の経緯を詳細に問診すること（ただし、痛みのある組織への施術が、投薬・注射・指圧・関節調整のみとなる場合を除く。これらの場合、発症の経緯はたいして重要にならず、施術計画にも影響を及ぼさない）。周波数は特定性が非常に高く、問診内容によって施術が異なってくるため、詳細な病歴の聴取が必要》と、私は自分のためにメモを残しました。例えば痛みの発症の直前に化学物質にさらされていたならば、毒素除去の周波数を使用する必要があります。他の周波数はいっさい効かないでしょう。問診に新境地が開かれ、ラーニングカーブは再び急上昇しました。私は同じ間違いを二度することが嫌いでした。

その翌週にはオレゴン州沿岸部に住む女性が、2時間をかけて高度疼痛管理団体（APMG）のペインクリニックへやってきました。その患者は自動車事故に遭って以来7年間、痛みのスケールが10段階中8の全身痛に苦しんでいました。薬物療法、トリガーポイント注射、催眠療法、鍼治療を試みましたが、すべて効果がなく、筋肉はすべて収縮し、痛みを伴う硬結だらけでした。神経はどこもかしこも過敏で、肌も敏感になっていました。少し触るだけで縮み上がるほど痛がって冷や汗をかき、手足には灼熱感と痛みがありました。

全く不可解でした。至るところ痛みだらけです。ひとつの身体にこれほど多くの痛みが引き起こされることがあるのでしょうか……？　と、突然、部屋に静寂が訪れ、脊髄のイメージが浮かびました。脊髄が、全身痛を生じさせているというの――？　過去に脊髄を施術した経験はありませんでしたが、確かに脊髄は全身から脳へ痛みを伝えます。チャンネルBに流す《組織》のリストには、脊髄の周波数もありました。脊髄に何らかの異常が起きて、全身に痛みを伝えているのでしょうか。痛みをつくり出すのは炎症だわ。炎症を中和する40ヘルツの周波数を使えば……。私はチャンネルAに炎症の40ヘルツを、チャンネルBには脊髄に直接働きかける10ヘルツを設定しました。ロバート・ベッカーが人体には正の分極電流が流れていることを発見し、『The Body Electric（ザ・ボディ・エレクトリック）』[3]の中でその図を発表していました。人体の上部は正、手足は負に帯電しており、生体電流は脊髄に沿って上から下へと流れています。それに合わせて微弱電流を流せば理屈は通ります。

片方のグラファイトグローブにチャンネルAとチャンネルBのプラスのリード線を接続して、その患者の首まわりに当てました。もう片方のグローブには両チャンネルのマイナスのリード線をつなぎ、施術ベッド端に腰かけていた彼女の足の下に置きました。身体を横にすると痛がるので、座らせたまま施術をすることにしたのです。装置の電源を入れ、生体電流と同じく頭から足先へと正の分極電流が流れるように、電流を分極化するつまみを回しました。

しばらくは何も変化がないように思えましたが、数分後、その患者の呼吸は深くなり、発汗が止まりました。そして、ゆっくりと呼吸しながら彼女は私にもたれかかり、おしゃべりを止めました。20分後、痛みのスケールを彼女に尋ねました。「首はまだ8よ。でも足の灼熱感や両脚の痛みは消えてる。身体全体が浮いているみたい」と彼女は答えました。同じ周波数でさらに施術を続けました。首に当てたグラファイトグローブが温かくなり、痛みのスケールがどんどん低下していきました。60分後には、とうとうスケールが2になりました。彼女も私もこんな体験は初めてでした。まるで奇跡のようでした。

翌週、再診に訪れたその患者は、「3日間は効果が持続したが7に戻ってしまった」と言いました。チャ

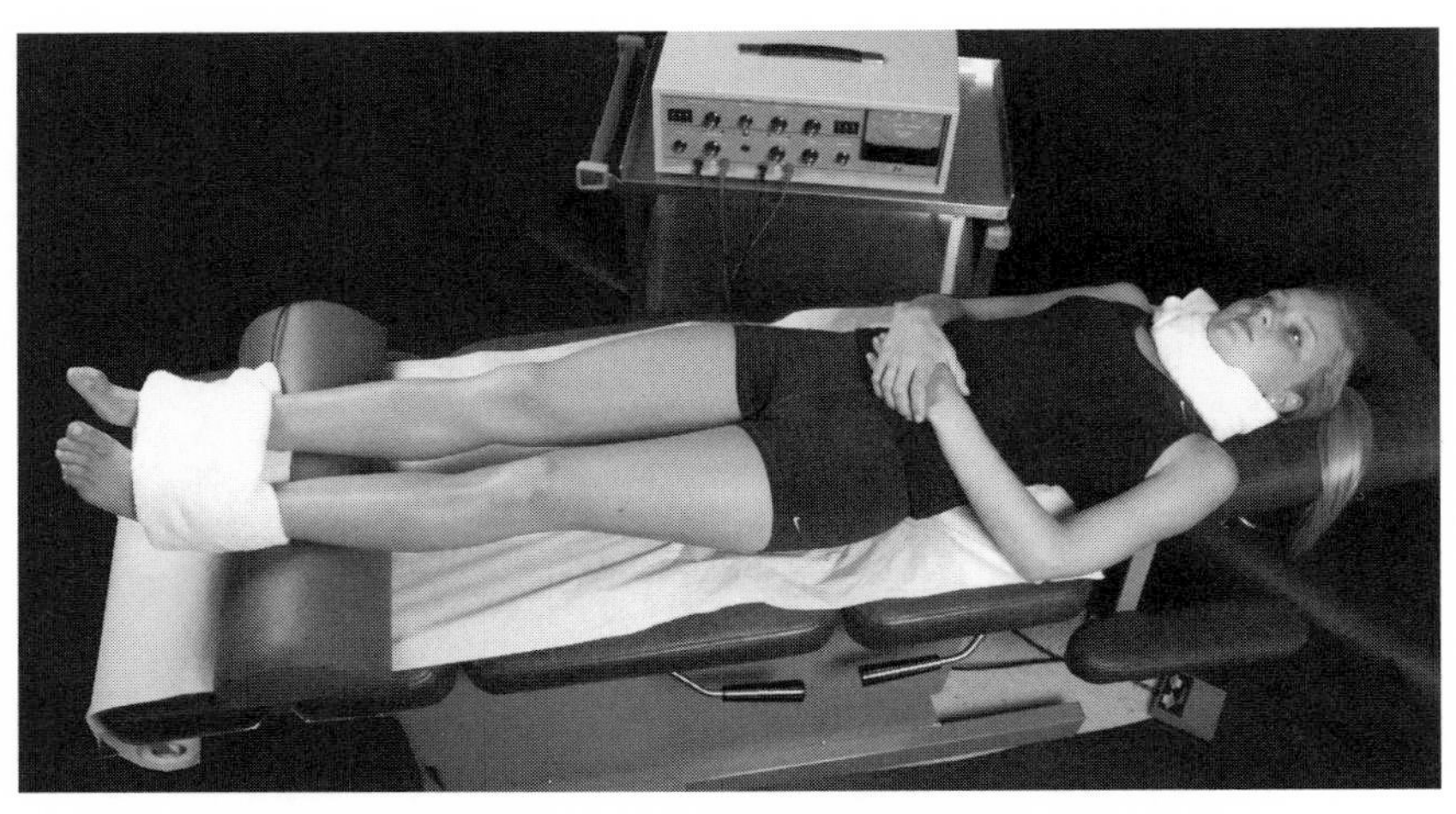

写真 2.1　脊髄外傷に起因した線維筋痛症患者の施術。グラファイト導電性グローブを湿らせた温タオルで包み、片方を首まわり、もう片方を足まわりに当てる。周波数は、チャンネル A に炎症を軽減する 40 ヘルツ、チャンネル B に脊髄を対象組織とする 10 ヘルツを設定。身体の自然な極性に合わせ、電流を正に分極して流すと、はじめは両足と両下腿の痛みがなくなり、60 分で身体全体の痛みが消失した。

ンネルAを40ヘルツ、チャンネルBを10ヘルツで施術をすると、60分で彼女の痛みは再び2に下がりました。3週間、毎週これを繰り返しました。3日経つと痛みがぶり返しますが、痛みのスケールは毎週1スケールずつ下がっていきました。これが線維筋痛症患者の初めての施術でした。同じ症状に悩む何百万もの人々に希望を与える第一歩でした。4週目に入ると、移動の負担が大きすぎて施術を続ける余裕がないと、彼女から電話がありました。

こういった成果を、ペインクリニックのスタッフたちと毎週のミーティングで共有しました。マーシャル・ベッダー博士は笑顔で支持をしてくれましたが、疼痛心理学者の男性スタッフは顔をしかめ、落ち着かない様子で椅子に座っていました。話す順番が彼にまわってくると、ぴかぴかのテーブルを手入れの行き届いた指先でたたき、私ではなくベッダー博士のほうへ向いて言いました。「治るペインクリニックとして有名になったら、医学界でどんな評判が立つか心配です」と――。部屋が静まり、気まずい空気が流れました。耐えがたい痛みがあるのに治療不可能と言われ苦しんできた患者を、私は救ったのです。このような言葉が発せられるとは信じられず、「はっきりおっしゃってください」と言うと、その男性スタッフはその意見を繰り返し述べました。出席していた5人の医師のうち4人が同意してうなずいたので、私はさらに驚きました。吐き気さえしたほどです。疼痛専門医たちが、あるいは医師という人々が、そのように考えているとは思いもしませんでした。患者の回復を手助けしたくない医師がいるなど、全く想像していなかったのです。彼らは人間も痛みも《管理》したいと考えていました。その姿勢にレゾナンスは起きませんでした。全く共鳴できなかったのです。翌週、辞表を提出し、郊外にある自分のクリニックに戻りました。患者を手助けしたいと心から願うスタッフたちのいる場所へ。

1 Ngok Cheng, Harry Van Hoof, Emmanuel Bockx, Michel J. Hoogmartens, Joseph C. Mulier, Frans J. De Dijcker, Willy M. Sansen, and William De Loecker, "The Effects of Electric Currents on ATP Generation, Protein Synthesis, and Membrane Transport in Rat Skin", Clinical Orthopedics and Related Research 171 (November–December 1982), 264–72.

2 施術後の経過あるいはその見通し（予後）が良くないこと。

3 Robert O. Becker and Gary Selden, *The Body Electric: Electromagnetism and the Foundation of Life* (New York: Morrow, 1985).

第3章　40ヘルツ——すべてを変えた周波数

1か所で仕事をするほうがずっと楽でした。さまざまな症状を抱えた患者を、郊外の小さなクリニックで終日施術し回復へと導く生活に戻れたことをうれしく思いました。オレゴン州ではたいていのカイロプラクティック・クリニックで、筋痛、神経性疼痛、線維筋痛症、喘息（ぜんそく）、腰痛、前立腺疾患、消化器系疾患、肩部痛、椎間板ヘルニア、片頭痛の施術が実施されています。非常に広範囲の診療が認められているため、薬こそ処方しませんが私たちはかかりつけ医のような存在になりました。玄関のドアを開けて入ってきた患者は、カイロプラクティックが目的でない患者も含めて全員を診察し、薬物療法の代わりに軟部組織に対する手技療法やサプリメント、生活習慣改善プログラムを用いて施術しました。どの患者も症状が改善・回復すれば友人に話すので、週を重ねるごとにクリニックは忙しくなっていきました。

診療は週に5日。1時間に3人の患者枠は、終日すべて、予約でぎっしり埋まっていました。私は更年期障害やストレスのせいで睡眠が不規則になりました。眠れない日すらありましたが朝は早起きして朝食をとり、車で息子のアダムを学校へ送り、午前9時にクリニックで施術を開始しました。午前9時から正午までと午後2時から午後6時までのあいだ、20分ごとにひとり、3つある施術室のどこかへ患者が案内されました。

マッサージ療法士のディナの担当する施術室がありました。彼女は1980年代に旧ソビエト連邦構成国のひとつだったグルジア（現在のジョージア）からキリスト教難民として夫と共にアメリカへやってきた女性でした。グルジアにいたころは看護師として病院で20年間マッサージを担当していたため、信じられないほど熟練した腕を持っていました。有能で、意志が強く、実用主義。ですが、とても親切で、優しく笑い、温かい心の持ち主でした。訛りの強いしゃべり方にも愛嬌があり、患者は私の施術の前に彼女から、筋肉だけでなく魂もほぐしてもらっていただろうと思います。ランチタイムは2時間で、彼女はそのあいだに聖書を読み、昼寝をしました。私はといえば、昼食はいつも軽く済ませ、午前中の遅れを取り戻していました。午後6時の予約患者の施術は午後7時〜8時前に終わるのが普通で、子供たちの世話はできませんでした。けれどもそれをおかしいとは思いませんでした。私も彼らの年齢のとき、同じように過ごしていたからです。ただ、私がペインクリニックを去った年を思い出すことはできても、娘が高校を中退して短期大学に飛び入学をした年を思い出すことはできませんでした。彼女に確かめると、1998年でした。

クリニックはいつも満員で、患者であふれかえっていました。施術室も、臨床パートナーが学び、実践を積み重ねる場所も、明らかに足りませんでした。1998年の冬、私はついに施術室を4部屋と、ジェット機能付きの温浴槽を備えた浴室を追加することを決め、改装工事に着手しました。じめじめとした寒い冬でした。当時は良い考えのように思えました。

私たちの患者は、カイロプラクティックやマッサージ療法、食事改善・生活習慣改善などの自然療法を併用することで、どんな症状でもたいていの場合、2～12か月で回復していました。私たちはさらに機能性医学と呼ばれる新しい医学についても学びました。機能性医学では、症状だけでなく病気の原因に対処します。例えば喘息の場合、腸を取りまく免疫系が過剰な警戒状態にあることによって引き起こされるため、消化や腸の施術からはじめるのです。周波数療法に機能性医学プロトコルを追加すると、患者は2～12週間で回復するようになりました。

あらゆる症状を緩和する周波数についても触れておきましょう。周波数リストに《40ヘルツを使用すれば炎症が中和される》という説明書きが添えられている《炎症の40ヘルツ》です。実際、変性疾患も痛みの訴えも、ほとんどの健康問題は炎症によって引き起こされています。だから抗炎症剤は10億ドル産業なのですが、40ヘルツの周波数はそんな抗炎症剤のいわば電子版です。けれどもイブプロフェンより早く効き、胃に負担をかけることもありません。関節リウマチ患者のメロン大に腫れ上がったひざが40分で通常の大きさとなり、痛みがゼロになった様子を目の当たりにした日から、私はこの周波数が特別であることを認めはじめました。

さて、私たちは喘息、腰痛、神経性疼痛、筋痛、関節炎、頚部痛、肩部痛の患者を1日に12～15人施術しながら、これらすべての症状を抱える線維筋痛症にも対処していました。線維筋痛症の診断には注意が必要でした。医師は痛みの原因を判断できない場合に線維筋痛症と診断する可能性があるからです。線維筋痛症は治療不可能で、不治であることは周知であるため、医師が治療法に悩むことはありません。たいていの患者は線維筋痛症と共存して生きるよう告知され、抗うつ剤と少量の鎮痛剤を処方されて、身体との生涯にわたる闘いをはじめるのです。

そんな線維筋痛症が周波数療法で好転するので、患者たちは友達や医師に話して回り、口コミが広がって紹介が殺到しました。１９９９年が終わるころには脊椎外傷から線維筋痛症を発症した24人の患者が、痛みの消えた身体でクリニックでの施術を卒業しました。そのうち60パーセントの患者において症状が完全に消えていたため、私は自信をもって施術に臨めるようになりました。

１９９９年12月にはペインクリニックから、慢性度も重症度も非常に高い線維筋痛症患者の紹介を受けました。白髪まじりの巻き毛をした40代半ばの女性でした。愛嬌のある笑顔を振りまき、治したいという意志が強く、考え方もポジティブだったため、彼女が来院するたびにクリニックは明るくなりました。私にはその患者が何か使命を帯びているように見えました。痛みのスケールは10段階中の8で、椅子に座った状態でも痛みに身を少しよじらせていました。発症のきっかけとなった18年前の事故について詳細を話す表情も張り詰めていて、疲れて見えました。彼女は渋滞にはまって停車しているとき、時速約50キロメートルのスピードで追突されたそうです。車は全壊し、翌日に痛みが発症。はじめは首だけでしたが、1か月で痛みは身体全体に広がりました。

「線維筋痛症だと診断されたの。でも処方薬を飲むと、身体がもっとだるくなる。筋弛緩剤を飲めば確かに眠れるんだけど、ボーッとして頭が働かなくなるわ。鎮痛剤を飲めば痛みは少し和らぐけど、実際のところ期待するほどじゃない。ペインクリニックの医師たちから、あなたは違う施術をすると聞いたの。線維筋痛症と診断されたけど、そんな私は本来の私じゃない。何の病気だろうと治したいの。そして自分の人生を取り戻したい——」。《人生を取り戻す》という彼女の使命が、施術目標となりました。

「どんな生活をしているのか聞かせて」と私は尋ねました。「仕事は何を?」

「今はあまりしていない。以前はしていたけど、今の私は身体障害者だから。夜、ベッドに入って眠るときよりも、朝起きたときのほうが倦怠感が大きいわ。痛みのスケールが5より下になることはなく、今日も5以上。運動すれば筋肉痛が2週間は続くとペインクリニックで言われてからは、運動もたいしてしていない。家の片付けは、大変だけどやってるわ。ティーンエイジャーの息子を学校に連れていくこともある。どう頑張っても夕食をつくることができない日もあるけど、私の夫は王子様で、家族のために料理をしてくれるの。だけどセックスは最近、あまりしたいと思わない。抱きしめられると身体が痛くて……スキンシップすらとれないときもあって、彼にびっくりされるわ」

「胃腸の調子は?」

「最悪。胃はつねに痛むし、何を食べても膨満感があって便秘と下痢を繰り返してる。体重が増えているから食事を減らしてるんだけど……それもいいのか不安なのよね。アレルギーもあるの。まるですべてに反応しているみたい。ほこりもダメだし、ぴかぴかに磨かれたスーパーの通路を歩いていると頭痛がするわ。香水もつけられない。香水をつけた人の近くにいるのにも耐えられないの」

彼女が線維筋痛症であることが検査でも確認できました。線維筋痛症の18の圧痛点を、アルゴメーター(圧痛計)という圧力テスターで圧迫する検査です。18のうち14の圧痛点は健康なら触っても痛くないポイントで、普通の人は約3・5~4キログラムの圧力で押して初めて《痛い》と反応します。けれどもこの患者は500グラム前後の圧迫で《痛い》と言い、汗が噴き出てきました。脳があらゆる触覚を増幅し、軽い圧迫でさえ痛みの信号に変えているのです。ハグされても痛み、優しい愛撫でさえ苦痛に感じるはずです。

ひざの深部腱反射も異常でした。ゴムハンマーでひざの腱を軽く叩いて伸展刺激を加えると、わずかに筋収縮が起こります。腱が神経を介して衝撃の信号を脊髄へ送ると、脊髄はたちまち筋肉へ、わずかに収縮するようメッセージを返すのが通常の反射です。そのため深部腱反射は、神経系が健常かどうかを示す指標となります。神経に障害があればメッセージは脊髄に伝わらず、反射収縮は弱まります。逆に大げさなほどの筋収縮が起きる場合は、脊髄に異常があることを意味します。

脊髄に炎症が起きると、筋肉を混乱させないように、脳から下されるメッセージの伝達速度は遅くなります。そして、わずかなはずの反射収縮は大きなものになります。その患者の過剰反射は脊髄の炎症を示すものでした。炎症の周波数を試す時でした。

医学雑誌に掲載されている線維筋痛症の論文は、実にあっさりしています。全身に痛みが生じ、どの施術も効かない患者が、どんな生活を送っているかということにまで言及されてはいません。治るかどうかわからない患者を目の前にした医師が、安易な希望を抱かないようにするためです。勇敢にも強い決意をもって施術に飛び込めば、医師のほうが消耗するからでしょう。

脊髄の炎症に対処すると、沿岸部から来院したこの女性患者を含めたすべての線維筋痛症患者が回復に向かいました。患者によって症状が少しだけ違うため、「今回も効果はあるだろうか」と毎回疑いを持ちつつ施術しましたが、全員を救うことができました。

チャンネルAに炎症を軽減する40ヘルツの周波数、チャンネルBに脊髄の周波数である10ヘルツを

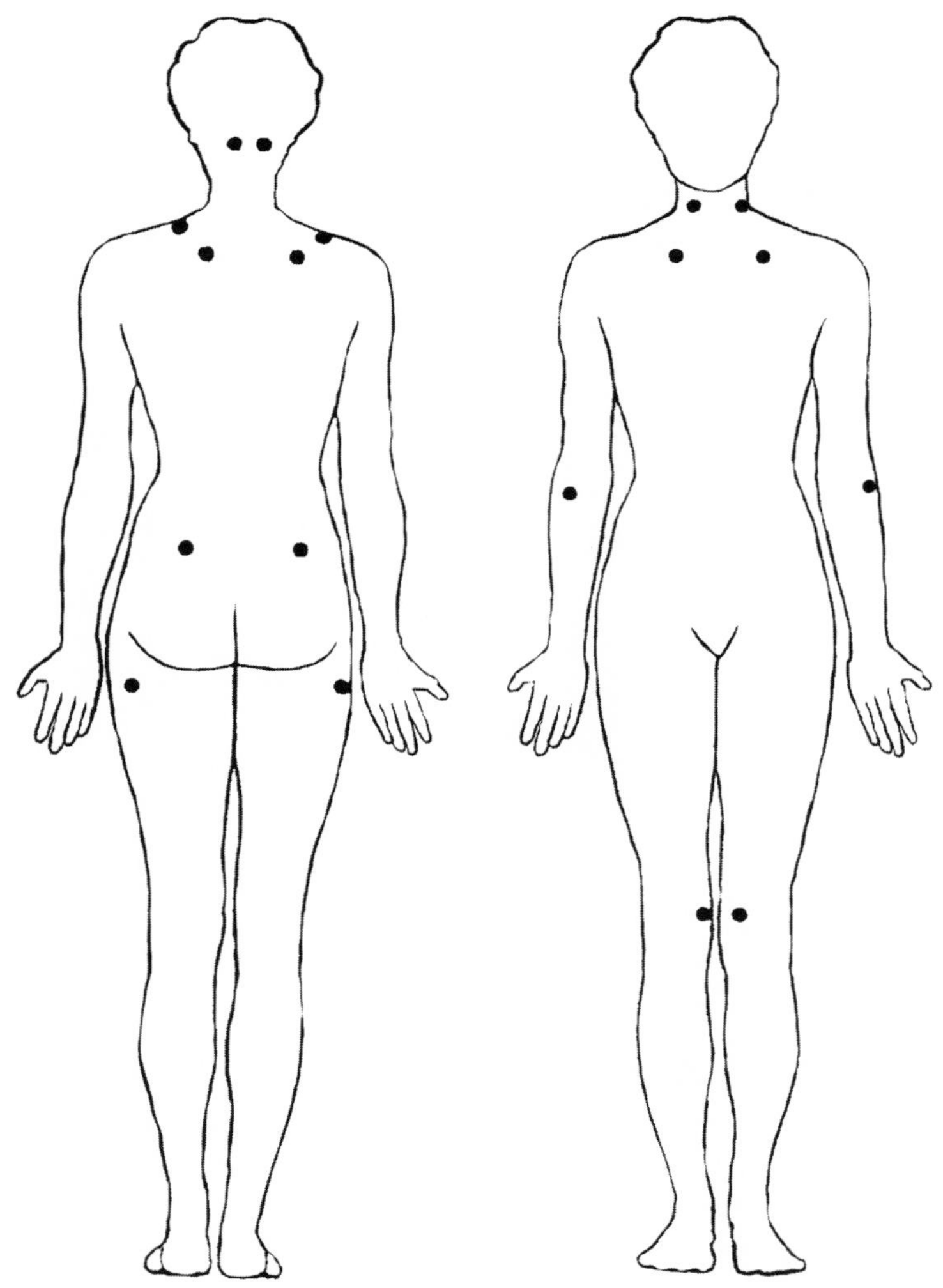

図 3.1　線維筋痛症の圧痛点。健康な人なら触っても痛くないポイントである。検査では、アルゴメーターという圧力測定器でこれらの圧痛点を押し、患者が痛いと言ったときに 1 平方インチ（約 6.5 平方センチメートル）当たり何キログラムの圧力が加えられていたかを記録する。線維筋痛症患者は、18 か所の圧痛点のうち少なくとも 7 か所において、1 平方インチ当たり約 1.8 キログラム未満の圧力で痛がる傾向がある。

設定。これらふたつの周波数を組み合わせて使用すると、脊髄の炎症が軽減されます。「脊髄内で生じる炎症は痛みの信号を増幅させる、したがって炎症を鎮める施術をしてその増幅を抑えれば痛みも軽減する」と、私は患者に説明しました。ただ、療法は間違っていませんでしたが、そのモデルは完全に誤っていたことを、私は後になって知ることになります。

首から足の先まで痛みが広がっていた彼女に、電流が首から足まで流れるように装置を設定しました。身体は本来、上部にいくほどプラス、下部へいくほどマイナスに帯電しています[1]。その正常な状態と一致するように電流をプラスに分極しました。

数分後、患者は陽気なおしゃべりをやめ、静かになりました。眠くなったのか、まばたきが遅くなりました。呼吸もゆっくりになり、深くなりました。15分後、私はどんな感覚かを尋ねました。

彼女はやっとのことで目を開き、眠そうに答えました。「前より気分がいい。首はまだ痛いけど、脚は痛くないわ。重力は感じるけど浮いているような……妙な感じよ」

また目を閉じてしまったので、20分待って声をかけました。「どう？　痛みのスケールを教えて」

「首以外は、痛みが消えてる……」

そう言うとまた眠ってしまいました。さらに20分待ちました。「身体はどう？　痛みのスケールは？」

このうえなく奇妙だという表情を顔に浮かべながら、彼女はゼロだと答えました。全身から、痛みが消えていたのです。頭がぼんやりとして起き上がるとめまいがしたようですが、それも数秒で治まり、彼女は痛みの消えた身体でクリニックを去っていきました。翌日も痛みがなかったので再診は延期されました。翌々日には痛みが戻り、彼女は落胆していましたが、痛みのスケールは8ではなく6に下がっ

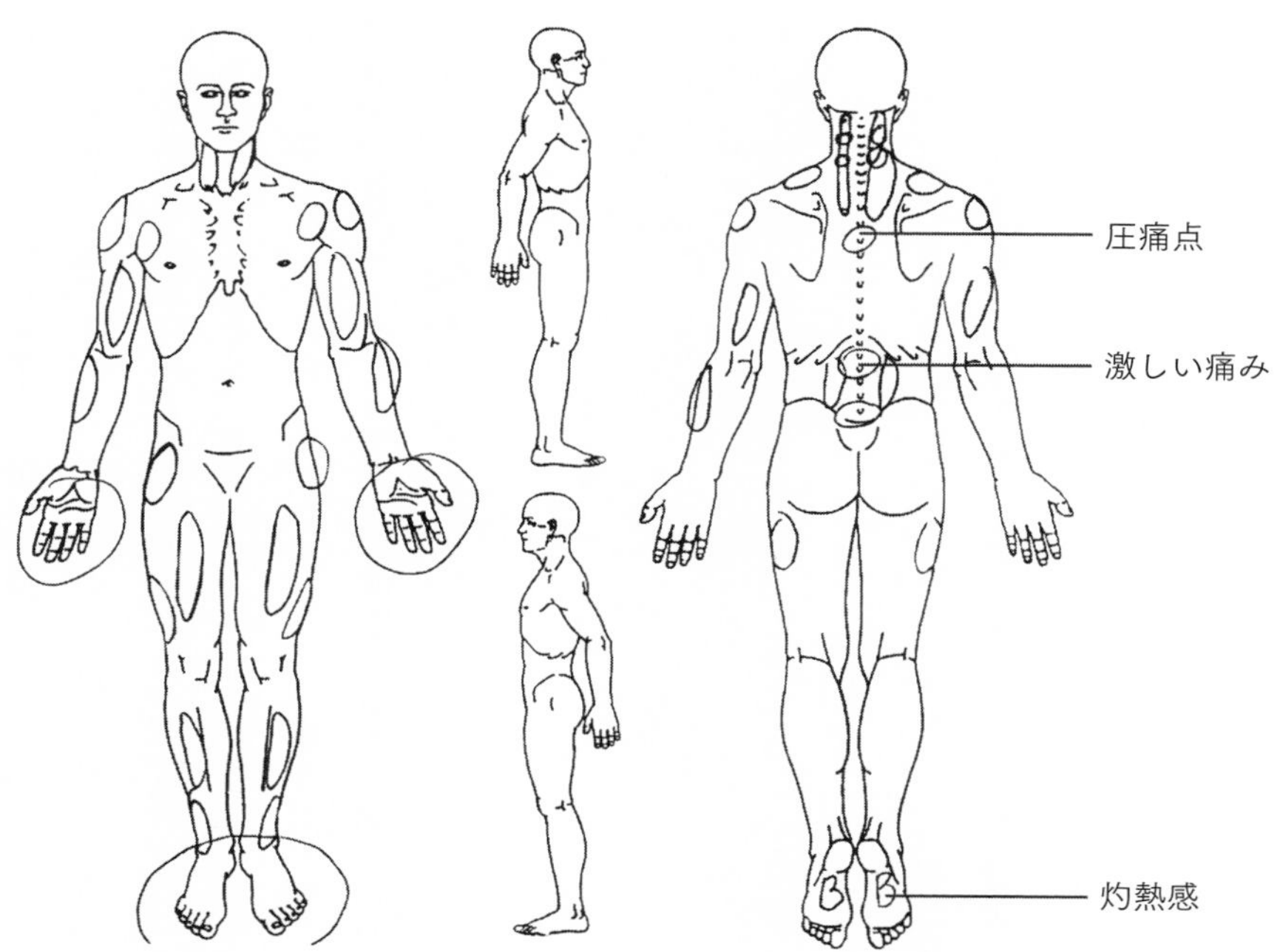

図 3.2　脊椎外傷に起因する線維筋痛症患者の典型的な疼痛図。痛みのスケールは 10 段階中 8 程度が通常で、上半身から下半身まで広範囲にわたって痛みが出現する。脊椎外傷に起因する線維筋痛症患者は、特に手足の痛みを訴えるのが特徴。他に起因する線維筋痛症患者は疼痛図が異なる。

ていました。同じ周波数を流すと、再び60分で痛みのスケールはゼロになりました。

けれども、その患者が動けば動くほど痛みは戻ってきました。「床をモップがけするまでは調子がよかったの」と彼女は言いました。翌週は「食器棚の一番上の棚にお皿をしまおうとしたら、また痛みはじめたわ」と訴えました。痛みのない身体を取り戻すだけでなく、人生を取り戻すことが彼女の目標でした。食器を片付けることも含めて、元どおりの生活を送ることを彼女は望んでいました。痛みを取り除くだけでは不十分でした。

施術ベッドで座位の状態から上半身を前屈させ、《痛い、きつい》と感じたら止めるよう伝えました。90度近くまで前屈できるのが普通です。ところがその患者は、たった10度で上背部がきついと言って止まってしまいました。何が前屈を止めたのでしょう？ 《慢性炎症は線維化と瘢痕化をもたらす》という病理学の授業で学んだ言葉が、記憶から浮かびあがってきました。

それまでは考えたこともありませんでしたが、脊髄が18年間炎症を起こし続けていたとすれば、脊髄が線維化し瘢痕化した可能性は十分に考えられます。それに脳が反応し、瘢痕化した脊髄の疼痛伝達経路を引き伸ばす動きを止めていたとしたら……？

だとすれば、チャンネルAに瘢痕化の周波数13ヘルツを設定する理屈は通ります。40ヘルツの周波数は炎症や痛みを軽減こそすれ、瘢痕組織を減少させたり可動域を広げたりする効果はありません。13ヘルツに神経や筋肉の瘢痕組織を弛緩させる効果があるなら、脊髄でも同様の効果があらわれるはずです。理論上は——。

13ヘルツは瘢痕組織を収縮させている架橋結合と共振し、組織を動かしてその結束を解除するようでした。歌声がクリスタルガラスの鉛原子を振動させるのと同じでしょう。音と大きく共振すると結合が解除され、クリスタルガラスのグラスは粉々に砕け散ります。したがって瘢痕組織を振動させることで結合を解除し破壊できることも、理論上考えられます。

では、これらの理論をなぜ施術へ応用できたのかといえば、それは言葉では容易に説明できません。金曜の夜にヒーリング・グループで瞑想し、患者の回復を静かにイメージングしているときの集中した感覚が、施術室でも同様に起こりました。炎症や瘢痕化の周波数で脊髄を施術することなどだれからも教わっていませんでしたが、そうすべきだと知っているような感覚がありました。《正しい》と、はっきり感じたのです。筋は通っていても、根拠には乏しかったでしょう。でも《正しい》と感じた――。矛盾がなく、スムーズで、簡単なものに感じられたのです。そして周波数リストを見ると、まるでページにはそれしか書かれていないかのように40ヘルツが目に飛び込んできました。彼女の可動域を広げようと意図すると、さらに13ヘルツの周波数が太字で際立って見えました。まさに《人知を超えた》選択でした。誤った周波数を流しても害はないことは、それまでの経験でわかっていました。周波数療法は《正しい周波数しか効果はないが、仮に誤っても無害》です。

20分をかけて施術をおこないました。施術ベッドの端に彼女を座らせ、首と足に微弱電流機器を接続しました。背中がきつくなるところまで前屈させると、彼女は10度で止まりました。いったん体を起こしてもらい、結合が解除されるまで彼女の趣味についておしゃべりをしました。再び前屈させると、今度は20度まで屈むことができました。もう一度身体を起こしてもらいました。今度は数分間、彼女の家の庭について話しました。さらに結合が解除され、45度近くまで前屈することができました。身体を起こして、彼女は言いました。「いったい何が起きたの？」

「正直に言うと、初めて試した施術なの。だから確証はない。でもおそらく、あなたの脊髄を牽引し、身体を曲げ伸ばしするたびに痛みを再発させていた瘢痕組織を、周波数が溶解させているのだと思うわ」

次に前屈すると、75度まで曲がりました。しだいに楽に前屈できるようになり、ついには手の指がするすると伸びて足のつま先まで到達しました。上半身を両ひざの上に付けることができたのです。そのままの姿勢でしばらく休み、彼女はたいそう驚いた表情で起き上がりました。「17年間、前屈できなかったのに！」。それからの彼女は、床をモップがけすることも、食器棚の上のほうへ手を伸ばすこともできるようになりました。1週間経っても、痛みは再発しませんでした。

この周波数療法の効果を、その患者は友人にもかかりつけ医にも線維筋痛症の支援グループにも話しました。クリニックはさらに忙しくなり、私は毎晩7時か8時ごろまで診療をしました。息子のアダムは16歳になっていましたが、彼の生活の様子は通信簿や健康診断結果でしかわかりませんでした。金曜日には友達とピザを食べに行っていたようでした。私にはあまり多くは話しませんでしたが、普通の16歳の男の子だったと思います。娘のウェンディはマウントフッドの2年制大学に通いながら、マウンテン・ライターズ・センターでアルバイトをしていました。見事な詩も難解な文章も、さまざまなものを書いていたようです。20歳になればみなそうであるように、彼女は家にめったにいませんでした。そして私はといえば、食事をするたびに胃に痛みを感じていました。単なるストレスだと思っていましたが、血液検査をした結果、常日ごろ食べている文字どおりすべての食べ物に対してアレルギー反応を起こしていることがわかりました。嫌いだったので摂取しなかった牛乳、卵、セロリ以外のすべてに、アレルギーがあったのです。けれどもそのときはとても信じられず、検査結果の間違いだと無視して結果用紙は引き出しにしまい込んでしまいました。

先の線維筋痛症患者は、以降も8週間、週に2回、来院しました。3週間が過ぎるころには大きな変化が起きていました。睡眠が良質になり、消化機能が改善しました。身体が水溶性のベータカロチンを活性型ビタミンAに変換できていなかったため、脂溶性の摂取に切り替えさせたところ、にきびも消えました。肌はきれいになり、暗い所での視力も改善しました。

痛みのスケールが低い状態が持続する期間も来院ごとに長くなりました。身体は穏やかに回復しているようでした。8週間後には、つねにあった寒気や倦怠感も消えていました。14の圧痛点で痛みを感じなくなり、ハグされるのが大好きになりました。鎮痛剤その他の薬剤も減量し、運動をはじめました。まずはウォーキングからスタートし、その後、理学療法士の指導のもとで背骨を安定化させる運動を3か月間おこないました。週ごとに症状は改善していきました。

そして3か月が経つと、彼女はもはや線維筋痛症患者ではなくなっていました。3キログラム未満の圧力に反応する圧痛点も薬の服用もゼロになりました。よく眠れるようになり、寝覚めも良くなり、消化機能も正常化。線維筋痛症の症状はすっかり消えていたのです。医学の常識ではあり得ないことでしょう。線維筋痛症は不治の病であり、死ぬまで付き合わなければならない病気のはずですから。

線維筋痛症患者の診療には60～90分がかかりました。他の患者を待たせてしまうため、線維筋痛症患者に周波数を流したまま次の患者を呼び、同じ部屋で施術をしました。新規患者を受け入れると週2回、4～6週間の施術が必要です。予約枠がすぐになくなってしまうため、とうとう新規患者の受け入れは1日ひとりに制限することを決めました。新規予約は3か月待ちとなりました。クリニックはいつも混乱していました。予約時間がずれ込むのも常でしたが、難治性疾患を施術しているのですから仕方ありません。難病患者の施術はすべてが学びでした。どの周波数でどの症状を施術できるのか、どんな施術が完治をもたらすのか、私たちは自力で答えを探さなければなりませんでした。

その代償が私生活にあらわれました。1999年、私は更年期障害で眠れない状態が続いていました。自立して外の世界へ出たい年ごろの子供たちは何かにつけてつっかかってきて、1日24時間ではとても足りない毎日を過ごしていたある夜、夕食に蒸したカリフラワーをボウル一杯食べていたところ、皮膚に突然、巨大なミミズ腫れが出現したのです。慌てて引き出しからアレルギー検査の結果用紙を引っ張り出しました。中身を出して確認し、もっと注意しようと決めました。嫌いだったはずの牛乳やヨーグルト、セロリ、卵、子羊肉が、腹痛やミミズ腫れが出ないので好きになりました。

ジョージ・ダグラスと私は、ほとんど仕事のことしか話さなくなっていました。知り合って8年。穏やかだったはずの関係は、いつの間にか混乱の中に消え去っていました。ヒーリング・グループに参加する時間も瞑想をする時間もなく、私はレゾナンスの優しいささやき声を施術室でしか聴けなくなっていたのです。患者に最適な周波数がリスト上に太字で浮かび上がって見えても、私の現実や、私の周囲の人々の生活の現実は、見えていませんでした。

1999年には他にも変化がありました。9月には、アングロ・ヨーロピアン・カイロプラクティック・カレッジの仲間から、2000年3月に開催されるイギリス疼痛外傷学会に講師として招聘（しょうへい）されました。6月の生涯教育会議で会った際、線維筋痛症療法の成果について話をしていたのでした。10月には筋膜性疼痛領域の仲間であるジェイ・シャー医師から電話がありました。2000年4月に国立衛生研究所（NIH）の症例検討会で講演してほしいという依頼でした。予定していた講演者が辞退したそうで、代わりに線維筋痛症の施術成果を疼痛領域の同僚へ紹介してほしいと言うのです。彼はNIHで、リハビリテーション医として筋膜性疼痛とトリガーポイントの研究をしていました。NIHの10号館でカイロプラクターが症例検討会の講師を務めた例は過去に一度もありませんでした。初の名誉でしょう。

同じ月に、機能性医学研究所（IFM）の創設者、ジェフ・ブランドからも連絡がありました。筋膜性疼痛の論文についての噂を聞き付けたらしく、広く出版されているオーディオシリーズ『最新機能性医学』へのインタビュー出演を、ジェフから依頼されました。2000年5月のIFM国際シンポジウムへの登壇依頼も続きました。エネルギー医学をテーマとしたシンポジウムで、午後に「臨床診療におけるエネルギー医学」[2]というセミナータイトルで、《40ヘルツ×10ヘルツ（チャンネルAに40ヘルツ、チャンネルBに10ヘルツ）》を使用したときにのみ痛みが消えた線維筋痛症患者の話をすることになりました。

私はノートパソコンを買い、自然療法を学ぶインターン生、ソーニャ・ピーターソンに教わりながら、パワーポイントのスライドを作成しました。患者のカルテが主な情報源でした。グーグルやメドライン[3]の助けを借りず――そもそも当時はまだグーグルもメドラインも誕生していませんでしたが［1999年にはグーグル自体は誕生していたが、今ほど一般には普及していなかった］――大学医学部の図書館で臨床診療の際に発見したことを裏付ける資料を探しました。使うべき周波数や効果のある周波数について、それまでは先入観を持ちそうな情報は意図的に避けてきました。まずは周波数を使用して結果を観察し、そのうえで文献を調べ、結果と周波数が医学的知見と一致するかどうかを確かめたかったからです。

医学文献によれば、線維筋痛症の28パーセントが脊椎外傷に端を発していました。だとすれば、米国内に存在する600万人の線維筋痛症患者のうち200万人弱の患者を、私たちのプロトコルで助けられるということです。炎症が神経性疼痛を引き起こしたり椎間板や脊椎の損傷に関与したりすると論じる研究論文もあり、それは神経と脊髄の炎症を軽減する周波数によってのみ痛みが軽減するという私たちの発見と一致していました。

一方で驚いたこともありました。私が1年間言い続けてきた、脊椎椎間板損傷による炎症が神経や脊髄内で痛みの伝達を増大させるというモデルは誤りだったのです。炎症は神経に損傷を与え、ついには破壊して痛みの伝達を《止める》ことを、研究結果が示していました。12月半ばのある土曜日、夜11時にこれらの論文を読んで、私は愕然（がくぜん）としました。脊椎損傷がどのようにして全身痛を引き起こすかという私のモデルは完全に間違っていました。脊椎椎間板には、神経から上膜（じょうまく）を剥がし、28日で神経を破壊してしまうバッテリー液の酸のような炎症性物質が含まれています。その物質が生じさせた炎症は、脊髄内で痛みの信号を増大させるのではなく、脊髄疼痛経路に損傷を与え、神経伝達を止めていたのです。

しかし、だからといって脊髄疼痛経路内の伝達を遮断する化学的病変が、どのようにして全身痛を引き起こすのでしょう。深夜の静かなオフィスで本棚に目をやると、進学課程時代に使っていたお気に入りの教科書、『神経生理学』[4]の本が目に飛び込んできました。まるでそれだけにスポットライトが当たっているかのようでした。部屋は静寂に包まれました。指が導かれるように索引を引き、《脊髄疼痛経路》のページが開かれました。

椎間板で生じた炎症は脊髄疼痛経路を外層から侵食し、脊髄を通る信号を減速させ、あるいは遮断して、反射亢進(こうしん)や神経過敏、極度の痛みを引き起こします。脊髄と脳のあいだのどこで疼痛経路が遮断されても、《もっとも恐ろしい》と医学も認めるほどの壮絶な痛みが発生します。医学では中枢性疼痛または視床痛と呼ばれ、一般に、痛みを処理する脳の部位である視床が、脳卒中や頭部外傷によって損傷されることで発症します——。

私は答えを見つけ、ようやくすべてを理解できました。教科書には視床痛は特別厄介だと記されていました。深い痛み、鋭い痛み、鈍い痛み、刺すような痛み、不快な痛み、ズキズキ、ヒリヒリ、チクチク……患者はあらゆる形容詞を使って痛みを表現しますが、視床痛は唯一、これらすべての痛みを一度に味わう病です。だから医師は、脳卒中患者があらゆる痛みを訴えた場合、視床痛が発症したとして温情をもって施術に当たります。ただ、線維筋痛症患者が訴えるときは心理的問題だと記されていました。あらゆる痛みを訴える患者は視床梗塞患者だけとされていたのです。

私の研究は、線維筋痛症患者の痛みを合理的に説明するものでした。線維筋痛症患者は正気を失ったわけではありませんでした。この周波数療法は米国内にいる６００万人の線維筋痛症患者のうちの28パーセント、約２００万人を救うことができます。しかも、そのほとんどが完治するのです。

「家を出ることにした。オフィスからも――」。２０００年1月、イギリス講演を2か月後に控えたある日、ついにジョージ・ダグラスから別れを告げられました。彼を責めることはできませんでした。ジョージはいつだって優しく助けてくれたのに、私は彼が欲していた平和と静けさを与えてあげることができませんでした。オフィスも私も、気が狂いそうなほど忙しかったのです。母親が常時不在の家は、不機嫌な子供たちが占領していました。ふたりとも、実の父親が沿岸部から戻ってきてジョージを追い出してくれることを願っていました。それが10代の若者ができる唯一の反抗だったのでしょう。ジョージの成功に必要な平和は、他の場所へ移らなければ得られませんでした。

ジョージの目を見て言いました。「わかったわ。でも機能性医学研究所（ＩＦＭ）のシンポジウムが終わる6月まで待って。それまでは心を割けない」。彼は親切にも引っ越しを待つことに同意してくれました。私は患者の施術を続けながらスライドを作成し、イギリスへ出発しました。いよいよ、登壇の日々がはじまりました。

２０００年3月、アングロ・ヨーロピアン・カイロプラクティック・カレッジへ向かうための飛行機に搭乗しました。日をまたぐ深夜便で大西洋を横断するときは、「化粧室に行きにくくなるので」窓側の席に座るべきではないと知りました。また、牛乳、ヨーグルト、卵、サヤインゲン、ラム肉だけしか食べられなくても旅行ができるのだとわかりました。到着すると、大学のキャンパスには美しい石造りの古風な建物が連なっていました。学会の講演者名簿を見ると素晴らしい顔ぶれでした。実績が乏しい新入りも女性も私だけで、尊敬するふたりの学者の名前がありました。同じ学会で講義をするなんて、恐れ多いどころの話ではありません。高名なカイロプラクターであり医師であるスコット・ハルデマンは、脊椎外傷と疼痛のメカニズムについて講演。整骨医兼自然療法医で、作家としても数多くの作品を発表して世界的に有名なイギリス人のレオン・チャイトーは、外傷が筋膜に及ぼす影響について講演しました。人を寄せ付けない雰囲気と立派な眉毛に怖気付いてこのときは声をかけることができませんでしたが、レオンは数年後に私のメンターとなり親愛なる友人となりました。彼が背中を押してくれたから、私は論文や本を執筆することができたのです。ついにはＦＳＭ（特定周波数微弱電流）療法の教科書まで出版することができました。

スコット・ハルデマンもレオン・チャイトーもスライドを用いながら講演していました。そのスライド資料を聴講席から眺め、私は色の選択を間違ったことに気付きます。石の壁に囲まれた歴史ある暗い講堂では、はっきり見えないと気付いたのです。私は大急ぎで空き教室に入り、背景を青色、文字を黄色へと変えて、数分後に壇に登りました。私の話は会場の目を覚ましたようでした。椎間板や脊髄疼痛経路の損傷が全身痛を引き起こすという私の線維筋痛症モデルは、その場にいる全員にとって全く新しいものだったのです。臨床結果は波紋を投げかけました。25人の患者全員の痛みを、90分で消しただと？　その60パーセントを4か月で完治させるなんていったい……？　部屋はガヤガヤとざわつき、医師たちは興奮に沸いていました。私たちの施術結果が大きな影響を与える予感を抱いてポートランドを出発しましたが、イギリスを離陸したとき、それは確信に変わっていました。

とはいえ、痛みのスケールという主観的なものさしでの改善は、医学界から受け入れられないだろうこともわかっていました。好ましい反応はプラセボ効果である可能性もあるからです。患者が望めば痛みが軽減することは十分あり得るため、主観に基づく痛みの軽減が客観的な測定結果と一致しないかぎり、だれもレゾナンス効果だとは信じないでしょう。何か測定できる手段がないかと私は周囲に尋ねていましたが、アイデアを持つ人を見つけられずにいました。

２０００年４月にはワシントンＤＣを訪れ、国立衛生研究所（ＮＩＨ）の症例検討会で講演しました。スライドをＮＩＨ用に微調整しなければなりませんでしたが、ジェイ・シャーが優しく、そつなく、辛抱強く手伝ってくれました。30人の白衣の医師たちが腕を組み、真面目な顔で話を聞いてくれました。私は講義の最後に彼らを見渡して、協力を懇願しました。

「アメリカ最高レベルの科学者のみなさん。この療法は、不治といわれた25人の慢性全身性疼痛患者と線維筋痛症患者の施術において効果を発揮しました。脊椎外傷に起因する場合にのみ作用し、効果を予測でき、再現性があり、そして非常に特定性があります。みなさんが最高の敬意を表されている医学の考え方からすれば、あり得ないことでしょう。しかし一度も失敗することなく、25回連続で機能したのです。さらに多くの患者を助けるために、私たちは客観的な方法でこの効果を測定したい。みなさんの中に、手伝ってくださる方はいらっしゃいませんか？」

講義終了後、顔にあごひげを生やした背の高い親切そうな男性が、人がまばらになるのを辛抱強く待ってイギリス訛りの英語で話しかけてくれました。「吸い取り紙に滴下した1滴の血液があれば、朝食に何を食べたかが私にはわかる。患者に起きている変化も測定できるでしょう」

マイクロ・イミューノ・ケミストリー法の技術開発をしていたテリー・フィリップスは、血中にほんの微かに含まれる物質をも測定することができました。国立衛生研究所（ＮＩＨ）に入ったばかりのテリーは、彼の申し出がＮＩＨの多数の規則に反することを知りませんでした。

テリーが検査用の分厚い吸い取り紙とその使い方に関する指示書を送ってくれたので、私は過去に施術した女性患者に電話をし、「新しい療法がある。指から数滴を採血する必要はあるが、試してみないか」と声をかけました。その患者の筋肉と神経を施術したのは１９９８年でした。そのときは回復させることができなかったのですが、彼女を助けようと私たちが懸命に努力したことは伝わっていたようで、彼女はすぐに承知してくれました。頚部の椎間板損傷の手術をしたものの徒労に終わり、いまや全身の痛みと線維筋痛症に苦しんでいた彼女は、電話をした翌日にクリニックへ来てくれました。私たちは装置を設定し、施術開始を前に1本目の血液サンプルを採取しました。吸い取り紙に鉛筆でその患者のイニシャルを書きました。２０００年5月11日午前10時50分でした。

チャンネルAから40ヘルツ、チャンネルBから10ヘルツを、その女性患者の首から足へと流しました。数分でまばたきが遅くなり、彼女は目を閉じました。2本目の血液サンプルは、その患者が「足の痛みがなくなった」と言った午前11時20分に採取しました。3本目のサンプルは午前11時30分、体幹の痛みがなくなったときに採取。彼女がとろんとした目で私を見上げ、「これは合法？」と言ったときです。このプロトコルはいつも、施術中に浮遊感や眠気をもたらします。催眠薬を飲んで気だるくなったかのようでした。促せば目を開けて話してくれますが、まぶたを閉じてふわふわと漂うのが気持ちいいようでした。テリーがおこなう血液検査から、このプロトコルのどんな効果がわかるのでしょう？

4本目の血液サンプルは正午に採りました。首と腕から痛みが消え、痛みのスケールがゼロになったときです。私は、ハリー・ヴァン・ゲルダーが《コンカッション（震とう症）プロトコル》と呼んでいたものを実行したときの変化についても知りたいと思いました。患者の症状に毎回大きな変化を起こすのですが、その理由がわからなかったからです。脳幹と下垂体を施術する周波数と記載されているのに、震とう症と診断されていない患者にも顕著な変化があらわれていました。何が起きているかを知っておきたいと思い、私たちはコンカッション・プロトコルも実行し、終了時に最後のサンプルを採取しました。2000年5月14日と5月17日にも同様の施術をおこないました。そして、採取した血液サンプルを国立衛生研究所（NIH）のテリーに郵送し、分析を依頼しました。

テリー・フィリップスは昼夜を問わず作業をおこなってくれたのでしょう。2000年5月25日、機能性医学研究所（IFM）のシンポジウムでの登壇のためにアリゾナ州フェニックス行きのフライトへ乗ろうとオフィスを出発する直前――テリーからのファックスが私の足を止めました。紙にはサイトカインと呼ばれる化学物質の情報が並んでいましたが、私にはそれが何を意味するのかがわかりませんでした。グーグル検索が普及する前の時代ですからインターネットで調べることもできません。そこでホテルへ持っていき、次善の策をとりました。IFMの創設者であり生化学者であるジェフ・ブランドに測定結果を見せ、彼の反応を観察したのです。リストを見せるとジェフの手が震えはじめました。

「君は明日、聴講者をしびれさせるよ」

いったん私を見上げてそう言うと、彼は再びファックスに目を戻し、今度はエンドルフィンの数値

SP	CGRP	VIP	NY	βエンドルフィン	コルチゾール	セロトニン
132.6	100.8	8.5	18.1	5.2	15.5	285.6
127.5	97.6	10.2	13.7	7.1	12.6	309.2
82.4	61.3	32.9	7.2	21.4	33.7	202.1
38.2	22.4	48.4	5.1	69.1	78.3	169.5
10.5	8.6	69.9	6.6	88.3	169.9	289.6

に目を止めました。エンドルフィンは、人が5キロメートルほど走ると《ランナーズ・ハイ》を生み出し恍惚感をもたらす神経伝達物質です。はじめは5だった女性患者のエンドルフィン・レベルは、痛みのスケールがゼロになり、「これは合法？」と患者から質問された60分後には69になっていました。10倍以上増加していたのです。コンカッション・プロトコル後のエンドルフィンは88・3でした。浮遊感が証明されていました。

ジェフは言いました。「すごい。長距離を走らなければ分泌されないエンドルフィン・レベルだ」

「ジェフ、サイトカイン・レベルが何を意味するのか、どうすれば明日までにわかる？　良さそうな数値に見えるけど、この種の減少は比較的容易に出る普通の結果？　それとも、普通じゃないの？」

ジェフは腕時計を見て答えました。「ワシントンDCのキャンディス・パート事務所に電話をしてくれ。そこにマイケル・ラフがいる。サイトカインに関する専門家で、キャンディスと『Molecules of Emotion（感情の分子）』[5]を共同執筆した人物だ。まだオフィスにいるだろう」

サンプル	日付	IL-1 0-25	IL-6 0-25	IL-8 0-25	TNF-α 0-25pg/ml	IFN γ 0-25
MK1	5/11/00	392.8	204.3	59.9	299.1	97.2
MK2	5/11/00	288.5	200.8	47.6	265.7	99.8
MK3	5/11/00	103.2	121.7	21.3	96.5	73.7
MK4	5/11/00	52.6	33.9	11.4	43.4	32.6
MK5	5/11/00	21.4	15.6	4.8	20.6	11.4

表3.1　初回の施術時に患者から採取した血液サンプル5本の、テリー・フィリップスによる分析結果の原データ。説明するには複雑すぎて、論文では一部しか公開していない。IL－1はインターロイキン1、IL－6はインターロイキン6、IL－8はインターロイキン8、TNF－αは腫瘍壊死因子アルファ、IFN γはインターフェロン・ガンマ。どれも炎症の増加と関連がある小ペプチドだが、すべての炎症マーカーが正常範囲を10倍以上も上回っていた。SPは脊髄で産生されるサブスタンスPで、痛みの増加と関連する。同じく脊髄でつくられるCGRP（カルシトニン遺伝子関連ペプチド）は、痛みの伝達を助ける物質である。したがってSPやCGRPの低下は、痛みの減少を客観的に説明するものである。VIPは脳や消化器系で産生される血管作動性小腸ペプチドで、心拍を正常に保ち、血圧の低下や胃の弛緩を助ける。VIP値が上昇することは、健康にとって非常に良いことである。

電話に出たマイケル・ラフは友好的でした。私が「ブランドからの紹介で電話をしました。サイトカインの新しいデータがあり、その重要性について意見を聞きたいのです」と説明すると、マイケルは先を急かしました。

「オーケー。数字は？」

私はファックスのデータを読み上げました。「炎症を起こすインターロイキン［リンパ球が産生する、免疫応答の調節に関与する物質］1（IL－1）が392・8から21・4に減少しました」

静かな声が返ってきました。「どのくらいの時間で？」

「90分」と答えた後、電話が切れてしまったかと思いました。それから30秒間、マイケルが完全に沈黙してしまったからです。

「それはあり得ない」。彼はかすれた声で言いました。「サイトカインは変化しにくい物質だ。仮に変化したとしても、ゆっくり変化する」

無知な私は夢中になって生意気にも言い返しました。「いいえ、簡単に変化するの。すべての物質が同じように変化しています」

「どういう意味だ」とマイケルは静かに言いました。

「IL－1は392・8から21・4、IL－6は204・3から15・6、IL－8は59・9から4・8。腫瘍壊死（えし）因子アルファは299・1から20・6、インターフェロン・ガンマは97・2から11・4にそれぞれ減少しているわ。炎症も施術のあいだ軽減を続け、70分後には痛みのスケールがゼロに。その後、脳の部位を施術する《コンカッション・プロトコル》という別のプロトコルに切り替えると、痛みの減少と共に285から169へ低下していたセロトニン・レベルが、169から295へ上昇しました。コンカッション・プロトコルに切り替えた際に増減の方向が変化したのはセロトニンだけでした。なぜかはわかりませんが、データが示しています」

「それはあり得ない。この分析をしたのはだれだ？」

「国立衛生研究所（NIH）のテリー・フィリップスです」

「そんなはずはない。彼は世界一優秀な科学者で、歩くデータとさえ呼ばれている。言っておくが、サイトカインがこのように変化する症例は聞いたことがない。どうしたらこんな数字が？」とマイケルは言いました。

私は周波数リストや40ヘルツ、脊髄について説明しました。痛みが軽減し、患者は回復するのだと。彼は答えました。「君がやっていることはわからないが、論文を書き上げたら必ず送ってくれたまえ」

私はその晩遅くまで起きていました。ジョージ・ダグラスが眠っているあいだにデータをグラフ化し、32枚のスライドをつくりました。そうして迎えた翌日――。ジェフ・ブランドがだれかに何かを言ったに違いありません。機能性医学研究所（ＩＦＭ）のシンポジウムでの私のセミナーはしだいに大きな部屋へと、会場を4度も移されたのです。午後3時半、２００人が収容できる部屋には２５０人もの人々が集まっていました。会場の左右の床に座っている人も、後ろで立ち見をしている人もいました。

60分間のセミナーで何を話したか、私はその大半を覚えていません。２０００年5月までに診療した12月の患者を含む合計47人の患者について、臨床情報から話をはじめたことは確かです。

「耐えがたい痛みを抱えた難治性線維筋痛症患者47名の痛みのスケールは、来院のたびに改善を示しました。施術開始時の平均スケールは7・4でしたが、1時間の施術後のスケールは平均して1・4となりました。12月の患者についても、周波数で痛みを軽減し続ければ8週間で回復できることを圧痛点のスコアが示しています。消化と睡眠が改善され、薬の服用はなくなり、患者は回復しました」

こんなことがなぜ可能に？　周波数はどうやって細胞機能を変化させ、痛みを減少させるんだ？　聴講した医師たちは、物理学や化学で学んだことを思い出さなくてはなりませんでした。それは「人間は、固体存在のように見えるが電磁気的存在である」という事実です。私たちの身体は、原子と分子で構成されています。分子は、粒子の性質も波の性質も持っている原子によってできています。ちなみに粒子間には粒子より大きな隙間があります。量子レベルで見れば、私たちは肉体という固体物質以上に大きな存在です。

すべての物質は電気化学的に結合しており、すべての結合は特定周波数に共鳴します。これは物理学の理論です。そして、すべての細胞膜受容体は特定の信号にのみ共鳴する結合を有しています。これは生物物理学の理論です。すなわち、あなたのリモコンキーが放つ信号があなたの車のドアロックだけを解除するように、身体も特定の周波数に共鳴し、周波数が放つ信号により細胞受容体の機能が改善するということです。薬剤以上の改善をもたらすことも可能です。これが、レゾナンス療法が臨床診療においていかに機能するかを示す実際の合理的モデルです。魔法ではありません。プラセボ効果でもありません。物理学です。レゾナンスは物理学です。

【2か月で回復した線維筋痛症患者A・K氏の例】

○自動車事故後18年間、線維筋痛症を患っていた。

○慢性的な非回復性睡眠と全身痛、18のうち11の圧痛点において1平方インチ（約6・5平方センチメートル）当たり約1・8キログラム未満の圧迫で痛みを訴え、線維筋痛症と診断された。

施術による圧痛点スコアの推移

○圧力テスターのアルゴメーター（圧痛計）を用いて測定し、1平方インチ当たり約1・8キログラムの圧力で痛みが報告された圧痛点の数を記録した
○12月8日：約1・8キログラム未満の圧力で痛みがあった圧痛点は18のうち14
○1月12日：同条件において11
○2月8日：同条件において7
○頸部可動域：40パーセント改善
○鎮痛剤：95パーセント減量
○筋弛緩薬：95パーセント減量
○睡眠の質：改善され、睡眠薬を中止
○にきび、暗所視力：脂溶性ビタミンAで改善
○消化：改善され、過敏性腸症候群が解消

私は時計を見ながら早口でまくしたてました。前夜に追加したサイトカイン・データのスライドを、最後の12分間で説明しなければなりませんでした。スライド1枚につき22秒。全32枚のスライドを力説するあいだ、部屋はしんと静まり返っていました。だれがサイトカインを知っているか、容易にわかりました。知っている人たちは、あんぐりと口を開けていました。説明を終えると、会場はドッと沸きました。私たちは特別な発見をしたのだと確信しました。

その晩ジョージ・ダグラスと私は、オーストラリアの健康食品会社、ヘルス・ワールド社に勤めるマイク・カーレイという男性から食事に招待され、2001年にオーストラリアでＦＳＭ（特定周波数微弱電流）療法の基礎コースを主催したいとの申し出を受けました。「私たちの顧客から受講者を募る。出資するので協力してほしい」とマイクは言いました。彼はカリスマ性を持った明るい男性で、顧客がＦＳＭを使って多くの患者を救うことを望んでいました。私はイエスと答え、それから7年間、マイクと共に冒険しました。冒険が終わった今もなお友情は続いています。

午後11時、疲れてはいたものの、幸せに満ち足りた気持ちで眠りにつきました。ところが午前3時に娘のウェンディから電話が――。弟のアダムが事故を起こし、ウェンディのボルボをダメにしたというのです。友達を連れて帰宅する途中、路上に駐車していた軽トラックに時速約64キロメートルで後ろから突っ込んでしまったのでした。全員怪我はありませんでしたが、ウェンディが母親の帰宅を心から必要としていたので、飛行機を予約し、午前6時のポートランド行きの便に搭乗しました。現場に到着して壊れた車をレッカー車に引き渡し、車に乗っていたアダムの3人の友達の無事を確認し、ウェンディには私の車の鍵を渡しました。それからアダムを連れて、午後2時前に再びフェニックスへ戻りました。出席を予定していた会議に何とか間に合い、将来有望なプラクティショナーや研究者とつながりを持つことができました。

翌日、昼食を終えて、テーブルの向かいに座るジョージ・ダグラスに尋ねました。「私たち、本当に終わりなの？」

プールで泳いでいるアダムへ目をやりました。まだ思春期の不安定さが残っていることはわかっていました。すべてがとても静かになりました。自分の人生を生きるためにジョージが平和と静寂を必要としていることもわかっていました。私たちは、別れるという選択がベストだと合意しました。

これもまた、レゾナンスの瞬間でした。たとえ心地よい道ではないとわかっていても、正しいと感じてイエスと答えるならば、レゾナンスは起きるのです。

1 Becker and Selden, *Body Electric.*

2 "Energy Medicine in Clinical Practice." Speaker. Institute for Functional Medicine's 2000, The Seventh International Symposium, in Scottsdale, Arizona.

3 米国立医学図書館 NLM（National Library of Medicine）が提供する医薬関連文献のオンラインデータベース。Medical Literature Analysis and Retrieval System On-Lineの略称。

4 Kandel et al., *Principles of Neural Science.*

5 Candace B. Pert, *Molecules of Emotion: Why You Feel the Way You Feel*（New York: Scribner, 1997）.

第4章 不可能が可能に

2000年7月、第4週の週末に、ジョージ・ダグラスはクリニックを去り、私たちの家を去りました。奇妙なほど、それまでと同じように日々が過ぎていきました。彼はポートランドから南へ90分ほどにある小さな田舎町へ移り、共通の友人とふたりで農家の2階に暮らしはじめました。8年間付き合い、ジョージがいることが当たり前になっていたので、いるはずの場所に彼がいないのは穴が開いたように寂しく感じられましたが、なだらかに波打つ丘と果樹園に囲まれたベランダでくつろいでいるほうがジョージは幸せなのだと理解していました。毎晩連絡を取り合って話をしました。距離が離れても私たちの友情に変わりはありませんでした。ジョージはクリニックでのFSM（特定周波数微弱電流）療法の成功事例を聞きたがりましたし、私は彼の庭について聞くのが大好きでした。変化したこともありましたが、根本はつながったままでした。

機能性医学研究所（IFM）のシンポジウムで「臨床診療におけるエネルギー医学」について講演した後、「こんなにも効果があるのに、なぜFSMはあまり知られていないの？」という質問を受けました。どう答えればよいか全くわかりませんでした。体感できない微弱電流と耳では聞こえない周波数が、これほど顕著な効果を即座にもたらすのです。全く新しい施術パラダイムの技術ですから、説明することはもちろん、広く受け入れられることも難しいでしょう。結果が《信じられないほど素晴らしい》とき、懐疑的な見方が優位になるのは自然なことです。けれども実際は、信じられないほど素晴らしいものが真実であることも、時にあります。

医薬情報担当者（ＭＲ）をしていた16年間に、懐疑的な人々を納得させるために時間を使うのは無駄だと学んでいました。製品に納得した医師は購入しましたが、懐疑的な医師は購入しなかったからです。そのため、懐疑的な見方を持っている人々を説得するために時間や精神的エネルギーを費やすことは無駄なことだとあきらめる習慣が身につきました。懐疑的な人々は機を見てするりと身をかわすのです。私も数年間は彼らと同じようにＦＳＭに懐疑的でしたから彼らを非難するつもりはありません。

けれども私たちはクリニックで、自分でも信じがたい施術結果をいくつも出しました。神経性疼痛、筋痛症、糖尿病性創傷、肝疾患、潰瘍性大腸炎、喘息など、あらゆる症状が周波数を使用すればあっという間に改善、あるいは解消したため、《施術可能》という概念が完全に変わりました。周波数が正しいとき、つまり機能不全に合致した周波数を使用したとき、組織はすぐに変化しました。患者は体温の上昇を感じ、患者の皮膚に触れたグラファイト導電性グローブは熱くなり、筋肉がやわらかくなり、患者にも私にもリラクゼーション感が訪れました。目の前で起きた改善が本当に周波数効果によるものであると説明できるように、私たちは思い付くかぎり他の要因を挙げ、消去していきました。

４つの施術室に時間差で次々と訪れる患者を、数名の助手と共に施術しました。素晴らしいロシア人マッサージ療法士からマッサージを受けた患者もいれば、カイロプラクティック調整が必要な患者もいました。周波数療法では、私自らが周波数を選択することもあれば、助手に任せることもありました。

内科、カイロプラクティック、鍼、理学療法など、過去に何らかの治療に失敗して私たちのクリニックにたどり着く患者がほとんどでした。《治療不可能》な疾患だと診断されて整理がつかず悶々としている患者もいれば、病と共存している患者もいました。そんな《治療不可能》な患者が、FSM（特定周波数微弱電流）療法にかかれば約80パーセントの確率で治癒に成功しました。

私は科学者として柔軟なタイプですが、少し疑い深くもあるため、はじめは自分が目にしたことを信じたくありませんでした。圧倒的な結果が得られるまで疑念を抱き続けていました。1997～2001年の4年間に、郊外にある私の小さなクリニックで施術した患者の数は1万5千人です。1日につき、新規患者をひとりと再診患者を12人。週に5日営業していたので、1週間で70～90人を年間50週間、休まず施術した計算になります。その4年間の結果が一貫していたので、私はようやく、周波数がリストに記載されているとおりに働くことを確信しました。つねに、そして確実に、不可能だと思っていた病でさえ、周波数は日常的に治癒させていたのです。

ただし、見立てと選択した周波数が一致したときにのみそれは起こり、痛みの原因である《状態》の周波数を正しく設定したときにのみ効果があらわれました。2001年までには約200人のFSMプラクティショナーが誕生していましたが、全員が同じ体験をしていました。問題を引き起こしている真の原因がわからないままに誤った周波数を使うと、問題は解消されず患者は回復しませんでした。周波数は必ずリストどおりに働くとわかった後は、痛みの原因に合致するまで、周波数をさまざまに試しながら探るようになりました。いつものレゾナンス反応が出現すれば成功です。正しいときにのみ反応することで、周波数は患者の問題の真の原因を私たちに教えてくれました。

精神を柔軟に保ち、思慮深く検討を重ねることの重要性を、数年かけて学びました。レゾナンス反応による変化は劇的で、かつ非常に即時性があったので、《正しい周波数》かどうかは容易にわかりました。問題を間違えて解釈し、誤った周波数を用いると、害はない代わりに効果もあらわれませんでした。柔軟な姿勢を心がけ、最初の考えに固執しないようにしなければなりませんでした。自己の内側を見つめたまま視点を変え、別の診断も考慮に入れながら症状の原因と正確に一致する周波数プロトコルを見つけていくと、ほとんど即時に患者は好転しました。

こうした叡智がプライベートでも働いてくれたらいいのにと、当時の私は願っていました。私はふたりのティーンエイジャーを抱えたシングルマザーで、稼ぎ手は私しかおらず、週に60時間、肉体労働とも言える仕事をしていました。自分で選んだ道ですが、正直に言ってどうしたらいいかわかりませんでした。リストがあるだけ周波数療法のほうが簡単に思えました。ストレスや孤独への対処の仕方を変えるより周波数を変更するほうが簡単だと……。でも、私たちは自分にとって良いかどうかを、毎回同じ理由をもとに判断し、選択し、行動する傾向があります。結局は「これって私のためになるの？」と自問自答し、試してみて効果がなければ別の何かを試みるわけですから、周波数の選択と同じです。あなたが《正しい》と感じるときはうまくいきます。うまくいくときは、あなたの魂と共鳴しているときです。今は私も、そのような共鳴に頼っています。

そしてついに、正しい周波数を使用したときに訪れるリラクゼーション感が、周波数を使う前、リストを見たときにも訪れることがあると気付きました。一生懸命に考えすぎたり、強く願いすぎたりすると気付くことができません。それは一瞬の感覚です。リラックスして、間違うこともあるわと気楽に構えて待つと、内なる静けさの中で宇宙の叡智が聞こえてきました。直感のささやき声を聴くには、精神と感情を静かにしておかなければなりません。それができれば内側のどこかで直感と情報が統合し、その統合が叡智をもたらし、解決策を明るく照らしてくれました。

脚の痛みを例に挙げてみましょう。腰から伸びる神経が炎症を起こし、臀部(でんぶ)から下肢に痛みが生じていれば、坐骨神経痛と診断されます。チャンネルAから炎症の周波数40ヘルツを、チャンネルBから神経の周波数396ヘルツを流し、問題を引き起こしている《組織(神経)》から問題の《状態(炎症)》を除去すればいいので、神経性疼痛の周波数療法は簡単です。カルテには《チャンネルA/チャンネルB》という形で記載しますが、この場合は《40/396》を使用して神経の炎症を軽減させれば下肢の神経性疼痛は消えてしまいます。医学的には難治性とされる坐骨神経痛ですが、微弱電流とレゾナンスを用いれば簡単に治ります。

腰筋にトリガーポイントと呼ばれる硬結が生じて起こる下肢の痛みも臀部から足部で生じますが、坐骨神経痛とは若干種類が異なるため、神経性疼痛を止める周波数には反応しません。なぜ効果が見られないのか、その原因が神経ではなく筋肉にあるからだとわかるまでにしばらく時間がかかりました。筋肉が原因の痛みを取り除くには、筋肉の周波数を含めたプロトコルでなければ効果は出ませんでした。

腰背部の椎間関節(後部脊椎関節)も太腿からひざの裏側に痛みを生じさせ、これを椎間関節痛と知らない人たちは坐骨神経痛と勘違いすることがあります。神経性疼痛の周波数療法は100パーセントの確率で神経性疼痛を取り除きますが、椎間関節が原因の場合には効果を発揮しません。椎間関節に起因する下肢の痛みは、椎間関節組織の周波数でしか解消されないのです。

毎日さまざまな下肢の痛みを施術し、成功や失敗を繰り返しながら、私たちはレゾナンス反応からこのようなことを教わりました。すべての施術が真実を示しました。今もなお私たちは謙虚に、それでいてワクワクしながら学びを続けています。

ただ、周波数がレゾナンスの力によって組織の機能や構造を即座に変えるという概念のパラダイム［ある時代や分野で規範的・支配的なものごとの見方・捉え方］が、なかなか浸透しないことが障害となっています。パラダイムの潜在性あるいは不在は、集合意識下で人間の認識や思考に影響を及ぼしているからです。

例えば、薬剤が数時間あるいは数日で細胞機能を変化させることを、私たちは共通認識として持っています。症状に合致した薬剤なら一定時間後に身体機能を変化させることを、私たちは集合意識において事実として無条件に合意しているのです。この合意は何千年も前、ハーブが薬として用いられていた時代に形成され、調合薬剤にもそのまま受け継がれています。薬の効用や働きを説明する薬理科学の書籍に、「ほとんどの薬の作用メカニズムは《未知》である」と、細かい字ですが記載されているにもかかわらず、私たち全員が合意しています。

栄養素が細胞機能や健康に影響を与えることも一般常識です。ビタミンCが壊血病を、ビタミンDがくる病を予防することも周知で、健康における栄養の役割は当たり前のこととして認知されています。確かに細胞膜受容体に到達した栄養素は細胞内に取り込まれ、薬剤とほぼ同じ方法で細胞機能を変化させます。しかし、そんな作用メカニズムについて深く考えることなく、私たちは薬剤も栄養補助食品も健康に好影響を与えるものとして無条件に受け入れています。《身体にどう働くか》という化学モデルがそれぞれにあるのですが、それについて考えることをせず、化学的パラダイムとして承認しているのです。ちなみに化学物質の本質は電磁気です。化学物質は原子と分子という荷電粒子で構成されています。

周波数や電磁気的信号が細胞機能や細胞構造、健康状態に変化を与えるという考え方が、まだ育っていないのです。リモコンキーが電磁気的信号を発して車のドアロックを開けることを理解できても、それは現代技術が進歩したおかげであるとして、特定周波数の電磁気的信号が細胞受容体や細胞機能、健康状態を変化させる現象と同じであるとは理解できないのでしょう。身体がレゾナンスにどう反応するか、現代の生物物理学研究ではかなり明確になってきています。けれどもこの電磁生物学的な物理学パラダイムがモデルとして社会の集合意識へ浸透するには、もう少し時間が必要でしょう。

ですから、これから紹介する施術例も、あまりの効果に《とても信じられない》と思われるかもしれません。「魔法？　そうでないならプラセボの過剰反応だ」と疑うかもしれません。しかしプラセボではなく、魔法でもないのです。物理学です。すべて現実に起きた事例であり、不可能ではない施術です。

RSD（反射性交感神経性ジストロフィー）／CRPS（複合性局所疼痛症候群）と線維筋痛症

医学領域では難治性の恐ろしい病とされている、反射性交感神経性ジストロフィー（RSD）。緊張すると交感神経系（闘争・逃走システム）が働いて手先が冷たくなりますが、この神経系の関与により手足の筋肉が変性し萎縮してしまう病気がRSDです。ただ、私の知るかぎり反射神経とは何の関係もありません。現在は複合性局所疼痛症候群（CRPS）とも呼ばれ、ますます難解な名称となりました。あなたに名称委員会を取り仕切ってもらいたいくらいです。週末に全委員を会議室に集合させ、この複雑な神経系疾患の新しい名称を考えるよう求めてください。

さて、1999年に自動車事故を起こしたシャウナ・ハガティの例を挙げましょう。車の前方が大破し、ひざが防火壁に衝突して、彼女は下腿（かたい）の骨を損傷しました。ギプスをきつくはめすぎたせいなのか、理由はだれにもわかりませんが、シャウナの下肢の痛みは数週間で耐えがたいものへと悪化しました。患部がピンク色から紫色になり、凍てつくほど冷たくなってしまったのです。何かが、彼女の左下肢の怪我をRSDへと変えてしまいました。それに加えて、事故による頚部外傷が原因となり全身痛や睡眠障害、消化器系の問題、線維筋痛症の疼痛感受性の亢進（こうしん）を引き起こしていました。

アイダホ州ボイジーのペイン・マネジメント担当医は、シャウナの脊椎に痛み止めを注射し、脊髄刺激装置を植え込むなど、従来の施術はすべて実施しました。それでも悪化する一方のため、他の患者からポートランドで新しい施術をおこなっている私たちのことを聞き、シャウナに紹介したのです。彼女はそれに飛び付きました。2001年3月、反射性交感神経性ジストロフィー（RSD）と線維筋痛症を患ったシャウナがポートランドに到着。初診時は、痛みのスケールが10段階中９の全身痛と、左下腿に激しい神経性疼痛があり、左の下腿前部が右よりも10度冷たい状態でした。

診断は簡単で、ＦＳＭ（特定周波数微弱電流）療法の観点からも複雑ではありませんでした。脊椎外傷に起因するＲＳＤや線維筋痛症のためのＦＳＭ療法プロトコルは、そのときまだできたばかりでしたが、基礎は完成している状態でした。検査をすると、典型的なＲＳＤと線維筋痛症でした。左下肢は無知覚がありつつも知覚過敏で、１枚の紙で撫でるだけでひどく痛がりました。線維筋痛症の全身にわたる18の圧痛点においては、すべて１キログラム未満の圧力で痛みを訴えました。ハグをされ、触れられるだけで激しい痛みを感じるほどでした。睡眠障害にも悩まされ、目覚めたときのほうが眠る前よりも倦怠感がある状態でした。消化器系にも短期記憶にも異常がありました。しかし、こうした症状を抱えていながらも、シャウナはどういうわけか親しみやすく魅力的でした。しかも覚悟を決めて平然としていたので、数時間後にはクリニックのだれもが彼女の回復を応援するようになっていました。

２番の施術室がシャウナ・ハガティの部屋になりました。まずは首から足に40ヘルツと10ヘルツの周波数を流し、線維筋痛症を施術しました。施術は予定どおりに進み、国立衛生研究所（ＮＩＨ）のテリーが分析したデータに基づく予測時間になると彼女はうとうととまどろみはじめ、気持ち良さそうにしていました。

次に、反射性交感神経性ジストロフィー（ＲＳＤ）の施術のための2台目の装置をセットアップしました。グラファイトグローブの片方をシャウナの腰背部に当て、もう片方を濡らした温タオルで包んで冷たい左足の周囲に置きました。

神経の炎症を軽減する周波数と交感神経性の闘争・逃走システムを低減させる周波数により、2時間で彼女の痛みと知覚過敏は軽減しました。その後、交感神経を受容体に再接続する周波数で彼女の下肢が温かくなると、私たちは施術を終えました。

次の周波数をどう選択し、どのタイミングで変更すべきかの判断は、状態を観察しつつ直感に静かに耳を澄ませておこなうことが、そのころには習慣になっていました。うまく説明できませんが、組織が軟化して温かくなり、リラクゼーション反応が起こったときがサインです。このタイミングで炎症を軽減させる周波数から分泌を増加させる周波数に変更すると、神経は再接続するようでした。さらに直感を得てRSDの原因となった骨挫傷を施術すると、改善が持続しました。数年をかけて標準化させた施術ですが、直感と観察が融合したのは、この2001年でした。5時間がかかりましたがシャウナの痛みは消え、月曜日の午後3時、彼女は両親の待つオートキャンプ場へと車で戻っていきました。

シャウナ・ハガティはその週、1日3時間の施術を毎日受けました。痛みは毎日戻ってきましたが、日ごとに小さくなり、範囲も狭まっていきました。クリニックを訪れる彼女の笑顔は日に日に大きくなり、足取りは軽やかになっていきました。水曜日に3時間施術すると下肢の痛みは消え、体温も感覚も正常になりました。反射性交感神経性ジストロフィー（RSD）はすっかり消えていました。

文章にすると簡単に聞こえるかもしれませんが、私はずっと固唾をのみながら見守っていました。どんな結果も当然のように得られたわけではないのです。この4年間、ぬか喜びをして失敗をした経験が山ほどあり、慎重であるべきと学んでいました。シャウナも、すぐに痛みのない身体へと慣れていきましたが、あの底知れぬ痛みが戻ってくるかもしれないとはじめは恐れていました。

前章でも説明したとおり、全身痛には《40／10》のプロトコルが効果を発揮します。シャウナの線維筋痛症の痛みも、金曜日には消失していました。週末は両親のもとへ戻る彼女を、水泳をするとき以外は安静に過ごし、必要なら薬を服用するよう指導して送り出しました。

月曜日の朝、クリニックを訪れたシャウナ・ハガティの顔色は少し青白く、疲れて見えましたが、なぜか勝ち誇った表情をしていました。聞くと、少しも痛みがないので鎮痛剤の服用をすべて絶ったというのです。週末のあいだ彼女は自分の車の中にひとりこもって過ごしました。嘔吐も発汗も睡眠障害も、足の冷えも寒気もなかったので、私に電話をかけることもなく、救急救命室（ER）へ運ばれることもありませんでした。強い決意がもたらした結果だと、シャウナは彼女の夫に言われたそうです。推奨した過ごし方ではありませんでしたが、私も彼女をとても誇りに思いました。おかげで、その後の施術もシンプルになりました。傷んだ神経系を鎮静化するためにコンカッション（震とう症）・プロトコルを実行し、状態を確実に安定させるために脊髄と神経の施術を再開しました。

しかし、全身痛と神経性疼痛は消えたものの、午後には右腰背部のふたつの椎間関節（後部脊椎関節）から痛みと局所性筋けいれんが生じました。椎間関節は自然治癒を待つと時間がかかりすぎるため、熟練した専門医の施術介入が必要でした。過去に脊椎注射を依頼したことがあった内科医のロイ・スラックに問い合わせると、金曜日ならと引き受けてくれました。

シャウナはその週を、朝はクリニックで施術、午後は理学療法を受け、夜はオートキャンプ場の温水プールで泳いで過ごしました。木曜日には彼女の夫がアイダホから飛行機で到着し、金曜日の朝、彼に付き添われてシャウナは関節に抗炎症ステロイドと神経ブロックの注射を受けました。注射は成功し、長期にわたって起きていた炎症は消え、神経もリセットされ、夜には腰の痛みもなくなりました。運動量を増やしても、注射によってストレスを受けても、脚の痛みや全身痛がぶり返すことはありませんでした。

次の月曜日、初診からちょうど2週間後、さよならを言うためにクリニックへやってきたシャウナ・ハガティの身体から、痛みは完全に消えていました。不治といわれたふたつの病気は完治したのです。あれから15年経った今も、再発はしていません。

医学的見地からすると、シャウナの回復はあり得ないことでしょう。従来の施術法では起こるはずのないことがシャウナに起こったということを、ご理解ください。どのようにシャウナの反射性交感神経性ジストロフィー（ＲＳＤ）を回復させたか、この映像を観ればわかります。１１７分でＲＳＤ患者を治した様子を収めましたので、このYouTubeリンク（https://www.youtube.com/watch?v=hdIGVjrZ6aQ）をインターネットブラウザに入力してご覧ください。シャウナを施術した２００３年の時点では、手探りだったためにこれ以上の時間がかかっていますが、基本的なプロセスはほぼ同じです。

シャウナの回復がディナーコースのメインディッシュだったとして、デザートにも少し触れておきましょう。シャウナが去って1か月後、彼女の友人のダイアンがやってきました。彼女もＲＳＤ患者で、脊髄刺激装置を植え込んでいました。どうしても脊髄刺激装置を撤去したくて、シャウナと同じアイダホ州ボイジーの疼痛専門医に紹介してもらったのです。ダイアンは運動選手のように贅肉のない身体をしていたので、右下腹部の皮下に植え込まれた刺激装置の制御ボックスが、服を着るにも脱ぐにも邪魔をして、わずらわしいと思っていました。どんな動きをするにも不自由でした。

水曜日の朝、施術のためにアイダホからやってきたダイアンを問診すると、わずか3日間しか休暇が取れなかったと言います。シャウナの施術には2週間かかりました。かなり慢性度の高い反射性交感神経性ジストロフィー（ＲＳＤ）を患っていたものの線維筋痛症はなかったため、ダイアンは「私の施術はシャウナのときよりシンプルだろう、3日で足りるだろう」と見込んでいたのです。ＲＳＤを3日間で完治させ、脊髄刺激装置を撤去したいと願っていました。

私たちは、その期待に応えました。炎症の周波数と神経の周波数《40／396》、次いで炎症の周波数と交感神経の周波数《40／562》で施術して神経性疼痛が消えると、神経の分泌を増加させる周波数《81／396、562》を使って神経を受容体に再接続させ、活発化させました。3日でＲＳＤは消滅し、ダイアンは数か月後に刺激装置を撤去。今日に至るまで痛みは再発していません。

信じがたいことでしょう。けれども正直に申し上げて、この時点ではもう、難しい施術ではなくなっていました。

プレシジョン・マイクロ

2000年9月、私は、田舎暮らしをはじめて間もないジョージ・ダグラスの生活を変える1本の電話を受けました。短気で少し変わり者ですが優れたエンジニア、《プレシジョン・マイクロ》を開発したグレン・スミスからの電話でした。私たちはクリニックでもＦＳＭ（特定周波数微弱電流）のセミナーでも、グレンが開発したこの2チャンネル方式の微弱電流機器を使っていました。グレンは単に革新的で並外れた才能を持つだけのエンジニアではありませんでした。「精密で信頼性の高い微弱電流機器をつくることで、苦しんでいる患者を助けたい」と心から願っていました。《プレシジョン・マイクロ》はそんなビジョンのもとに開発された装置で、グレンはジョージからクリニックでの成果や奇跡の物語を聞くことを楽しみにしていました。

「引退するつもりだ」とグレンは言いました。「君たちが買い取ってくれなければ、この会社は閉める。君たち以外のだれかに譲るつもりはない。私の装置を正しく扱ってくれると確信できる人間は、君とジョージ以外いないんだ。高額で買い取ってくれとは言わない。在庫製品１００台分の製造コストくらいだ」

「かけなおすわ」と伝えて、その晩ジョージ・ダグラスに電話しました。ジョージはリード大学で物理学の学位を取得していました。カイロプラクティック・カレッジに進学する前は、海軍で電気エンジニアを務め、テクトロニクス社で機械製造に携わった経歴も持っていました。ジョージとグレンは相性が良く、技術力が同等でしたから、グレンは自分の遺産をジョージに託したかったのでしょう。当時、市場に出ていたＦＳＭの装置はこの《プレシジョン・マイクロ》だけでした。なくなってしまえばＦＳＭの使用や指導ができなくなります。私たちも、考えただけで恐ろしくなりました。

グレン・スミスの話をジョージに伝えると、電話の向こうからため息が聞こえました。短い沈黙のあいだ、彼が果樹園に囲まれた穏やかな家を見まわして思考を巡らせている様子が想像できました。

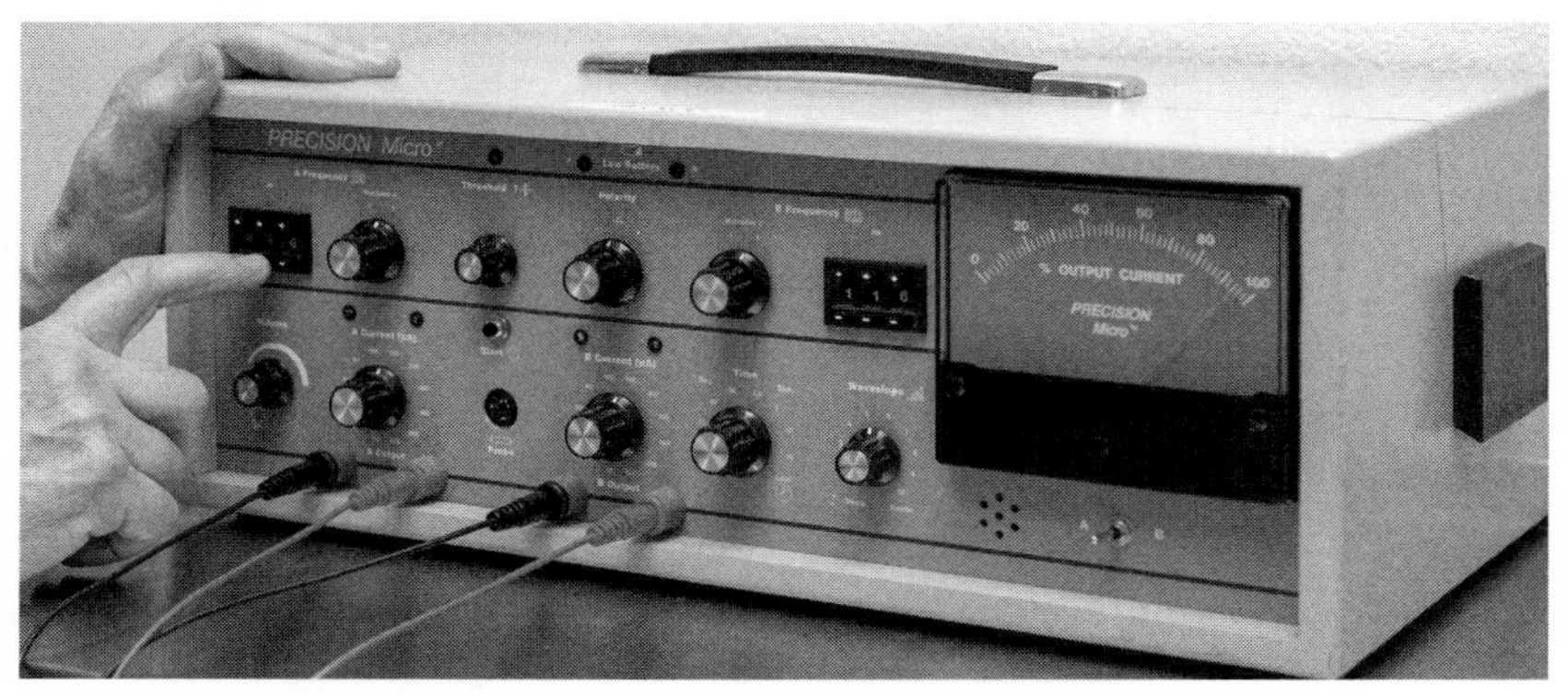

写真 4.1　1992 年にグレン・スミス氏が発明した２チャンネル方式の電池式アナログ微弱電流機器《プレシジョン・マイクロ》。３桁の周波数を各チャンネルに精密に設定し、交流電流あるいは分極された直流電流を流すことができる。機器右側にあるメーターが、電流の伝導度を示す。グラファイトグローブまたはプローブパッドにリード線を接続して使用し、プローブを通して経穴に短時間のバースト電流を供給することも可能。グレン・スミス氏は、８個のＤセル電池を２年間連続使用できる省電力回路を開発してこの機器に搭載した。当時は驚嘆する技術だった。

装置の喪失は、助けを必要としている《治療不可能》な患者にとって何を意味するでしょう……。ついにジョージは決断し、カリフォルニア州グレンデールの小さなアパートで3か月間暮らして、グレンから装置の製造方法を教わってくれることになりました。２００1年1月、父のガス・ブレーズがオーナー、カイロドクターのジョージ・ダグラスがチーフエンジニアとなって、プレシジョン・マイクロ社は再スタートを切りました。4月になると、ニューバーグの小さな工業倉庫に会社を移転しました。ポートランドから南へ60分、ジョージの住む平和なポーチからは果樹園に沿って北へ30分の場所でした。プレシジョン・マイクロ社が存続すれば、周波数療法を続けることができます。グレンの願いが叶いました。

喘息

喘息は不治の病です。治ることなどあり得ないと、だれもが思っています。発作を止める薬を服用して症状の発現頻度を減らす治療はできますが、完治は不可能です。喘息持ちの人や医師に聞いてみてください。治癒を期待する人はだれもいないでしょう。

喘息は、口や鼻から肺へと空気を運ぶ気管支が環境中の何かに過剰反応し、けいれんすると発症します。けいれんを起こして気管支が狭くなると、つぶれたストローから飲み物を飲もうとするような状態になり、十分な空気を運ぶことができないために血中の酸素量が低下します。すると空気欠乏感に反応して脳は、通常は窒息死を避けるために《闘争・逃走》の化学物質を放出して気管支を広げ、心拍を上げ、筋肉を動かして肺を広げさせ、空気を取り込もうとします。ところが喘息患者の気管支は、この化学物質にうまく反応しません。気管支は広がらずにけいれんを続け、酸素レベルはさらに低下して、「空気を取り込まなければ死んでしまいますよ」という緊急メッセージが身体の全システムに告げられるのです。

ですから喘息患者は発作を誘発するものを避け、吸入具や薬をつねに携帯して生活しています。そんな努力も役に立たないときは救急救命室（ER）を頼り、呼吸を楽にしてくれる強い薬を求めます。年間数千人が喘息により死亡しているため、「明日は我が身かもしれない」と、喘息患者は疲弊と恐怖の毎日を送っているのです。

ただ、カイロプラクターは、背中の中ほど、気管支へ伸びる神経が起始する場所にある脊椎を調整すれば喘息が楽になることを、何百年も前から知っています。ある日、腰痛治療のために定期通院していたキムが、喘息の発作を抱えて苦しそうに息を切らしながらやってきたので、私は学校で習ったことを思い出しながら背中の中央部を調整しました。数分で、彼女の呼吸は楽になりました。ERへ行かずに済んだので、その日以来キムは喘息発作が起きたときはいつもクリニックにやってきました。私たちのクリニックは彼女の家とERの中間に位置していました。発作はたいていが脊椎調整で治りましたが、治まらなかったときはERを頼っていました。

調整でも発作が治まらなかった1998年の春のある日。病院に行こうと力を振り絞ってドアへ向かうキムに、私は声をかけました。「数分だけ我慢できない？　新しい施術を試させてほしいの」

ゼイゼイと苦しそうな息遣いをしながら、「いいけど、早くして」と彼女は言いました。

リストによれば、気管支の周波数は64ヘルツ、すなわち毎秒64回の電気パルスです。疑問に思うかもしれませんので訊かれる前に答えますが、1922年にだれかが気管支と共鳴する周波数は64ヘルツだと特定したのです。

当時の医師や研究者が、《組織》と《状態》に対応する周波数をどのように特定したかを知る人はだれもいないでしょう。ホメオパシー、ハーブ、栄養学、そして周波数をベースとした電気療法を使用した医師は開業免許を取り上げると米国医師会から脅されたとき、研究データも出版物もすべてが時代と共に消えてしまったのですから。

私たちの手元にあったのは、ハリー・ヴァン・ゲルダーが購入した1922年製の装置に付属していた周波数リストと、1921年の『エレクトロメディカル・ダイジェスト』誌に掲載されていたア

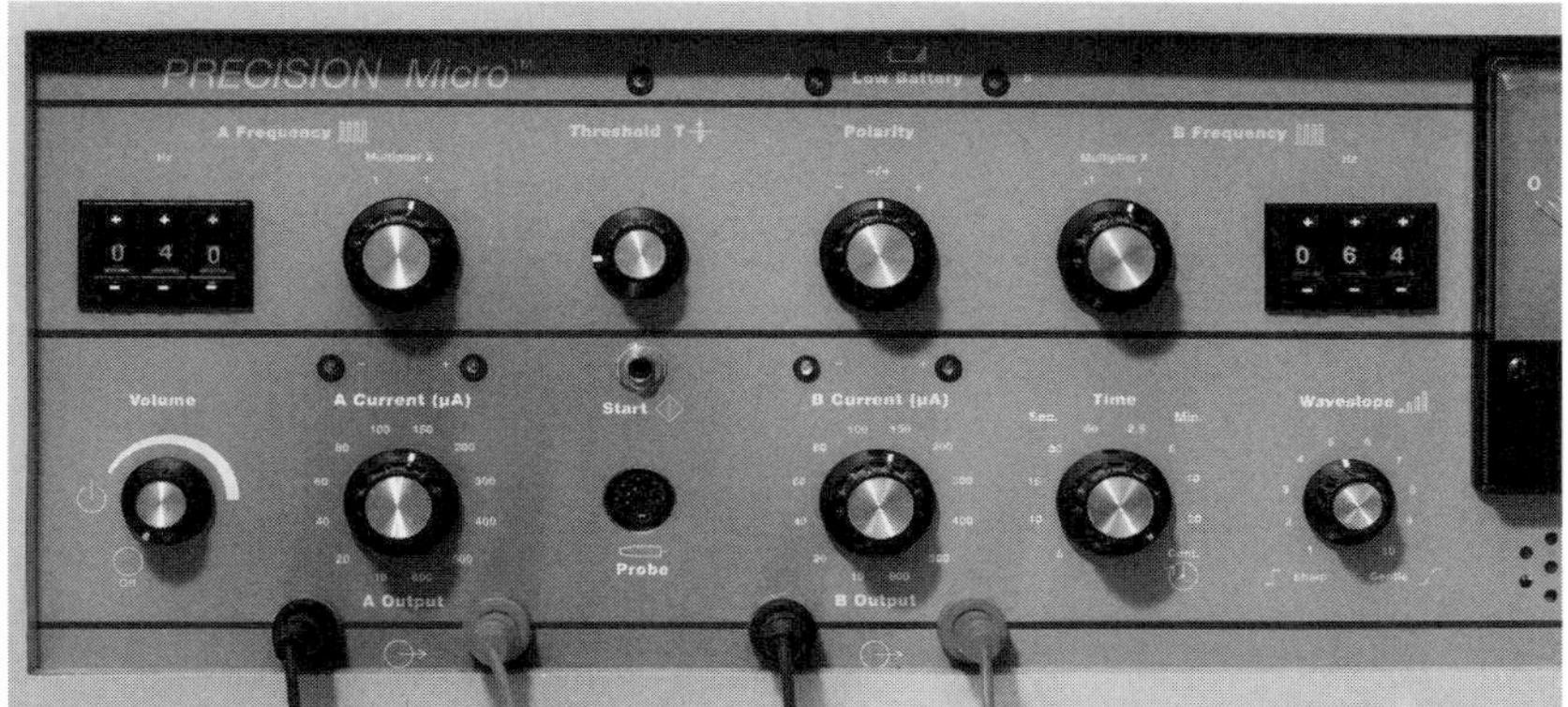

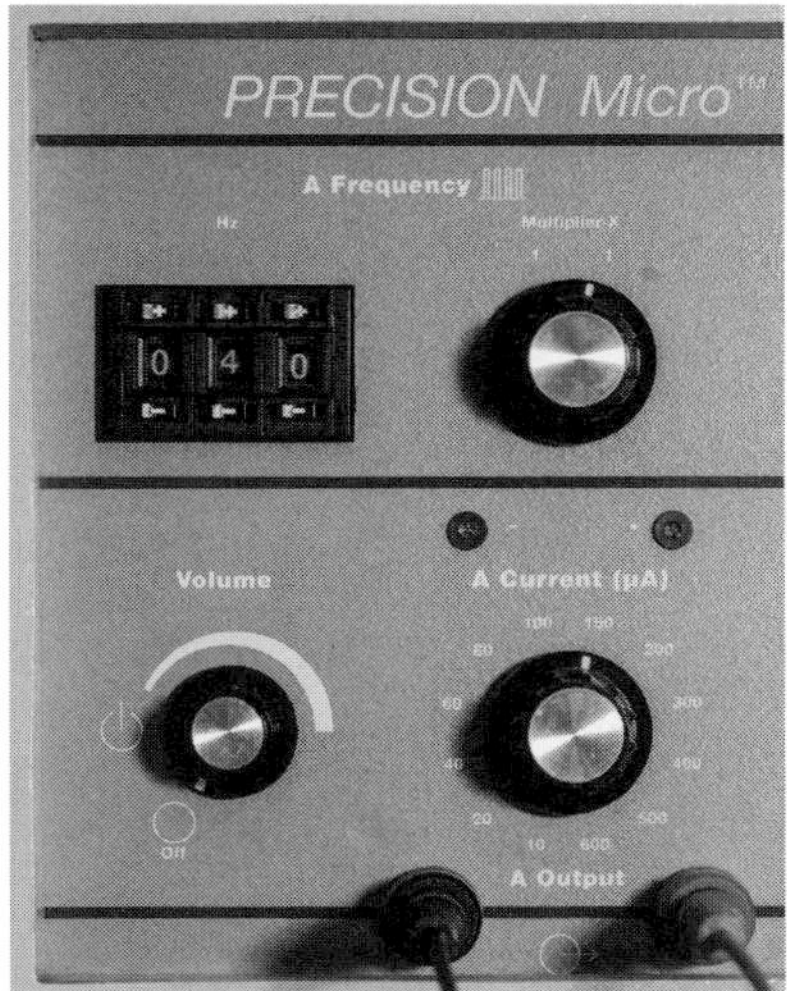

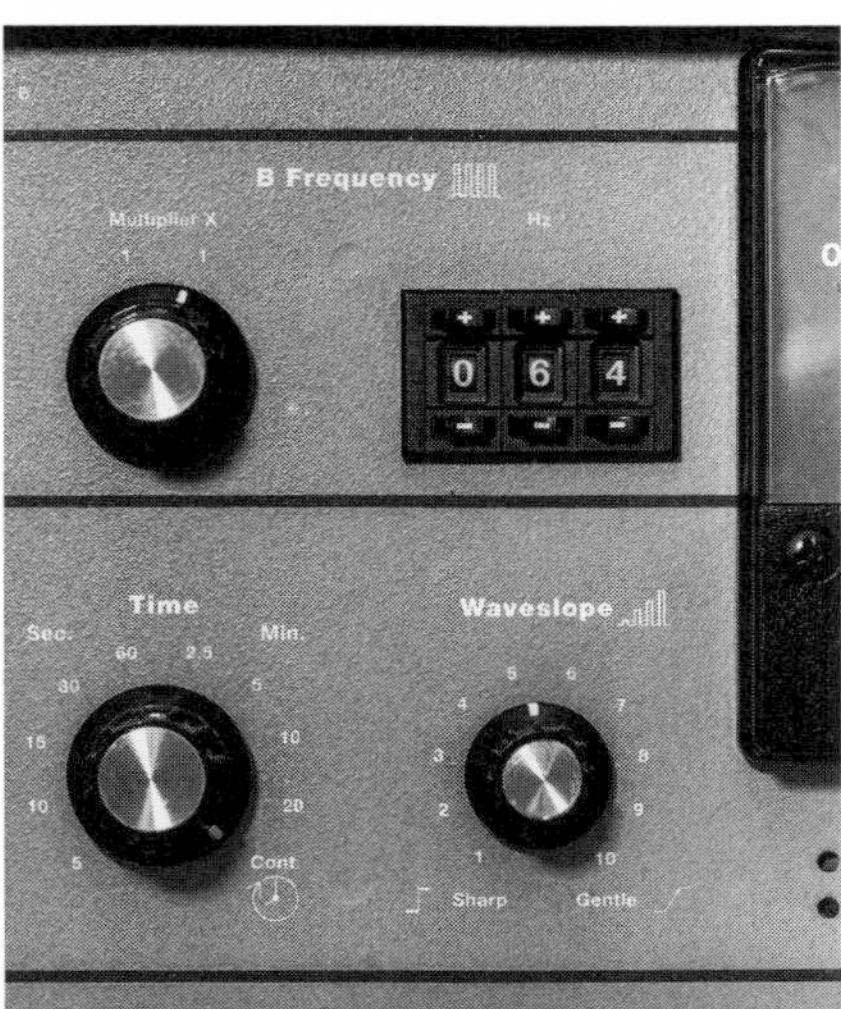

写真 4.2　《プレシジョン・マイクロ》――愛情を込めてブルーボックスと呼ぶ――を喘息の施術に使う際、炎症を軽減する 40 ヘルツをチャンネル A に、気管支の 64 ヘルツをチャンネル B に設定した。

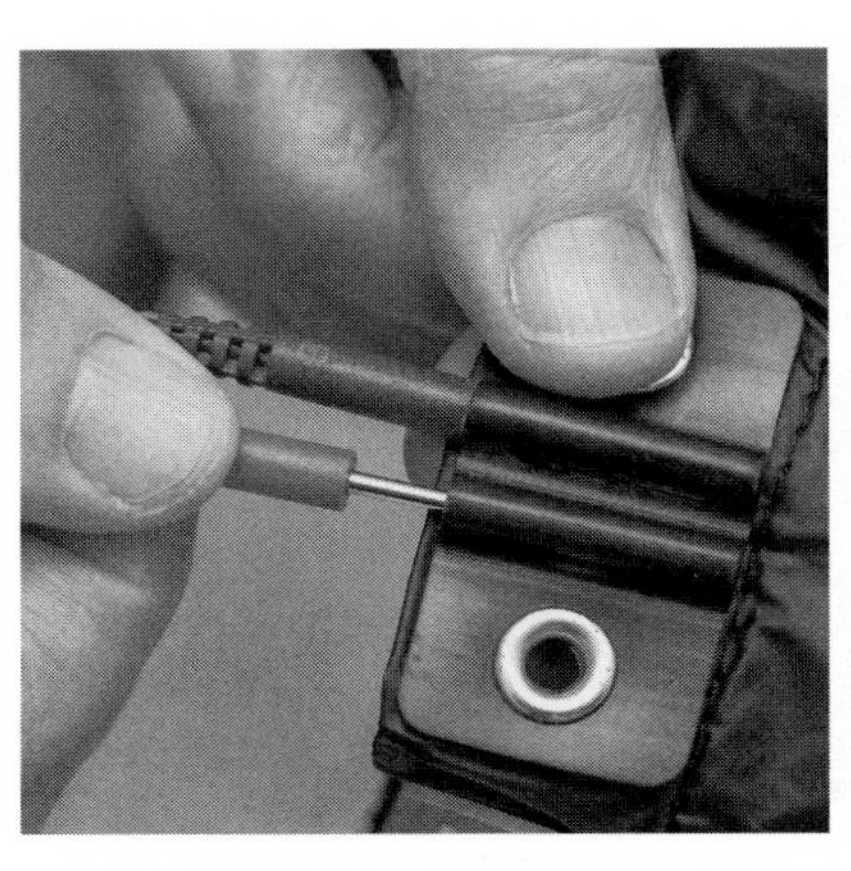

写真 4.3　2種類の周波数は、施術域内でミックスさせる必要がある。グラファイト導電性グローブを介して微弱電流と周波数を伝えるのだが、その際、各チャンネルのプラスのリード線を片方のグローブのコネクターに、マイナスのリード線をもう片方のグローブのコネクターに接続。両チャンネルが両グローブにそれぞれ接続されると、周波数は自動的に混ざり合い、グローブ間の《組織》に望ましい効果をもたらす。

ルバート・エイブラムス医師によるわずかなリストだけでした。エイブラムス医師はウィーンで教育を受けたあと臨床医として輝かしい成功を収めた人物で、国立自然医学療法大学（ＮＣＮＭ）の貴重書庫の本棚には彼の著作がずらりと並んでいました。そこで私たちは先の雑誌の複写版を見つけたのです。

チャンネルＡは、さほどインスピレーションを必要としませんでした。一般に喘息患者はＥＲで炎症を軽減するステロイドを注射されますから、炎症が原因であることはわかっていました。炎症を軽減する周波数は40ヘルツ。炎症を起こした原因が何であれ、つねに効果を発揮していました。

けいれんの周波数は29ヘルツです。この周波数は平滑筋けいれんに働き、骨格筋けいれんには働かないことが、それまでにわかっていました。キムの気管支は明らかに平滑筋がけいれんしていたので、チャンネルＡで40ヘルツの次に使用することにしました。

また、アレルギーも喘息を引き起こす要因となります。喘息薬には、アレルギー関連物質ヒスタミンを放出する細胞をブロックするものもあります。リストには《アレルギー反応》の周波数9ヘルツがありました。1922年にヒスタミンの抑制に使用された痕跡もあり、試してみる価値がありました。

ふたつのチャンネルから2種類の周波数を流すと、レゾナンス反応は起こります。両チャンネルのプラスのリード線を片方のグローブ、マイナスのリード線をもう片方のグローブにつなげると、2種類の周波数がグラファイトグローブで混じり合い、両手間を互いに行き来するのです。ただし、期待する反応を得るには、2種類の周波数が共に正しくなければなりません。

ゼイゼイと喘ぎながら、キムは辛抱強く椅子に座り、懸命に待ってくれました。私は装置を引き寄せ、急いで設定しました。胸部に電流が流れるように水で軽く濡らしたグラファイトグローブを胸の前後に当て、装置の電源を入れ、スタートボタンを押しました。

気管支の周波数と組み合わせて40ヘルツを流すと、数秒後に大きな変化があらわれました。キムの呼吸が落ち着き、まばたきが遅くなったのです。まだゼイゼイと喘いではいましたがひどくはなく、パニックも治まっていました。

彼女は言いました。「グローブがあったかいわ。温めているの？」。まばたきがさらにゆっくりになり、彼女は話をやめました。5～6分が経つと、喘鳴(ぜいめい)もほとんど聞こえなくなりました。

リストを見ると、けいれんの周波数29ヘルツが、まるでそれだけが太字で印字されているかのように際立っていました。チャンネルAから29ヘルツ、チャンネルBから気管支の64ヘルツを流すと、10秒でキムの喘鳴が止まりました。まだ少し咳はしていたものの、喘鳴が完全に消えたのです。キムだけでなく私も、過去に喘息を施術したことはなかったので驚きました。ふたりして、心からホッとしました。

けれども、言葉では説明できませんが、まだ施術は終わっていないという感覚がありました。リストに、アレルギー反応を軽減する周波数が際立って見えました。周波数の選択には、知性と直感の両方を使います。「アレルギー反応が喘息の原因である」と知性が認識し、「今がアレルギー反応の周波数を流すタイミングだ」と直感が伝えるのです。「これで大丈夫」という感覚があり、患者とプラクティショナーの両者にリラクゼーション反応があり、そして患者の組織が軟化すれば成功です。その周波数は正しかったということであり、役割を終えれば変化が起こります。

知性と直感が正しいかどうか、レゾナンス・エフェクトが教えてくれるということです。フィードバックはすぐに届きます。アレルギー反応の周波数９ヘルツは、数秒で咳を止めました。施術時間は全部で20分もかかりませんでした。

呼吸が正常になり、命を落とす心配もＥＲへ行く必要もないとわかって落ち着いた彼女が言いました。「何をしたの？　これ何なの？　何が起きたの？」

「これよ……周波数リスト。１９２２年製の微弱電流機器にこのリストの周波数を流して施術していたハリーという医師から、ジョージ博士がもらったの。私たちも同じように、症状に変化を与える周波数をその装置から流してる」

「電流が流れているなんて私たちは感じることもできないのに、どうやって？」

「微弱電流は身体の中に流れている生体電流と同じで、感じることはできない。でもその電流は細胞内のエネルギー産生量を約500パーセントまで増大させることがわかっているの。どういう仕組みかはわからないけど、身体は直接そのエネルギーを使うことができるのよ[1]」

「周波数は、どう働くの？」

「わからない。気管支の周波数と、炎症・けいれん・アレルギー反応をそれぞれ軽減する周波数がリストにあるの。それらが何らかの形で細胞と共鳴し、無線シグナルのような何かを発してあなたの喘息発作を止めたのね」

数週間後、再びキムが来院しました。隣人が庭のバラに殺虫剤を散布して、発作が起きたといいます。ゼイゼイと喘ぎ、苦しそうに息をしながら、ERへ行く前に周波数療法を受けたいと私を頼ってきました。「バラに殺虫剤をまくたびに発作が起きるの。嫌になるわ」と、キムは言いました。

キムはグローブを自ら手に取って水に濡らし、片方ずつを胸の前後でブラジャーの下に挟み、チャンネルBに気管支の周波数64ヘルツを設定しました。殺虫剤は毒素です。リストには《毒性を除去する》周波数として、57ヘルツ、900ヘルツ、920ヘルツの3つが記載されています。私たちがチャンネルAからこれらの周波数を流すと彼女はすぐにリラックスし、喘鳴も呼吸もゆったりと落ち着いていきました。

毒素を除去する周波数を流し終えた後に、炎症・けいれん・アレルギー反応の周波数を流す必要はありませんでした。キムはその日以来5年間、ERを訪れていません。クリニックでは毎回この周波数プロトコルで回復し、発作は次第に少なくなり、ある日ぴたりと出なくなりました。

慢性喘息

慢性喘息もまた、医学的見地からすると治療不可能であるとお伝えしておきましょう。ＦＳＭ（特定周波数微弱電流）療法でも少し複雑な施術の類いとなりますが、施術が失敗したことはこれまでのところ一度もありません。

再婚し、ティーンエイジャーの息子たち４人を連れてユタ州パークシティへ引っ越した大好きな助手のシャロンが、クリスマスが過ぎたある日、私と息子のアダムを自宅へ招待してくれました。男の子たちはビデオゲームやスノーシューズを履いてする雪遊びに興じ、シャロンと私はお茶を飲みながら近況報告をし合いました。シャロンは隣に住む29歳の慢性喘息患者を施術していましたが、施術に行き詰まっていました。発作を一時的に止めることはできますが、発作の周波数に変化を与えて症状を改善させることができなかったのです。「何か見落としていることがあるに違いない。ふたりでならそれを見つけ出せる」と、私たちは大きな青い微弱電流機器《プレシジョン・マイクロ》を担いで隣の家へ、宣教師のように雪の中をザクザクと歩いていきました。

灰色の透き通った肌をした痩せた女性が、シャロンから紹介された私を潤んだ目で見上げて微笑みました。彼女のような喘息患者は見たことがありませんでした。月に一度の発作だったキムとは違います。空気欠乏感に絶えず襲われてすっかりやつれ、ブロンドの髪は細くなっていました。呼吸をするたびに喉が音を鳴らす状態が、１日じゅう、日を空けることなく毎日続いていました。

そのため、肌の色も異常でした。普通の人の肌は淡いピンク色をしていますが、酸素が足りていない彼女の肌はくすんだ薄灰色でした。まるで骨に皮膚をまとっているだけで中身がないような、青白い肌をしていました。喘鳴を伴う呼吸に多大なエネルギーを消費してしまうので食事が十分にとれず、体重を正常に保てないのです。喘息薬による軽い吐き気といった副作用もあり、食欲も維持できませんでした。

その患者は椅子にもたれて座り、私たちはキッチンテーブルで準備に取り掛かりました。シャロンは過去にやったことがあるかのように慣れた手つきで、湿らせたグラファイトグローブを胸と背中でブラジャーに挟みました。準備が整うと、私たちは装置の電源を入れ、スタートボタンを押しました。チャンネルAから炎症（40ヘルツ）・アレルギー反応（9ヘルツ）・けいれん（29ヘルツ）、チャンネルBから気管支（64ヘルツ）の周波数を流すと、期待したとおり20分後には喘鳴も咳も和らぎました。しかし呼吸は依然としてガラガラと喉を鳴らし、ゴホゴホという湿った咳も止まってはいませんでした。通常の周波数では、症状が完全に消えなかったのです。シャロンの言うとおり、何かを見落としていました。

見落としているものは何でしょう？　知性が問いかけます。「気管支の何が異常なの？　なぜ免疫系が制御不能に？　原因を修正できる周波数はどれ――？」。周波数がリストどおりにしか働かないのであれば、喘鳴の原因である病変はまだ取り除かれていないということです。何を見落としているのでしょう……？　16年間、医薬情報担当者（MR）として呼吸器内科医と関わりながら学んだことや、学校で得たすべての知識を総動員し、脳をフル回転させながら、私は上から下へとリストに目を走らせました。すると、静かな声が聞こえました。

ぼろぼろに傷んだその患者の気管支のイメージが頭に浮かび、ようやく直感がヒントをささやいてくれました。「炎症じゃない。慢性炎症よ――」

炎症の周波数は40ヘルツですが、慢性炎症を除去する周波数は２８４ヘルツです。喘息を発症して12年経っていましたから、炎症が慢性化していてもおかしくありませんでした。とはいえ本当にこれが答えでしょうか？　直感による提案は１００パーセント確実とは言えませんでした。けれども試してみる価値はあります。２８４ヘルツを実行すると、患者の呼吸が静かになりました。

椅子に座った彼女はリラックスし、笑顔を浮かべて言いました。「本当にグローブが温かくなるのね。この感じ、好きよ」

それでもゴホゴホとわずかに咳をして、その患者の呼吸からは少しばかりうっ血が残っているように聞こえました。リストを見ると、うっ血の周波数が目に飛び込んできました。チャンネルAからうっ血の50ヘルツを流すと、数分後に喉は音を立てなくなりました。うっ血は消えたようでした。

喉のうっ血が消え、彼女は幸せそうに深い呼吸をしました。けれども、またすぐに咳がはじまったのです。まだ何かが深呼吸の邪魔をしていました。気管支が瘢痕化してかたくなっている？　そうだとしたら拡張できず、深呼吸することはできない……。《炎症は慢性炎症、線維化、瘢痕化をもたらす》という病理学の授業で何度も教わった言葉が頭に浮かびました。リストには、それらに対応する周波数がすべてありました。

線維化は、やわらかい蜘蛛の巣状の瘢痕組織です。シャロンは周波数を、《線維化》を取り除く51ヘルツに変えて実行しました。そしてもう一度深呼吸をしてみるよう頼み、患者は慎重に息を吸いました。

咳が出なかったので全員が驚きました。さらに続けると、回を重ねるほど呼吸は深く、楽にできるようになりました。数回おこなうと、それ以上の拡張の改善は見られなくなったので、周波数を変えるタイミングだとわかりました。

線維化よりもかたく、拘束性の強い《瘢痕化》を除去する周波数は13ヘルツです。13ヘルツに切り替えると、患者の表情が深呼吸をするたびに明るくなりました。瘢痕化した組織は輪ゴムで巻き付けたかのようにギュッときつく架橋結合しています。13ヘルツは、その結合を緩めて溶かす働きをするのです。

喘息で瘢痕化を除去する周波数を使用したことはありませんでしたが、筋肉の瘢痕を解除できるのですから、気管支でも可能なはずだと仮説を立てたわけです。その仮説は当たり、瘢痕組織はリリースされて、彼女はようやく胸を大きく広げることができました。咳も止まりました。

呼吸も正常になりました。しかし、それでもまだ何か忘れているという感覚が、私をリストのほうへと振り向かせました。エイブラムス医師の周波数リストを見ると、《結核毒素》が太字で際立っていました。どうしてそれが目に飛び込んできたのでしょう？　その患者は結核持ちではありませんでした。典型的な結核患者のように青白い顔をして痩せてはいましたが、彼女も彼女の家族も、だれも結核を患ってはいないのです。

その周波数を使う意味はないはずでしたが、リスト上でひときわ目立って主張するのが気になりましたし、直感のささやきはしつこく、試してみるまで主張し続けることもわかっていましたから、とりあえず実行してみることにしました。すると患者は「グローブが温かい」と言ったかと思うと、テーブルに座ったまま眠ってしまったのです。予想もしなかった変化でした。

「気分がいいわ。身体がポカポカしてる」。彼女は数分後に目を覚まし、正常な呼吸でクスクス笑って言いました。たった一度の、計60分の施術で、彼女は咳をせずに深呼吸することができるようになったのです。青白くくすんでいた肌はピンク味を帯び、顔に疲れは見えず、幸せそうでした。まだ健常ではありませんでしたが、かなりの回復ぶりでした。雪道をザクザクと歩いてシャロンの家へ戻る道すがら、私たちはどれだけ畏敬の念に打たれていたでしょう。現実に起きたこととは思えませんでした。ただの喘息ではなかったことが判明し、しかも12年間苦しんできた病変、苦痛と不具合が、60分で変化しました。

その患者はその後も数か月間シャロンから週に一度の施術を受けました。そして6月には、12年間食料品の買い物すらできなかった彼女が、ＦＳＭ（特定周波数微弱電流）セミナーを受けるために飛行機に乗ってポートランドにやってくるまでに回復しました。薬の服用は半分の量に減り、肌には赤みがさし、体重も約7キログラム増えていました。半年間、救急救命室（ＥＲ）に駆け込んでもいませんでした。シャロンが別の州に引っ越してしまったので、セルフケア機を購入しようとセミナーに参加したのです。喘息をよく知る人に尋ねてみてください。彼女の回復については《信じられない》と言うはずです。

腎臓結石痛

腎臓結石を抱えたことのある人ならだれしも、腎臓結石痛ほど痛いものはないと言うでしょう。救急救命室（ER）ではモルヒネを使って処置をします。それ以外に手当ての方法はないようです。

ある夏の日曜日の朝、友人からの電話が鳴りました。低くうなるように話すので、電話の主が友人であることになかなか気付きませんでした。その声が、歯を食いしばりながら《私の装置》は腎臓結石痛を治せるかと質問します。「施術したことはないけど、来てくれたらやってみるわ」と答えると、身体をふたつ折りにして友人がやってきました。足を引きずりながら正面玄関から施術椅子までを歩き、痛みに汗をかいていました。私は濡らしたグラファイトグローブの片方を彼の背中の下に、もう片方のグローブをおなかの上に置きました。やわらかい毛布をかけ、腹部のグローブの上に手を置くだけでも痛いようでした。うめき声を上げないように、彼は懸命に耐えていました。

腎臓結石痛は腎臓から膀胱まで結石尿管がけいれんすることで起こる痛みだと、学生時代に教わりました。そこでチャンネルAからけいれんの周波数29ヘルツを、チャンネルBから尿管の周波数60ヘルツを流してみましたが、何も変化が起こりませんでした。グローブは温かくならず、リラクゼーション感は訪れず、組織の軟化もなし。次いで、でこぼこした結石が移動したときに尿管を裂いた可能性もあると思い、チャンネルAから出血を止める18ヘルツを流してみましたが、それでもグローブは温かくならず、痛みも緩和されませんでした。

青白い顔をして苦しんでいる友人を、初めての失敗症例にするのは絶対に嫌でした。直感的に、炎症を軽減する40ヘルツを試しました。いつもは頼れる周波数ですが、これも変化なし。私はやけくそになり、直感への不満を頭の中で爆発させました。「適当なことは言わないで！　完璧な答えをちょうだい」

　すると、炎症の前段階の周波数シーケンスがひらめきました。《圧迫または疼痛反応》の20ヘルツ、《刺激》の30ヘルツ、《炎症》の40ヘルツから成るひと続きのシーケンスです。40ヘルツだけで機能していたため他を実行したことはなく、《圧迫または疼痛反応》が何であるかも知りませんでしたが、チャンネルAの周波数を40ヘルツから20ヘルツに下げて実行してみると、ふたつの変化が数秒で起こりました。腹部のグローブは温かいどころか熱くなり、腹部も軟化しはじめたのです。うまく表現できませんが、風船をひと晩床に置くと空気が抜けてやわらかくなるように、組織は正しい周波数と共鳴しているあいだだけ軟化します。周波数を流し終えると通常のかたさに戻ります。

　数分後、「意識がもうろうとなるもの？」と、少しろれつの回らなくなった舌で言い、友人は眠ってしまいました。深く、リラックスした呼吸から、痛みが消えていることがわかりました。

　20分後、結石の周波数を見つけた私は、眠っている友人にそれを試してみることにしました。再びグローブは熱くなり、腹部はやわらかくなりました。10分経って彼は目を覚まし、出し抜けに「石が動いてる！」と叫びました。効果のあった20ヘルツと60ヘルツの組み合わせに戻しました。再び痛みが軽減されると友人はまた、夢の世界へ戻っていきました。さらに40分後、痛みから解放された状態で彼は帰宅しました。結石は、その晩に流れ出ていったそうです。痛みがぶり返すことはありませんでした。

　数週間後、オーストラリアで開催したアドバンスコースでこの症例を紹介しました。そして、受講したオーストラリア人プラクティショナーのひとりが、腎臓結石痛に苦しむ夫を同じ20ヘルツと60へルツの組み合わせで施術したと報告してくれました。1時間で痛みが消え、結石は何事もなく排出されたそうです。以来、腎臓結石の施術では、すべての症例において全く同じ反応が確認されています。例えば脱水症状を起こしそうなほど長時間のフライトで、スーツケースを持ち上げた際に腰を傷めた患者がいたとして、筋肉の周波数で施術をしても変化がなければ、筋肉が問題ではないと経験からわかります。「腎臓結石じゃないかしら?」という直感のささやきに従って結石の周波数を流すと、数分でグローブが熱くなり、筋肉が弛緩して痛みが消え、患者は眠りに落ちます。そんな経験をすれば、ラーニングカーブは急上昇します。

そしてこのようにして、治療不可能といわれていた障害でも、施術する特定周波数の組み合わせがわかり、だれが使っても必ず効果があるとなれば、もはや治療不可能とは言えなくなるでしょう。レゾナンスは広がるのです。

帯状疱疹（たいじょうほうしん）

帯状疱疹は、水疱があらわれる前に、ズキズキと焼けるような深部痛に悩まされます。ある金曜日の晩、私の大好きな薬剤師が休暇から5日早く戻ったかと思うと、空港からまっすぐクリニックにやってきました。私が施術室に入ると、彼は自分の肩をつかんで座っていました。

「往きの飛行機で荷物入れからスーツケースを取り出そうとして肩を傷めたんだ」

肩の施術は私の得意分野です。「最終患者にふさわしいわ」と、私は通常の問診をはじめました。

「スーツケースの重さはどれくらいだったの?」

「20キログラム強」

「ドン、ベンチプレスで68キログラムを挙げているあなたが、20キログラムのスーツケースで肩を? 痛みが出たのは持ち上げたとき?」

「いいや。翌朝、目が覚めたら痛くなっていて……。以降、10段階中6の痛みが続いている。だから休暇を切り上げて帰ってきたんだ。肩を治してくれ」。二の腕を握ると、たくましい身体から汗が噴き出し、ドンは椅子の上で身をよじりました。検査でも診察でも、肩に異常は見られませんでした。けれども肩を横断して上腕二頭筋へ伸びる第5頸神経(C5)を小さなピンホイール知覚検査器で触れて知覚過敏度検査をおこなうと、優しく撫でた

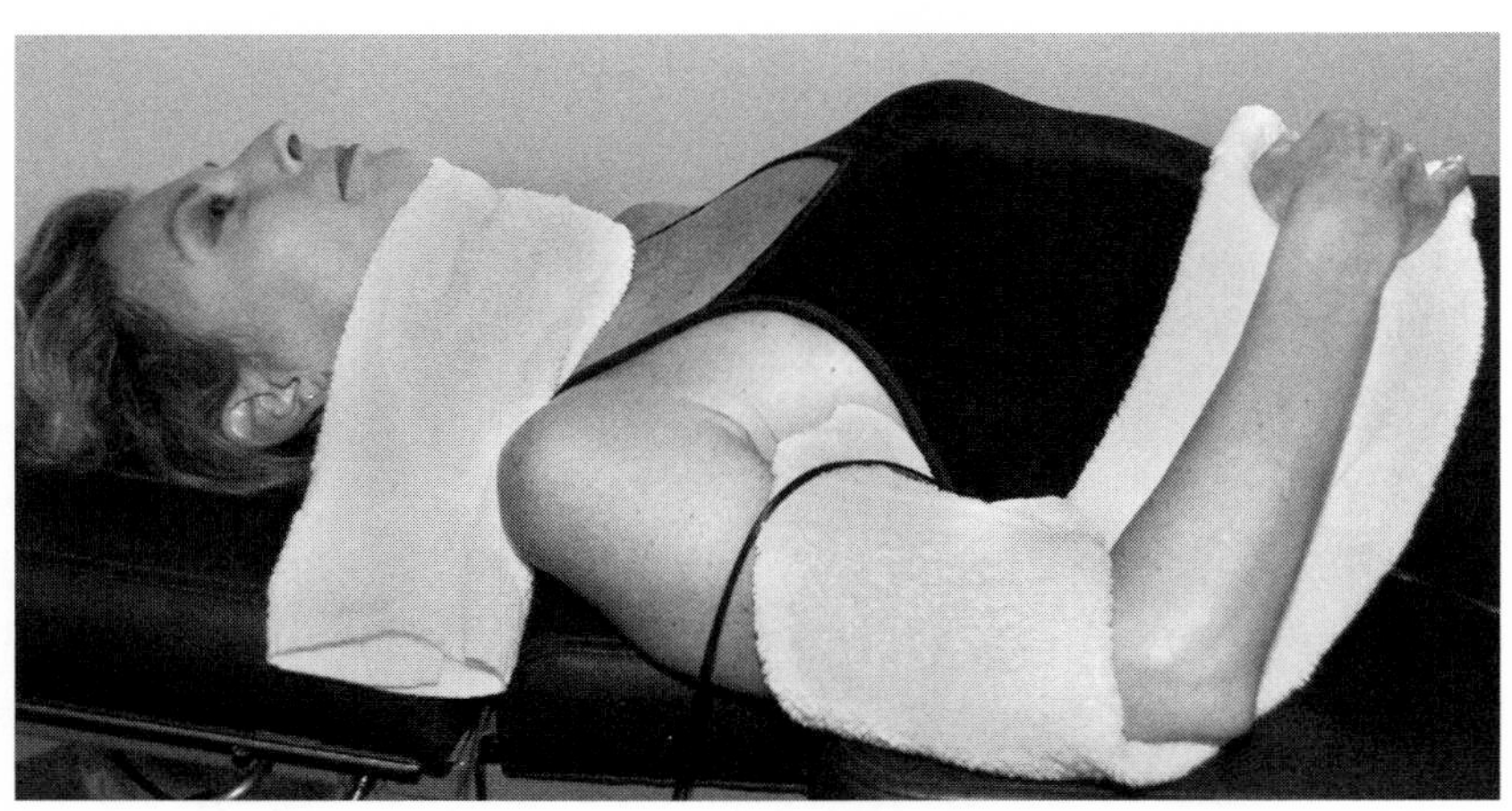

写真 4.4 帯状疱疹患者の C5 神経根を施術。両チャンネルのプラスのリード線を湿らせた温タオルで包んで神経の起始する頸椎付近に接触させ、マイナスのリード線は、神経の終端がある上腕に巻く。帯状疱疹の周波数はチャンネル A が 230 ヘルツ、チャンネル B が 430 ヘルツで、これがウイルスに影響を及ぼして痛みを止め、水疱が生じることを予防する。すでに水疱が生じていても痛みは消え、24 ~ 48 時間以内に乾燥して消失する。

だけで彼は悲鳴を上げたのです。Ｃ４も正常ではありませんでした。異常を来たしているのは肩ではなく、神経でした。考えられる原因はひとつしかありませんでした。

「あなた、帯状疱疹だわ」

「ばかな！　水疱は出ていない」

「水疱が出るのは約１週間後。これは前駆症状といって、水疱があらわれる前に出る痛みよ。試しに施術してみましょう」

施術ベッドにうつ伏せになったドンから質問されました。「どんな施術を？」

帯状疱疹の周波数はチャンネルＡが２３０ヘルツ、チャンネルＢが４３０ヘルツです。周波数リストには《２３０／４３０》とペアで記載されており、チャンネルＡに《状態》、チャンネルＢに《組織》の周波数を設定する他の症例とは異なります。帯状疱疹は《Ａ／Ｂ》として組み合わせが決まっており、このふたつの周波数を組み合わせなければレゾナンス・エフェクトは起こりません。私は片方のチャンネルを神経が起始する首まわりに、もう片方のチャンネルを肘のすぐ上、痛みのあるＣ５神経の終端に接触させせました。

グレン・スミスが開発したブルーボックスが光を放つと、数秒後にドンの身体にリラクゼーションが訪れました。呼吸が変わり、肩が落ち、数分後には穏やかにいびきをかきはじめました。私はその日の事務処理を終わらせながらドンが起きるのを待ちました。彼は2時間も眠り続けましたが、目を覚ますと痛みは完全に消えていました。知覚神経も正常になっていました。装置を貸し出して週末にセルフケアをおこなってもらったところ、痛みが再発することも、水疱が生じることもありませんでした。

帯状疱疹は《治療不可能》の病に分類されています。従来医療は2時間以内に痛みに変化を与えることはできず、代わりに高価な抗ウイルス薬を6週間分処方します。帯状疱疹痛を2時間以内に消失させる施術は周波数療法のみです。ただし、この《230／430》の周波数のペアは帯状疱疹にしか働きません。帯状疱疹には毎回必ず機能しますが、治癒後に続く帯状疱疹後神経痛にも効きません。帯状疱疹のみです。

この療法を、ぜひ覚えておいてください。カルテの内容と症状とが一致しないとき、患者が痛みで目を覚ますようなとき、痛みの原因がわからないときには、試してみるとよいでしょう。帯状疱疹は治療不可能ではありません。難しい治療ですらないのです。[2]

クローン病

クローン病を2か月間、計12回の治療で持続的な緩和状態に導くことも、不可能とされていました。しかし2003年、それを覆した人物がいます。カイロドクターのスコット・バーグマンです。FSM（特定周波数微弱電流）基礎コースを受講していた彼は、2年間で3度目の入院を前に来院した14歳のクローン病患者の女の子を、3か月前に習得したばかりのFSMで施術しました。

クローン病は、免疫系が腸の一部を攻撃して炎症を起こさせる病気です。機能性医学や自然医学では、低アレルゲンの食事とサプリメントを摂取させて改善へと導きます。けれどもその女の子の場合は、すでに自然療法アプローチをすべて取り入れていたにもかかわらず、再発と入院を繰り返していました。ＦＳＭ療法は、シンプルながら効果を発揮しました。まず炎症とアレルギー反応を軽減する周波数を流し、次いで小腸に《機能回復》の周波数を流すだけで、痛みも腹部の膨満感も消えたのです。食欲不振だったはずが、空腹すら感じるようになりました。

その週の入院も取りやめになり、以来13年間、症状は再発していません。その女の子は今年、医学部に入学し、健康で幸せな日々を送っています。クローン病患者を施術したＦＳＭプラクティショナーは全員が毎回同じ結果を得ています。失敗した話を聞いたことはおそらく一度もないはず――。ともあれ、一度成功すれば、たった一度であったとしても、治療不可能の病ではなくなりますよね。

ＰＴＳＤ（心的外傷後ストレス障害）

２００５年、ＦＳＭ（特定周波数微弱電流）プラクティショナーのバーバラ・ハリスが心的外傷後ストレス障害（ＰＴＳＤ）プロトコルを開発しました。所要時間は2時間のプロトコルですが、とても効果があり、副作用もなければ失敗もありません。早速その年と翌年のＦＳＭアドバンスコースに習得すべきプロトコルとして組み込み、今では基礎コースで学ぶべきものとなっています。プロトコルが施術するのは、ＰＴＳＤに侵された脳の部位と、絶えず過重負荷がかかっている交感神経の闘争・逃走システムです。恐怖や不安、怒り、恨み、悲しみなどの感情を中和する周波数を使用します。10年間、このプロトコルの失敗例は報告されていませんが、２回の施術で悪夢とフラッシュバックがぴたりと止むため、その喪失に適応するための時間を患者に与えることも必要です。

ＦＳＭプラクティショナーは研究者ではなく臨床家ですから、患者の回復に満足し、データは公開しない傾向にあります。ですが17年もの慢性患者であってもスコアが30〜50パーセント低下し、４〜８回の施術後に回復することをデータが示しているとしたらどうでしょう？　２年以上の慢性患者はどんな施術をしても症状は消えず、改善の見込みはないとされているＰＴＳＤ（心的外傷後ストレス障害）です。それが、改善を期待できるようになったのです。

改善が起きるなら治療不可能ではありません。まして、それが毎回起こるのであればなおさらでしょう。本章で紹介した臨床結果のすべてが、改善は可能であることを示しています。おそらく、報告されずに眠っている成功例が、他にもまだたくさんあるでしょう。何をどうすべきかがわかれば、難しい治療ですらなくなります。

これはプラセボでも魔法でもありません。不可能だった施術を可能にしたのは、物理学であり、生物物理学であり、レゾナンスです。

周波数療法がとてつもなく大きな可能性を秘めていることがモチベーションとなり、私たちは新領域を開拓しながら、以降も急上昇のラーニングカーブを描き続けることになります。

1 Cheng et al. "Effects of Electric Currents" ; J. C. Seegers, C. A. Engelbrecht, and D. H. van Papendorp, "Activation of Signal-Transduction Mechanisms May Underlie the Therapeutic Effects of an Applied

Electric Field," Medical Hypotheses 57:2 (2001), 224–30; J. C. Seegers, M. L. Lottering, A. M. Joubert, F. Joubert, A. Koorts, C. A. Engelbrecht, and D. H. van Papendorp, "A Pulsed DC Electric Field Affects P2-Purinergic Receptor Functions by Altering the ATP Levels in In Vitro and In Vivo Systems," *Medical Hypotheses* 58:2 (2002),171–76.

2 Carolyn McMakin, "Non-Pharmacologic Treatment of Shingles," *Practical Pain Management*,10:4 (2010), 24–29.

第5章 思い込みを捨て、目の前の事象から周波数を決める

マーク・カーレイとの商談は気持ちよく進みました。オーストラリアでのＦＳＭ（特定周波数微弱電流）コースは２００１年８月23日から４日間、真冬のシドニーでの開催を計画しました。装置付きの料金設定としたため、オーストラリア保健省の治療薬品・医薬品管理局（ＴＧＡ）が定めた厳しい基準を満たす仕様へと、ジョージ・ダグラスはプレシジョン・マイクロの構造変更に着手しました。ＴＧＡはアメリカでいえば食品医薬品局（ＦＤＡ）に相当する機関です。医療に関するすべてにおいて絶対的な権限を持っていて、うんざりするほど厳しい官僚的な要求を突き付けられ、ジョージは幾度かの再設計を余儀なくされました。その結果スケジュールは数か月のあいだに二度延期となり、ようやく９月21日からの開催に落ち着きました。

設計書や略図の一式を発送した後になって「電池式の機械はコンセントに差し込む必要がないため、規制の対象外だ」と電話で説明を受けましたが、それでも安全基準上の理由により出国する９月17日の３週間前までには治療薬品・医薬品管理局（ＴＧＡ）から８台の機械の輸入承認を受けなくてはならず、ジョージは小型回路基板の修正を急ぎました。けれども今度は同時多発テロ事件が発生。９月11日、

すべてが覆され、日程を再び組み直しました。

そんな状況でしたから、ふさふさ赤毛の事務局長と共についにシドニーへ向けて離陸できたときは本当に幸せでした。9・11後ですからセキュリティ・チェックも厳しかったのですが、オーストラリアの雲ひとつない青空まで飛んでいけることへの感謝で胸はいっぱいでした。そのうえヘルス・ワールド社のマイク・カーレイはFSMの評判を広め、60人のプラクティショナーを集客するという最高の仕事をしてくれていました。コース料金は、装置代、ランチ代、コース終了後のパーティー代を含めて4日間で1万2千ドル（約140万円）でした。

スライドを用意する時間がなかったので、手書きのメモをプロジェクターで会場正面に大きく映し出して講義をおこないました。アメリカでは受講者20人に対し、助手ひとりと実習用装置5台を用意します。それでも足りないくらいでしたが、シドニーでは60人の意欲あふれる自然療法医に対し、装置は8台しか用意できませんでした。助手もFSMプラクティショナーではありませんでしたが、受講者同士が協力し合ってくれたおかげでどうにかうまくいき、開放的な実習となりました。

コースを終えた同じ週に、残りの装置が治療薬品・医薬品管理局（TGA）の審査を通過し承認されました。最終調整をして12月に船積出荷し、1月、新しい所有者のもとで問題なく機能するかを1台1台確かめようと、私たちも再びオーストラリアへ飛びました。装置を納品した私たちにヘルス・ワールド社のマイク・カーレイは、シドニー大学の獣医学研究者で、炎症と抗炎症薬研究の専門家であるビビアン・リーヴを引き合わせてくれました。過去18年間にオーストラリアに導入された抗炎症薬は処方薬も非処方薬もすべて、ビビアンの研究室で特別な動物実験を経ていました。試験を通過したものだけが流通を許可されていたのです。そんなビビアンにマイク・カーレイが「同じ動物実験で、周波数の抗炎症効果をテストする研究設計をお手伝いしましょうか」と無邪気に笑いながら申し出ると、意外にもその申し出がもろ手を挙げて歓迎されました。私はたとえ否定する結果が出ようとも、クリニックで起きた現象を検証してほしいと心底望んでいました。

2年をかけてビビアン・リーヴのもとで革新的な研究が実施され、2003年、チャンネルAに炎症の40ヘルツとチャンネルBに免疫系の周波数116ヘルツという組み合わせが、信じられないほどの抗炎症効果を発揮することが判明しました。炎症性化学物質を塗布して腫れを生じさせたマウスの耳にこの周波数の組み合わせを使用すると、腫れが引いたのです。

10匹のマウスに炎症性化学物質を塗布して周波数療法をおこなったところ、初回で腫れが70パーセント減少する結果が測定されたので、ビビアン・リーヴは研究室を出入り禁止にしました。18年間、どのような薬物や方法を用いても腫れが45パーセント以上減少した例を見たことがなかったからです。あらゆる偏見を排除しようと、ビビアンは研究室の全員を別々の部屋に移動させ《目隠し》をしました。マウスを治療していた研究者から装置を遠ざけ、プラセボ周波数も差し挟みながら再び試験をおこないました。しかしそれでも、この周波数を流すとすべての実験マウスにおいて腫れは4分以内に最大62パーセント減少しました。周波数を流して2分後に腫れが半分引き、4分後には完全に引きました。それ以上は時間をかけても反応の改善はありませんでした。ビビアンたちは、目の前で起きたことが信じられませんでした。

0・1ヘルツの非特異的な微弱電流だけを流しても、それだけでは炎症に変化はありませんでした。

他にも３つの周波数の組み合わせをテストしましたが、同様に腫れへの影響は見られませんでした。《40／116》の組み合わせを４分間流したときだけ、免疫系が根本から変化することが実証されたのです。ビビアン・リーヴの全研究は、frequencyspecific の書誌やウェブサイト（www.frequencyspecific.com）に掲載されています。研究データは諸事情により公開していませんが、ビビアンは高い評価を得ている研究者です。現在もなお、信頼性と再現性が認められた、レゾナンス・エフェクトのもっとも大規模な実証研究となっています。

マイク・カーレイがいたころは毎年ＦＳＭ（特定周波数微弱電流）セミナーを主催してくれたヘルス・ワールド社は、マイクの退職と共に情熱を失っていきました。マイク・カーレイが去って2年後、市場は飽和状態に達したという合意に至ってスポンサー契約は終了となり、２００７年のコースが最後となりました。ヘルス・ワールド社の仲間やオーストラリアの親しい友人たちにほろ苦い別れを告げ、年に2回のオーストラリア訪問は幕を閉じました。ダイアナ・クロス――穏やかに話す優秀なホームドクターです――が、在オーストラリアＦＳＭプラクティショナーの支援を使命だと感じ、年次会合の主催を買って出てくれました。私は27時間の空の旅の代わりに、スカイプで参加しています。その場にいるのと同じではありませんが、私の心はオーストラリアにあります。

さて、ヘルス・ワールド社との契約は終了しましたが、私たちの活動にメタ・ジェニックス社が関心を持ってくれました。同社のジェフ・カトク社長から「スポンサーとなり、全米規模でＦＳＭ（特定周波数微弱電流）セミナーを実施したい。サプリメントの営業部隊が全国で宣伝を展開する」との申し出を受けたのです。その代わりにとジェフ・カトクが提示した条件は、効果の持続に同社のサプリメントとライフスタイル・サポートが役に立ったとセミナーで言及することだけ。あまりにも良い条件のため断ることはできませんでした。こうして２００３年、私の人生は一変しました。

以前、指導教官として施術を手伝ってくれたクリスティ・ヒューズを覚えているでしょうか［50ページ参照］。彼女は自然療法医として、今やメタ・ジェニックス社でトップクラスの人気と実力を誇る健康教育者に成長していました。そのクリスティの２００２年秋の講演ツアーから、ＦＳＭ（特定周波数微弱電流）の宣伝がスタートしました。２００３年1月から3月までに18都市で開催されたメタ・ジェニックス社の最高科学責任者ジェフ・ブランドの講演ツアーでも、各会場の後方にＦＳＭの展示ブースが設けられました。私たちは金曜日に飛行機で出発し、土曜日にジェフ・ブランドは何百人もの聴講者に対して栄養生化学が健康管理にいかに役立つかを説きました。その晩に再び飛行機に乗って次の会場へ移動し、日曜日にもジェフ・ブランドは聴講者を魅了しました。土曜日も日曜日も私は講演のあいだ会場後方で来場者に応対し施術をしました。そして月曜日に帰宅するという過酷なスケジュールでしたが、終始ジェフ・ブランドと共に行動したおかげで彼と打ち解けました。ジェフ・ブランドはＦＳＭ療法を支持してくれましたし、私も彼の発信力と情熱に感嘆するばかりでした。私たちは終生変わらぬ友情を築きました。ＦＳＭ療法も、機能性医学コミュニティにおいて不動の地位を得ることができました。認定ＦＳＭプラクティショナーは機能性医学の枠組みの中で健康について考えていきますので、確固たる核ができたことになります。

３か月間のツアー中、展示ブースや機内での空き時間に７００枚のスライドを作成しました。

2003年4月から2004年にかけてポートランドで開催する、全12回のFSMコースで使うための資料です。医師、カイロプラクター、自然療法医、鍼灸師、スポーツ専門医など、あらゆる医師たちが各回30～40人出席することになっていました。

ここでチャールズ・ポリキンについて紹介させてください。チャールズは、一流ボディビルダーや重量挙げ選手など、スポーツ各界のプロ選手、オリンピック選手を担当している世界的にも有名なトレーナーです。世界中のだれよりもパフォーマンス生化学を深く理解し、厳しい練習と徹底的な栄養指導をおこなっている彼が、2002年、クリスティ・ヒューズの講演時に私のブースに入ってきました。そのとき私は彼を知りませんでした。チャールズはブース内に展示していた図表を眺め、サイトカインのデータに目を留めました。炎症が運動のコンディショニング［最高の能力を発揮できるように健康面・肉体面などの状態を整えること］やパフォーマンスの敵であることを、チャールズは私よりもよく知っていました。FSMの効果を彼は周囲に話してまわり、おかげでスポーツ医学カイロプラクターのふたりから4月からのFSMコースへの申し込みがありました。

ひとりは、キース・パインです。米NFL（ナショナルフットボールリーグ）のチーム《オークランド・レイダーズ》のトレーニング・ルームでビル・ロマノフスキーを施術しているカイロプラクターでした。セミナーから2週間後の午後にビル・ロマノフスキー本人がポートランドにある私のクリニックにやってきたので、キースはセミナーで話した内容を気に入ったに違いありません。おかげで《ターフトゥ（足の第1趾の付け根の関節やその周囲組織の損傷）》の療法もわかりました。ただ私は、フットボールは好きですが熱狂的なファンではなかったので、こんなに有名な選手から高い評価をいただけた光栄を十分に味わいそびれてしまいました。人懐こくて背が高く、歯を見せてニッコリと笑い、そのうえとんでもなく運動神経の良い彼はとても魅力的でした。初恋をしたときに似た周波数が出ていると思われたかもしれません。

もうひとりはアトランタのカイロプラクター、マイク・ハトラックです。NFLの《サンフランシスコ・49ers》でプレーしていた頭脳派ワイドレシーバー［アメリカンフットボールのポジションの一つで、クオーターバックの投げるパスを専門に受ける］、スーパースターのテレル・オーウェンスを担当していたことが後でわかりました。

ふたりから良い報告を聞いたのでしょう。第1回のクラスから1か月後にチャールズ・ポリキンから電話がありました。《チャールズのチーム》のためにFSM（特定周波数微弱電流）スポーツセミナーを開きたいとの申し出でした。2002年5月、アリゾナ州フェニックスに集合したチャールズが指導する20人のスポーツセラピストに、周波数を使った新鮮損傷の療法、古傷による痛みを軽減する療法、パフォーマンスを向上させる施術法を、2日間で集中して学んでもらいました。チャールズのチームは米国でも選りすぐりのセラピストたちです。周波数療法をプラスした手技療法の訓練実習は、熱気に満ちていました。強健な男性セラピストたちは、疼痛患者に眠気をもたらすエンドルフィン反応に魅せられ興奮したようでした。生産的で賑やかな週末でした。

数週間後にサンフランシスコでの基礎コース開催を控えたころ、2本の電話を受けました。1本はバディ・プリムからでした。個人トレーナーとして何人もの一流選手と契約している彼から、サンフランシスコでの月曜日のセミナーの後、ホテルの宴会場で《彼の選手たち》――ほとんどが《サンフランシスコ・49ers》のオフェンスラインマン［ブロックを専門とする攻撃側のポジション］だと後でわかりました——に施術をしてくれないかと頼まれました。きっとマイク・ハトリックがFSM療法を心から称賛し、バディに勧めてくれたのでしょう。そこで初めて私は、テレル・オーウェンスとトニー・パリッシュに会うことになります。もう1本はキース・パインからで、火曜日にオークランドまで来てほしいとのことでした。オークランド・レイダーズのトレーニング・ルームで、ビル——ロモ［ロマノフスキーの愛称］と呼ぶことに慣れませんでした——たちを施術することになりました。

数週間が過ぎ、月曜日が来て巨人のように壮健な選手たちを診ると、彼らは慢性損傷を放置したために機能障害を起こしていました。施術は無事に成功し、パフォーマンスの向上をすぐに実感したようで、深く感謝されました。

火曜日にはタクシーでレイダーズの洞窟のような施設を訪れました。選手たちが練習を終えてクールダウンをしているあいだにキース・パインは私を急き立てて中に入れ、私たちはトレーニング・ルーム内に施術スペースを整えました。ここで私は、周波数の特定性について大きな学びを得ることになります。キースは、日曜日の試合でハムストリング［太ももの裏側の筋肉］の腱に怪我をした選手を施術していました。

「痛みが消えないんだ。昨日も今日も腱の炎症に対応する周波数《40／191》を1時間流したんだが、まだ痛みがある。何が間違っているのだろう？」

手を伸ばし、かたく張った腱を感じてみました。炎症の感触はありませんでした。ところが腱の

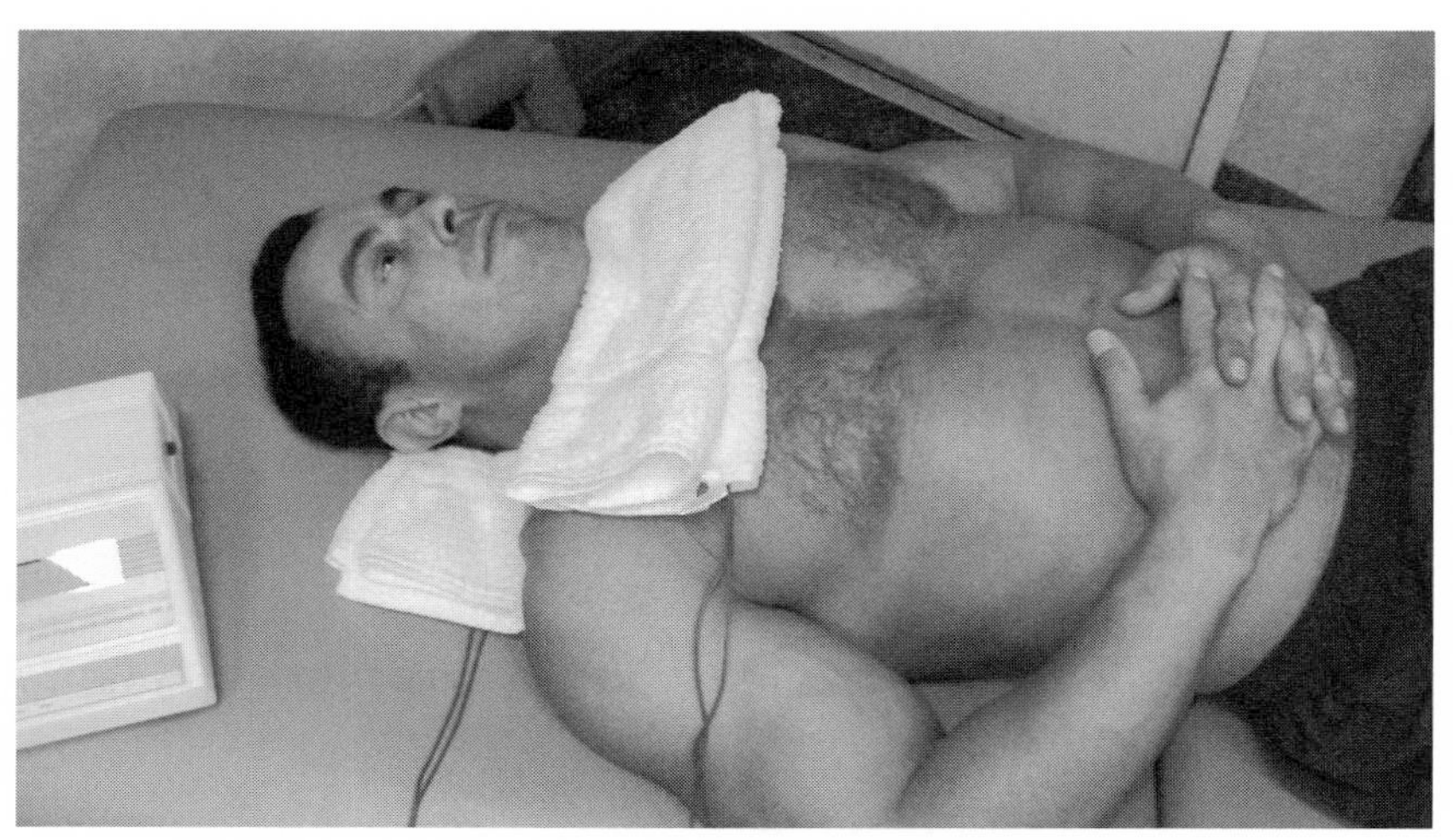

写真 5.1　2003 年の FSM スポーツセミナーで、頚部の施術の姿勢をとったチャールズ・ポリキン。首の下のタオルの中にプラスのリード線、胸部のタオルの中にマイナスのリード線をつないでいる。ふたつのチャンネルから流れる周波数は、後頚部 - 胸部間で混じり合い、期待どおりの施術効果を生み出す。

真下にある液状の滑液包を押したとき、選手はピクッと身体をひきつらせたのです。フットボール選手は痛いと言わないので、身体の反応を見なくてはなりません。彼が痛みに反応したのは腱ではなく、腱の下にある小さなジェル状のクッション――滑液包でした。滑液包の周波数は195ヘルツで、腱の周波数とわずか4ヘルツしか違いませんが、炎症の周波数と組み合わせて《40／195》を流すと、滑液包の圧痛は15分ほどで消えてしまいました。手で探るとようやく腱や骨を感じられるようになりました。腱はひざのすぐ下にある、痛みに敏感な骨膜に織り込まれているのですが、そこに痛みを伴う豆粒大の腫れがありました。怪我の影響が骨膜にも及んでいるとわかり、骨膜

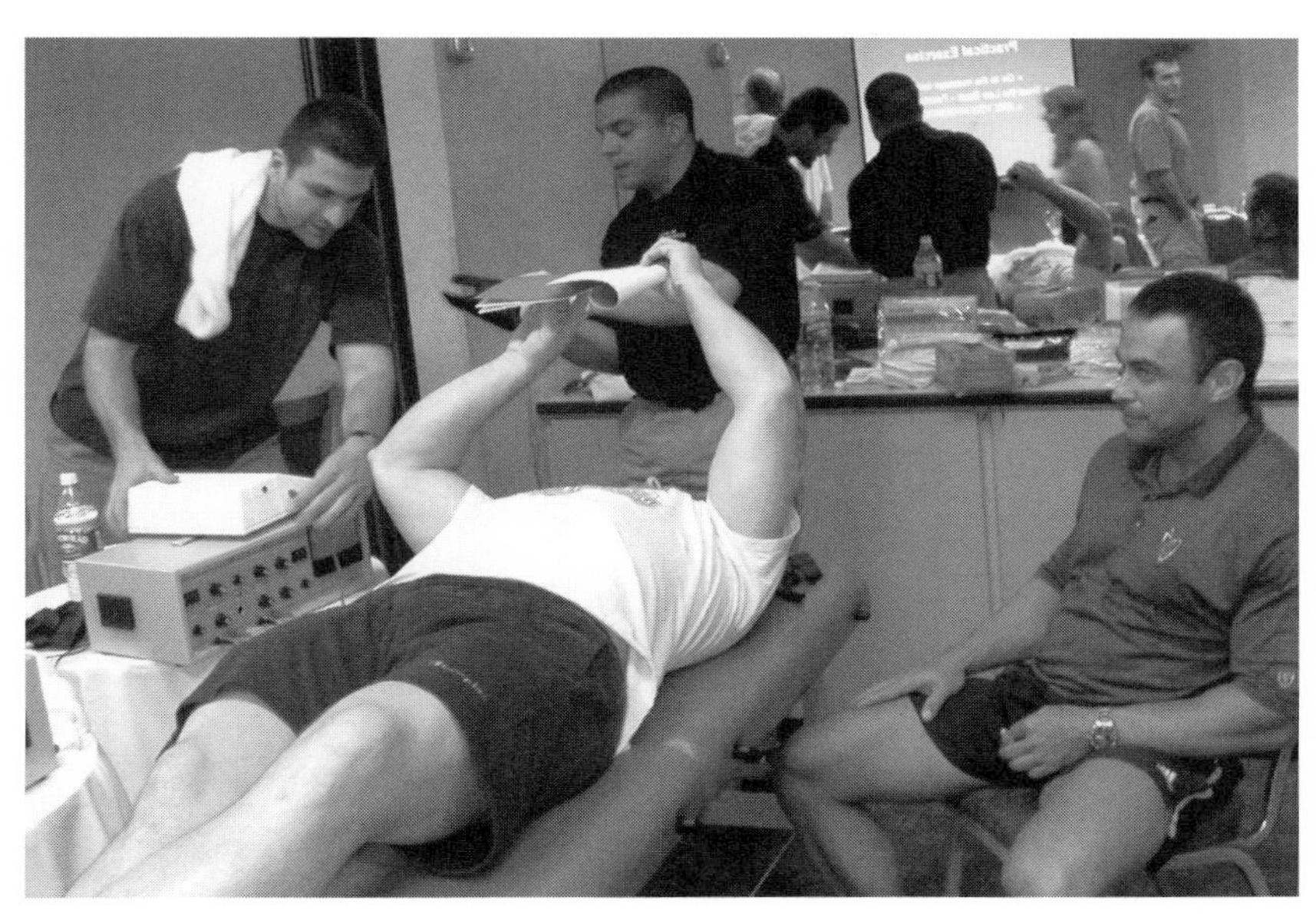

写真 5.2　実習の様子を見学するチャールズ・ポリキン。写真では控えめに見えるが、熱気と興奮が渦巻いていた。

の炎症を軽減する《40／７８３》に周波数を変更。計30分で施術は終了しました。周波数がいかに固有であるかを改めて学びました。４ヘルツというわずかな差であっても、効果はこのように大きく違います。

２００３年は時間が飛ぶように過ぎました。メタ・ジェニックス社は全米でクラスを開催し、どれも熱心な新規受講者で満席になりました。一方、過去5年間に何らかのクラスに参加した《卒業生たち》は、アドバンスコースが年に一度しかないことで退屈していました。症例報告を互いに発表し合う学びの場を求めていたので、２００３年12月、私たちは初のＦＳＭ（特定周波数微弱電流）シンポジウムを企画しました。

昔も今もプラクティショナーたちの症例報告にはワクワクします。さまざまな医療専門家が、周波数やレゾナンス・エフェクトによって患者を回復に導いているのです。私には考えにも及ばなかった使い方もされています。ナオミ・ケリーはポストポリオ症候群、スコット・バーグマンはクローン病、マギー・コフマンは間質性膀胱炎、ゲーリー・グリフィンは不妊症を6症例施術……。ノーリ・コリアーは糖尿病性神経障害を施術して、つま先を切断するところだった男性患者を救いました。症例発表は、これからも私の最大の楽しみであり続けるでしょう。

医学では《経験談の寄せ集めはデータではない》といわれていますが、実際には経験談からはじまります。経験談とは成功事例、すなわち症例報告の共有です。効果があったとわかれば精査をし、逸脱的変数の排除を試み、データを収集して論文として発表するのです。

『エネルギー医学の原理――その化学的根拠』の著者で国際的にも有名なジェームズ・オシュマンが、シンポジウムの基調講演をおこなってくれました。ジム（ジェームズ）は2001年の私たちの出会いから語りはじめました。あの日、メリーランド州にある小さな街ベセスダのエンバシー・スイーツ・ホテルの1室で、私が旧式の青い装置を使ってジェイ・シャーのトリガーポイントに周波数を流していたとき、103人のFSMプラクティショナーで満員のきらびやかな大ホールに足を踏み入れて、ジムは驚いた様子で言ったものです。「すごい。君は何をしているんだい？」

ジム・オシュマンには、私たちが目にしている事象の背後にある物理学を説明する天賦の才があります。当然だと思っている日常の世界が、彼にかかれば驚くほど魅力的な世界に変わりました。レゾナンスとは何か、どのように働くのかという話にも、聴衆は熱心に聴き入っていました。説明を終えると、ジムはちょっとしたデモンストレーションをおこないました。全員を立たせ、「オーム……」と、瞑想の音節をハミングさせたのです。音の振動が空間を満たしていくにつれて部屋も振動をはじめ、エネルギーが変わったのを感じました。

突然ひらめいて、ジムはにっこりと笑いました。指示を受けた私たちはすぐに微弱電流機器《プレシジョン・マイクロ》を会場前方の中央通路に移動させ、電源を入れました。そして装置の左側にいた人に片方のグローブを、右側にいた人にもう片方のグローブを手渡しました。準備が整うと、ジムは部屋の全員に手をつながせました。最後列の両側のふたりが手をつないだ瞬間、装置がピカッと光り、導電率計の針が振れました。103人全員に電流が流れ、周波数が流れたのです。

私はコンカッション（震とう症）・プロトコルのはじめにある《感情的緊張を緩和する：970／200》のボタンをタップしました。セロトニン濃度を高め、幸せな気分になることが実証されている周波数の組み合わせです。レゾナンスが音を増幅しているのか部屋にはパワフルなエネルギーが色濃く満ち、脈動しながら骨にまで伝わってきました。もっと素晴らしいものにしようと、《喜びを取り戻す：970／33》を実行しました。これは感情的要素をサポートする周波数の組み合わせです。クスクスと笑い出したくなるようなエネルギーのうねりが生まれ、止まらなくなってしまいました。ジムは割れんばかりの拍手の中を降壇し、初のＦＳＭ（特定周波数微弱電流）シンポジウムは、このうえなく幸せな形で幕を下ろしました。

年が終わるころにはポートランドの自宅を20歳になった息子のアダムと彼の友人たちに貸し、私は川を渡った先のワシントン州バンクーバーへと引っ越して2004年を迎えました。2月にはフェニックスでアドバンスコースを開催し、それを滞りなく終えて、ようやくのんびりとした週末を堪能したのは3月上旬でした。ところが、映画を楽しみ、食料品店で少し買い物をして、さてバンクーバーに戻ろうと車の後部座席に買い物袋を乗せた、そのときでした。胸に温かくほとばしる何かを感じたのです。驚いてジョージ・ダグラスに電話をしました。温かい何かは圧迫感に変わり、さらには搾り上げるような圧力となり、痛みで呼吸ができなくなりました。

「ポートランドの次の出口を降りると病院がある。そこへ行くんだ」。ジョージは必死に訴えました。

「家に戻りたいの。土曜の夜に、ポートランドいち治安の悪い地域の外傷センターに行って、銃で撃たれた患者とベッドと看護士を奪い合うなんてまっぴら。致命的な状態ではないわ」

ジョージの訴えを無視し、喘ぎながらバンクーバーの出口までどうにか車を走らせましたが、押しつぶされるような胸の痛みについにあきらめ、自宅から2ブロック離れた幹線道路で車を停めました。救急車の中でニトログリセリンを投与されると、痛みは消えていきました。バンクーバーの病院は満床だったため、ポートランドのアドベンティスト病院でひと晩を過ごしました。私のお気に入りの病院です。心電図は正常で、心臓発作ではありませんでした。月曜日にCTスキャンと運動負荷心電図検査（ストレステスト）を受けるよう指示されて、病院から解放されました。

しかし、そのストレステストで引っ掛かりました。心拍を早める薬剤で正確に4分間負荷を与え、その効果が消失して10秒後に評価するテストですが、私は身体をアーチ状に曲げ、汚い言葉を吐いてしまったのです。私も、私の様子をじっと見ていた長身痩躯（そうく）の心臓専門医も、すぐに心電図を見ました。本来あるはずのない位置に大きな突起があらわれていました。悪態をつきながらうめいている私に、彼女は数秒でニトログリセリンの3経路投与を実施。胸部にはテープを貼り、舌下にも投与し、さらに静脈注射をしてくれました。痛みが消えると、心臓の動脈を見るために血管造影検査をする必要があると説明されました。

私が反対したので心臓専門医は驚いたようでした。「必要ないわ。危険因子は全くない。先週ベテスダで内科医の友人に心臓の精密検査をやってもらったばかりだけど、すべて正常だった。私は病院で心臓療法薬を売っていたことがあるの。インデラルというベータ遮断薬よ。血管造影検査時に私が心臓カテーテル検査室で死亡する確率は何パーセント？」

彼女は唖然としながらも率直に答えてくれました。「あなた、知ってるのね」

「ええ。確率は？」

「血管造影検査で死に至る確率は1000分の1。でも私は、一度も失敗していない」

「腕がいいのね。それとも次がその時なのか――。カイロプラクターなら、その確率だといつか必ず失敗する」

心臓専門医が笑い、ふたりして緊張が解けました。彼女が正しいことはわかっていたので、私は同意して血管造影検査を受けました。動脈はとてもきれいでしたが、心臓の左側に血液を供給する主幹動脈に問題がありました。98パーセントが詰まっていたのです。正確には冠動脈狭窄症といい、致命的な心臓発作を初めて起こした人の85パーセントが陥る病です。その日の夕方に手術をおこない、動脈を開いてステント［血管を内側から広げるために使用する、金属性の網目でできた筒状の医療機器］を留置することになりました。私の息子と娘、アダムとウェンディが病院に駆け付けてくれました。そして、アダムが連絡をしたのでしょう。ストレッチャーで手術室へ運ばれる廊下で突然ジョージ・ダグラスまであらわれ手を握ってくれたので、びっくりしました。退院後も、自宅にひとりでいるのは危ないからと、ジョージは私が回復するまで1週間そばにいてくれました。私たちの友情は、付き合いはじめたころの打ち解けた関係へと戻りました。

ステントを留置する前は、スケジュールがぎっしり埋まっていました。週末はいつもセミナーや会議で遠方へ出張していましたし、その前後は毎日、複雑な難治性疼痛患者の予約が入っていました。飛行機に乗る直前まで施術をし、出張から戻るとすぐにまた患者を施術する日々だったのです。ステントの留置後はスケジュールを入れるのを抑えるようにしました。時にはゆっくり睡眠をとり、難易度の低い患者の施術はパートナー医師に任せ、仕事量を減らしてセミナーに臨むようにしました。ストレスが減ると心臓も行儀よく振る舞っていましたが、そんな穏やかな生活は２００4年12月20日月曜日の朝、クリニックにかかってきた電話に出るまでのことでした。数々の一流選手と契約している個人トレーナー、バディ・プリムからの電話でした。

バディ・プリムの声は沈んでいました。「テレル・オーウェンスが怪我をした。今はフィラデルフィア・イーグルスに移ってプレーしているんだが、昨日、下腿を骨折し、足関節の靭帯を切ってしまったんだ。昨夜、彼のＦＳＭ（特定周波数微弱電流）ユニットで施術をしたが、明朝に手術をする。本人は6週間後のスーパーボウルに出たがっていてね。彼のカイロプラクター、アトランタのマイク・ハトラックから、あなたにＦＳＭ療法を依頼するように言われた。スーパーボウルまでに回復させられるのは、あなたしかいない、と」

私は息をのんで頭の中で確率を計算しました。新鮮損傷の場合、損傷から4時間以内に正しい周波数を使用すれば奇跡的な効果が得られます。骨折、外科手術、自動車事故による損傷が、4時間以内に施術すれば6週間どころか3週間で治るのです。完治するでしょう。すべて順調にいけばという条件付きですが、私たちなら成功する可能性があると思いました。

「私たちならできると思う。手術が終わるまでに私が到着できれば」

すぐにフライトが手配され、私はそれ以降数週間の診療をすべてキャンセルして夜行便に搭乗しました。手術直後にフィラデルフィアに到着し、病院の待合室でバディ・プリムに会い、手術の説明を受けました。手術は下腿骨（かたいこつ）をワイヤーで固定するものでした。正常ならば骨を固定してくれるはずの分厚い結合組織が裂けてしまっていたためです。足首の外側の靭帯が骨から剥がれていました。下腿の外側の細い骨、腓骨の「開放性らせん状骨折」［骨が皮膚を破り、ねじれるように折れる骨折］については、腓骨は筋肉を支える骨であり、体重を支える骨ではないからと懸念されていませんでした。

無事に手術を終えたテレル・オーウェンスが、看護師たちに笑顔で手を振りながら車椅子に乗って出てきました。そしてまっすぐ自宅に戻るストレッチリムジンへ。私たちも一緒に乗り込みました。私はすぐにスネを保護しているギプスブーツ上部のひざ周辺とガーゼ下に覗くつま先の上にプローブパッドを付け、帰る道すがら長いリムジンの座席で施術を開始しました。何しろ、たった6週間しかないのです。

家の前で車を降りたテレルはバディに付き添われて松葉づえで雪道を歩き、ファミリールームに入りました。長いソファに横になり眠ってしまったので、私は彼に再びパッドを装着し、そのまま夜まで足元に座って施術を続けました。彼は夕食時に目を覚まし、夕食を食べ終えるとまたソファで眠りました。私も彼の足元に座ったまま仮眠し、周波数を変えるタイミングで起きるというひと晩を過ごしました。

出血を止める周波数、外傷の衝撃を修復する周波数、炎症を軽減する周波数を、ひざからつま先までの多数の損傷組織と組み合わせて流さなくてはなりませんでした。彼の怪我にはそのすべてが必要でした。周波数を変えるべきタイミングについては、このときはまだたぶんに直感にも頼っていたと思います。事実、この施術プロトコルをしっかり確立したのはこの6年後の2010年です。24時間連続で周波数療法をおこなう場合、患者にスタミナがあるという条件も不可欠でした。周波数と電流が回復させせようとしても、組織が健全でなければ反応は起きません。

翌朝、チームトレーナーのリック・バークホルダーが年俸600万ドル（約7億円）のワイドレシーバーの様子を見に訪れました。手術の翌日ですから、「よし、傷口を見せてくれ」と言ったときのリックは険しい表情をしていました。この種の手術では、見苦しいほど青黒く腫れているのが普通です。ところが保護ブーツを開き、包帯をほどくと、全員が思わず二度見して覗き込みました。あるはずのものがなかったからです。傷は消え、腫れもすっかり治まっていました。

驚きのあまり、数分間だれも口がきけませんでした。リック・バークホルダーが、賢明な質問で静かに沈黙を破りました。「君がやったことを、どう捉えたらいい？」

「目の前の事象を信じるしかないわ。ひどい傷跡を予想していたでしょうね。似たような施術をしてきたけれど、私もここまでの効果を見たのは初めてよ」

その日も24時間連続で施術をしました。テレル・オーウェンスは水を飲み、眠り、健康維持に必要な食事をとりました。バディ・プリムのクライアントが常食に許されたのはサーモン、米、ブロッコリー、抗炎症食だけでした。小麦とジャガイモは禁止され、牛肉は週に一度だけ許可されました。テレルのエージェントが気を利かせて手配をしてくれたので、私はクリスマス・イブに自宅へ戻ることができました。笑い声に包まれて夕食をとり、たくさんおしゃべりをしました。

テレルは、クリスマスの翌日には深さ約1メートルの室内温水プールで、濡れないように脚をビニール袋で保護した状態で水中ランニングマシンをしていました。チームトレーナーのリック・バークホルダーが注意深くその様子を観察していました。スーパーボウルでプレーするためには怪我を癒やすだけでは不十分でした。怪我をする前のコンディションに戻さなければプレーすることはできません。

翌週、再びテレル・オーウェンスのもとへ飛びました。彼の家に到着したのは正午ごろでしたが、そのとき彼はガールフレンドと前庭で雪合戦をしていました。かばうことなく脚に体重をかけ、歯を見せて幸せそうに笑いながらスニーカーを履いて駆けまわっていたのです。選手生命を終わらせるほどの手術をした6日後です。「キャロル先生！　待ってた。施術をはじめてくれ！」

2週目。テレルは、リビングの高圧室で睡眠をとりはじめました。施術は週に6日、1日6時間おこないました。私を含めて常時5名が施術に当たり、週の半分はアトランタにあるマイク・ハトラックのオフィスからFSM（特定周波数微弱電流）プラクティショナーの応援が来ました。テレルは全員

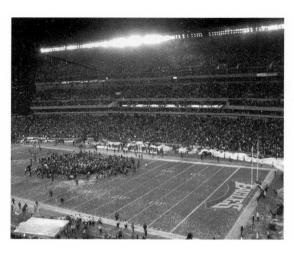

写真5.3　フィラデルフィア・イーグルスがディビジョン・チャンピオンシップで優勝した瞬間の、スタンド席からの眺め。紙吹雪が舞い、祝賀ムードに沸いた。次の行き先は、スーパーボウルだ。

に客室を用意し、航空券や食事代を負担し、報酬を支払いました。何が何でもスーパーボウルでプレーしたかったのです。長年の友人たちも彼を支えていました。彼の家に遊びに来て普通の32歳の人々と同じように屈託のない会話を交わし、一緒にゲームや映画を楽しんでいました。

3週目。ディビジョン・チャンピオンシップでフィラデルフィア・イーグルスが優勝。試合終了後はテレル・オーウェンスと彼のボディーガードがV字になって押し寄せるファンから私と彼のガールフレンドを守り、車へ連れていってくれました。テレルの激しい公の生活を少しだけ垣間見て、その後はトレーニング施設で、リック・バークホルダーに見張られる中での施術に戻りました。いよいよ確実に、テレルをスーパーボウルに間に合わせなければなりませんでした。

次にすべきは修復した組織を軟化させる施術でした。4週目を迎えるころには施術可能な状態となっていましたが、瘢痕組織を完全に溶解する周波数はスーパーボウルの前の週まで使用することができませんでした。やりすぎてしまった場合、元に戻す時間がないからです。少しのミスも許されない状況でした。

「全治18週間で選手生命は終わり。テレルは自暴自棄になっている」。外科医は会見でも文書でもそう公表したので、《テレルにドクターストップ》とマスコミが食い付きました。恰好のネタだったのでしょう。リック・バークホルダーは「4週目の終わりにX線で骨折の治癒を確かめ、ビデオ画像解析で靭帯の安定を確認できたため、チームドクターが練習を許可した」と応戦しました。5週目、私はいったん自宅へ戻り、スーパーボウルの地、フロリダ州ジャクソンビルへと向かう日まで待機となりました。

テレル・オーウェンスは火曜日にジャクソンビル入りしましたが、たった20ヤード（約18・2メートル）で下腿の筋肉がけいれんをはじめて走れなくなり、現場に緊張が走りました。水曜日、私もフロリダへ飛び、空港から施設へと直行しました。そしてついにスタジアム奥の冷たいコンクリート部屋で、悪さをしている瘢痕組織の溶解に着手しました。瘢痕化して神経や骨と癒着した筋肉はうまく収縮できません。無理に動かそうとするから、けいれんが起きるのです。瘢痕組織を解除し、この機能不全を正すべきときでした。

瘢痕組織を解除する周波数の58ヘルツと13ヘルツは効果がとても高いため、通常は怪我から6週間経たなければ使用できません。まだ5週間半しか経っていませんでしたが、私たちは前倒しを決行しました。施術する《組織》を定めてリストから周波数を選択。FSM（特定周波数微弱電流）療法と並行してマッサージ療法士のブライアン・グロッツバッハが、強い力で下腿の筋肉を容赦なくもみほぐしました。そうして私たちは数か月かかる施術を3時間で済ませました。テレルは《治る》という結果に集中し、決して怯みませんでした。本当に素晴らしい意志の持ち主でした。筋肉は通常、素早い動きにも対応できるよう滑走性を有しています。瘢痕組織がこの筋肉の滑走を阻害していたため、バラバラにほどく必要があったわけです。木曜日にも２時間の施術をおこない、施術は成功しました。アトランタからマイク・ハトラックも駆け付けて、ピシっと音を鳴らしてテレルの足首を調整しました。冷静かつ驚嘆すべき技術でした。

金曜日。テレル・オーウェンスはまるで怪我などなかったかのような走りを見せました。日曜日の試合ではパスをつかんで約１４３メートルを走り、３タッチダウン。テレルをここまでの回復に導いたＦＳＭ療法は記事になってもおかしくありませんでしたが、チームはテレルの施術を極秘にし、フィラデルフィア・イーグルスも負けてしまったため、テレルがどのように回復したかを知る人はごく少数にとどまりました。そしておそらく、これも試合に負けたためですが、勇敢な投資をして復帰した彼に、チームのだれひとりとして感謝を示しませんでした。若い心は傷付き、それはマスコミの前で怒りとなってこぼれ、ダラス・カウボーイズとトレードされる結果となりました。フェアではないと感じましたが、これがアメリカンフットボールの現実のようです。

しかし結果的には、テレル・オーウェンスの回復劇はあらゆるプロスポーツ界で語り継がれ、２００４年以降、私の診療の柱も２本になりました。慢性疼痛患者の施術と、一流プロアスリート選手の施術です。選手たちが来院するときはチームが終日の報酬を支払い、私はプライバシーを守りながら施術に専念しました。アメリカンフットボール選手はとても壮健です。１日６時間の施術にも耐えることができ、数か月かけておこなう手技施術やトレーニングでも起こせない変化を生み出しました。私は一日じゅう施術のみに集中することができました。有名選手の施術ではプライバシーの保護も仕事のうちですから互いに好都合でした。

アスリートの施術によって露わになった課題もあり、多くの学びが得られました。施術を受けた本人だけでなく、後進の学生にもその後に来院した患者にも恩恵がもたらされたと思います。

例えば《肉離れ》だと思い込んでいた損傷が、実際はそうでなかったケースがありました。フィラデルフィア・イーグルスから依頼された、ハムストリングスと胸筋を損傷した選手を施術したときでした。胸筋は前の年に約113キログラムのベンチプレスをしているときに肉離れが起きたそうで、何とか施術できないかと訊かれました。このオフェンスラインの選手は体重が118キログラムで、体脂肪率は16パーセントしかありませんでした。ツヤツヤと黒く光る冷蔵庫から腱と腕がニョキっと生えているような……まるで冷蔵庫が施術ベッドに座っているようでした。会話の糸口に、大学で何を専攻していたのか訊いてみました。「お決まりのビジネス学だろう」という予想に反して、「土木構造工学です。高速道路の立体交差を建設する会社に勤めています」とその選手は答えました。これからは外見で決め付けるのはやめようと思いました。小柄で上品な彼の妻はチアリーダーに見えましたが、建築技術者でした。思い込みというフィルターを外すことの大切さを学びました。

ハムストリングスの施術はとても簡単だったので、数時間で終えて胸筋の施術に移りました。輪郭のはっきりした素晴らしい胸筋でした。両手を前方へ押し出して胸筋を収縮させると、右側は大きなカントリーハム［米国南部で生産される塩辛いハム］のように円形に盛り上がりました。けれども左側は束状になって8の字にねじれ、ハムというより分厚いメビウスの輪のようでした。これを見て周囲は肉離れを起こしたと思ったのでしょうが、筋肉縁は正しい場所で骨とつながっており実際には分離していませんでした。単に出血が起きただけで、それが瘢痕化を招いたのかもしれないと思いました。目の前にあらわれている事象を信じました。肉離れでないとしたら、瘢痕化です。

仰向けに寝かせてリード線を背中の下に敷き、グラファイトグローブを湿らせた温タオルに包んで胸の上に置きました。瘢痕組織を溶解する周波数を30分間実行し、周波数が振動して架橋結合を解除しているあいだ、私はギュッとかたまって短くなった線維を指で解きほぐしていきました。筋肉の周波数62ヘルツ、筋膜の周波数１４２ヘルツ、神経の周波数３９６ヘルツ、結合組織の周波数77ヘルツを、瘢痕化を除去する13ヘルツと組み合わせて流すと、期待した効果があらわれました。施術を終えてタオルを取り、胸筋を動かしてもらうと、大きくたくましいカントリーハムのように滑らかな胸筋が左右対称に盛り上がりました。怪我をした左胸筋の部位に指先大のくぼみが見えました。メビウスの輪のようになってしまった原因は、やはり出血と瘢痕化だったのです。

続いてプロマラソンランナーのオーストラリア人女性のケースを挙げてみましょう。彼女は26歳で、しなやかで筋肉質な身体の持ち主でした。14か月のあいだに3回もハムストリングスを故障し、休業を余儀なくされていました。２００5年9月、そんな彼女をゴールド・コーストでのＦＳＭ（特定周波数微弱電流）コースに受講生のひとりが連れてきました。彼女のトレーナーも一緒で、トレーナーは明らかに苛立って見えました。プラクティショナーもトレーナーもハムストリングスの損傷は大殿筋（だいでんきん）の衰えが原因と考え、大殿筋の施術を望んでいました。彼らは大殿筋の働きを含めて説明してくれました。

《大殿筋》は臀部にある大きな筋肉で、股関節を伸展させて、かかとを押し出したまま脚を後方へ上げる機能を持っています。この大殿筋が弱いと太腿の裏側を走るハムストリングスがその働きをカバーしようとするのですが、本来はそのように設計されていないため故障してしまいます。大殿筋が弱すぎると、作用効率が悪いのです。

トレーナーは何か月間も大殿筋を鍛え、コンディショニングを試みた結果、ここに問題があるという結論に達したようでした。マラソンランナーにうつぶせの状態からひざを曲げたまま片脚ずつ上げてもらいました。左脚はトレーナーが上から全力で押しても動きませんでしたが、右脚は半分の力で下がりました。大殿筋が弱っているとしたら、この状態で再びハムストリングスを損傷すればもう、過去3回のように簡単に修復させることはできないでしょう。

静寂の中、私の頭の中ではカルテと診察結果が衝突していました。つじつまが合わなかったからです。

「大殿筋は身体の中でもっとも強い筋肉のひとつよ。プロのマラソンランナーの大殿筋が、急に弱るなんてことがあるかしら？　納得がいかないわ」

この部屋のだれひとりそんな疑問を持っていないことを、彼らの困惑顔が物語っていました。テレル・オーウェンスの下腿に瘢痕組織がつながってできあがっていたイメージが、閃光のように明滅して目の前によみがえりました。瘢痕化が神経に及ぶと筋肉は収縮しません。瘢痕化した神経を筋肉が引っ張っている場合も、おそらく同様です。プラクティショナーもトレーナーも、とても優秀な人物でした。そんな彼らの施術でも大殿筋が改善しなかったとしたら、大殿筋が原因ではないのでしょう。

原因は大殿筋だという主張を無視してマラソンランナーを仰向けにし、大腿部の前面筋肉層のあいだを神経が扇状に走っている部位を確認しました。すると鼠径部と大腿筋群に原因が見つかりました。大腿部近位の内転筋にかたい圧痛点があり、軽く圧をかけると彼女は痛みでビクッと反応しました。

「鼠径部の怪我をしたのはいつ？」

鼠径部の怪我はカルテに記載されていなかったので、質問されてマラソンランナーは少し驚いていました。

「え？　1年半くらい前よ。どうして？」

「大殿筋は弱ってない。神経にくっついている大腿部前面の筋肉を引っ張らないように、脳が大殿筋に制限をかけているだけ。たぶんね。試しに施術してみましょう」

神経と瘢痕組織の施術は、アスリートであろうと疼痛患者であろうと簡単です。神経が起始する腰部と、神経束の末端であるひざにリード線を接続し、まずはチャンネルAから40ヘルツ、チャンネルBから396ヘルツを流して神経の炎症を軽減させました。この周波数の組み合わせで痛みは和らぎますが、組織を軟化させる働きはないため、次いで瘢痕化の13ヘルツ、神経の396ヘルツ、筋膜の142ヘルツを使用し、同時に軽いタッチでそっとマッサージを加えながら神経と筋膜間にある瘢痕組織をほぐしていきました。瘢痕化した架橋結合がほぐれるにつれて圧痛点も溶け、施術は20分で完了しました。

大殿筋の強度が変化したかどうか、彼女をうつ伏せにしてすぐに確認しました。大殿筋は左右とも100パーセントの力を取り戻していました。トレーナーは突然の回復に驚いていましたが、すぐに理解したようでした。大殿筋は弱っているのではなく、抑制されていただけでした。大殿筋が股関節を力強く後方に伸展させると、前方にある瘢痕化した神経を守ろうとして、力を半減するよう脳が大殿筋に指令を出していたのです。脳からすれば完璧なロジックでした。脳の働きを、周波数療法が証明した形になります。大殿筋は元に戻り、ハムストリングスへの危険も去り、マラソンランナーは再び走りはじめました。

思い込みを捨て、見たいものではなく目の前の事象を信じることです。通常のやり方で解決しないときは、想定外の可能性も考慮に入れながら目の前の事象に集中しましょう。

次は、肩に約317キログラムのウェイトを乗せてのスクワット中に、大腿上部で筋断裂を起こしたミロス・シャシブの例です。外科手術で筋肉を接合し、1年間強化リハビリをして輪郭のはっきりしたたくましい筋肉を取り戻しましたが、ひざから13センチメートルほどにある部位だけが、収縮せずに萎縮して平坦化したままでした。ミロスはチャールズ・ポリキンの友人のクライアントでした。チャールズ・ポリキンが私の施術を受けさせようとロサンゼルスのセミナーにふたりを連れてきたのは、ある金曜日の夜のことでした。

まずは自分の仮説に基づいて施術をしました。大怪我と手術によって瘢痕化した腰部からひざまでの筋肉と神経、骨の組織に周波数を流しました。変化はありませんでした。

目の前の事象を観察しました。患部をもう一度見て、考えました。萎縮して平坦化した筋肉が見えました。なぜ平坦化したの？　どうして収縮しなかったの？　神経は筋肉を収縮させるわ。筋肉が断裂したときに神経も損傷を受けたのかしら？　きっと損傷した神経が炎症を起こしているんだわ。炎症の周波数を使ってみよう……。神経の周波数396ヘルツと炎症の周波数40ヘルツを組み合わせて流すと、平坦化した筋肉が盛り上がりました。ミロス・シャシブが浮かれて二度収縮させたので、私たちは歓声を上げました。しかし再び平らになって落胆。同じ施術をするとまた盛り上がりましたが、ミロスが二度収縮させると平らに戻ってしまいました。

再び患部を見て考えました。神経はどうやって筋肉を収縮させる……？　神経はアセチルコリンを分泌し、この化学物質が筋肉を収縮させる受容体を刺激するわ。炎症が軽減すると、神経は筋肉を二度収縮させるほどには回復した。では、この二度の筋収縮でアセチルコリンを使い果たしてしまったとしたら？　分泌を増やす周波数を神経の周波数と組み合わせて使用してみてはどうだろう……？過去に試したことのない組み合わせでしたが、やってみる価値がありました。40ヘルツで筋肉を盛り上げ、続いて神経伝達物質が途切れないよう《分泌を増加させる》81ヘルツの周波数を神経の周波数と組み合わせて使用すると、約10分間で施術は完了しました。平らに戻ることのなくなった筋肉は、その後ミロス・シャシブとチャールズ・ポリキンのもとで強化されたはずです。

目の前にある事象を信じてください――見たいものではなく。

カリフォルニア州フォート・ブラッグ基地内にクリニックを構えているプラクティショナーを手伝い、疼痛患者の施術に携わったときの話です。兵士たちの抱える痛みは多くが肉体の酷使による筋肉硬直や関節痛、神経損傷ではないかと想像するかもしれませんが、脊椎椎間板（ついかんばん）損傷や脊髄炎症を訴える患者もいます。

ある女性大尉は、慢性腰痛を訴えて来院しました。脊柱右側の筋肉が頭蓋骨から腰部まで硬直していたので、脊髄炎症が原因だろうと考えました。脊髄炎症が痛みと筋肉硬直を引き起こすことは線維筋痛症患者で見てきたので、私はこの見立てに自信があり、チャンネルAに炎症の周波数40ヘルツ、チャンネルBに脊髄の周波数10ヘルツを設定しました。ところがスタートボタンを押して待っても、期待した反応は起きませんでした。

それどころか筋肉は余計に硬直し、痛みは悪化しました。私はまるで太陽が西から昇ってきたかのように混乱してしまいました。何千人もの患者を施術し、予想外の結果が出ることには慣れていたつもりでしたが、これには心底驚きました。いったん施術を中止して、予想した反応から実際の反応へと思考を切り替えました。対象組織は脊髄で間違いありません。頭蓋骨から腰部までの筋肉に影響を与えうるのは脊髄しかないのです。けれども脊髄に何が起きているのでしょう？　炎症じゃないなら何が原因？　硬直を弛緩する周波数は何……？

背筋のこわばりをいつから感じていたか尋ねました。

「高校生のとき雲梯（うんてい）から落ちて後頭部を打ったの。それからよ」

後頭部を打ったと聞いて神経学の講義を思い出しました。人間の脳は常時、筋肉をけいれんさせない信号を脊髄に送っています。医学用語では《けいれんの下行性抑制》と呼ばれ、脳性麻痺患者はこれを欠くために痙縮（けいしゅく）が起こります。出生時に脳を損傷した脳性麻痺患者には、この下行性抑制が失われているため、全身の痙縮が起こっているのです。

雲梯での怪我によって脳に小範囲の局所性損傷が生じ、《けいれんさせない》信号を弱めていたとしたら……？　ミロス・シャシブの萎縮した筋肉は、神経伝達物質の分泌を増加させるとよみがえりました。脳から脊髄、筋肉へと下行性に抑制する機能が喪失してけいれんが起きているのだとしたら、脊髄と脳内における神経伝達物質の分泌を増加させれば改善するかもしれません。試す価値はありました。

チャンネルAに《分泌を増加させる》81ヘルツ、チャンネルBに《脊髄》を標的とする10ヘルツを設定。スタートボタンを押すと、筋肉は脊髄に沿って腰部から上方へと弛緩をはじめました。身体全体が緩んだので、チャンネルBの周波数を84ヘルツに変更しました。落下して負傷した後脳(こうのう)の対象周波数です。彼女は眠りに落ち、計30分で筋肉は弛緩し、背中の痛みが消えました。このときの周波数反応から貴重なプロトコルが生まれました。下行性抑制の喪失は横断性脊髄炎［脊髄感染による脊髄損傷］や脊髄症［ミエロパシー／頸部椎間板ヘルニアなどによって起こる脊髄の損傷］において大きな課題でしたが、私たちは偶然にもその療法を見出したのです。10年後にはクリーブランド・クリニック・チルドレンズ・ホスピタル・リハビリテーションセンターの脳性麻痺患者をはじめ、世界中の脊髄損傷患者に対して使用されるようになりました。

見たいものが見えないときは、目の前の現実を受け止め、そこから学んでください。

時には筋肉より人生に対処するほうが難しいこともあります。私はいつも元気で、健康でした。あちこちへ出張してセミナーに登壇し、学会を傍聴し、スポーツチームのトレーニング施設でアスリートを施術するなど精力的に活動していました。ところが１９９８年以降、クリニックへ戻ると、少しずつ疲れを感じるようになったのです。思い返せばそれはクリニックの雨漏り改修工事をした後からで、疲労感は増す一方でした。そして２００５年の春、線維筋痛症とサイトカインに関する論文を発表しようと4度目の挑戦をして校正に取りかかろうとしたとき、私は自分の論文を読めなくなっていました。単語はわかるのですが、1文を読み終えないうちに忘れてしまい、最初から読み直さなくてはならないのです。時差ぼけか、あるいは疲労か、その日はたいして気に留めませんでしたが、翌日の夜、午後7時に最終患者を迎えてカルテを開くと、前の週に自分で書いた文字が読めません。単語を読めても頭の中で文章として構成することができませんでした。私は懸命に疲労を隠し、ろれつの回らない舌で会話をし、前回の情報がない中を直感と経験に頼ってできるかぎりの施術をおこない、患者を送り出しました。

現実は、こうです。1998年、じめじめとした寒い冬の日にクリニックをきれいに改修したことが原因でした。私はすぐに新しい物件を探し、翌月に引っ越しました。リース契約の途中でしたので違約金を支払いました。ステントを留置して冠動脈狭窄症を切り抜けたのに、シックハウス症候群でクロカビにやられるつもりはありませんでしたから。引っ越すと疲労も頭にかかったもやも消え、再び書くことができ、その年、腰痛についてまとめた論文を発表しました。サイトカインに触れた論文が、ついに受理されました。疼痛学会に出席すると、偶然の出会いからFSM（特定周波数微弱電流）セミナーのオファーが舞い込みました。秋にアイルランドのダブリンにあるジョン・シャーキーのナショナルトレーニングセンター（NTC）でFSM療法を教えることになりました。

ダブリンまでのフライトは長時間です。3日をかけて時差に身体を慣らし、講義に入りました。ジョン・シャーキーのNTCは神経筋療法士を養成する私立大学で、うまく組織されており経営状態も良好でした。熱心で行儀が良く有能な手技療法士たちが集まっていました。アイルランド人は表情が豊かで、初回の授業では硬化した筋肉組織が特定周波数で簡単に溶解するのを見て、驚きに目を丸くしていました。3日目の授業では「全く新しい療法だ。筋肉についての今までの認識が覆されることになるなんて！」と、学生のひとりが大声で叫びました。NTCのデニス・カーティス準講師が指導を引き継いでくれたので、出張は一度で済みました。デニスはNTCから熱心で有能なアイルランド人FSMプラクティショナーを100人以上輩出しました。彼らが協力してくれたおかげで、FSMプラセボ対照試験についての論文を初めて発表することもできました。激しい運動をした直後に特定周波数を20分間流すと、遅発性筋肉痛を予防できることを示した論文です。他のスポーツ医学では、どんな薬も施術も、非特異的な微弱電流でさえも、遅発性筋肉痛を予防したり、施術したりすることはできません。アスリート、トレーナー、ボディビルダーにとって素晴らしい朗報でした[1]。

アメリカでは2日間かける集中講義を、ダブリンでは週末を2回使うスケジュールで教えました。その間の平日にはNTC馬療法コースの校舎を訪れ、将来有望な新入生にレゾナンスの原理を説明しました。怪我をしたアイルランド狩猟馬にデモンストレーション施術もおこないました。新入生の25対の目が注がれ、頑健な芦毛の馬は警戒して両耳を後ろに伏せていました。「障害物を飛び越える訓練で何度かひどい転倒をしています。脚を傷めたのは1年以上前。かたい柵に脚をぶつけてしまったんです。安楽死させられるところを、筋肉マッサージの練習台にしてくださいと、馬主に寄贈いただきました」と説明を受けました。

担当学生が脇腹や肩の筋肉に触れると、そっと触れただけで馬はぎくりと後退し、鼻を鳴らして横へ逃げようとしました。歩こうとはするものの、1年以上走っていないため手綱を引いてもその足を速めることができませんでした。学生たちは筋肉に原因があると予想し、「筋肉が傷み、硬結と硬直が生じている」とみていました。

けれども、テレル・オーウェンスやミロス・シャシブ、オーストラリアのマラソン選手をはじめ、炎症を起こして損傷した神経が筋膜と筋肉に付着する症例をたくさん見てきた私の見立ては違いました。生体構造が多少異なっていても、損傷の基本原則やメカニズムは同じでしょう。濡れたバスタオルでプラスのリード線を接続したグラファイトグローブを包み、肩に近い頸部にまとわせました。収縮し圧痛のある筋肉へと伸びる神経が起始する部位です。マイナスのリード線は濡らした洗濯ネットに入れ、神経と筋肉の末端である前脚に1本ずつ巻き付けました。

はじめに神経の周波数396ヘルツと炎症の周波数40ヘルツを流し、何が起きるかを観察しました。すると非常に短時間で、馬にふたつの変化が起こりました。まず、撫でられても嫌がらず、痛みのある筋肉を馬がマッサージさせてくれるようになりました。そして、眠りはじめました。地面を前脚でかき、両耳を横に広げ、競技場の土に下唇をだらりと垂らして、うっとりと瞳を閉じてしまったのです。いったん機械の電源を切り、馬を押して起こしてから再び機械の電源を入れ、施術を続けました。20分後には損傷した神経が完全に鎮静化したので、次は神経と筋肉のあいだの瘢痕組織を標的にしました。馬が走れなくなったのは、この瘢痕組織が原因でした。瘢痕化の周波数は13ヘルツで、瘢痕化した架橋結合だけを溶解し、正常な組織には影響を及ぼしません。筋肉が弛緩してやわらかくなったので、肩部の筋肉と、腹帯を締める辺りの胴部の筋肉を、スタッフのふたりが両脇からほぐしていきました。途中で何度か馬を起こしながら続けると、約50分後に痛みは消え、馬はすっかりリラックスしました。

担当学生が、馬を走行路へ連れていきました。馬はうれしそうでしたが、はじめは慎重に並足で歩きました。徐々に早足になり、痛みがないとわかると耳をピンと立たせ、首を振り、鼻を鳴らして跳ねまわりました。どんどん早足になるので追い付けなくなり、彼女は手綱を解放しました。すると顔を上げ、尻尾を上げ、子馬のように甲高くいななきながらさらにスピードを上げ、馬は有頂天になって1年ぶりに競技場を駆けまわったのです。

身体の大きさが違っても、アスリートはアスリートです。プラセボ効果の期待できない馬やマウスを使った研究やサイトカインのデータを公開したほうがインパクトがあり、レゾナンス・エフェクトの信頼性を示すには必要なことでしょう。でも、施術をした馬が競技場を駆けまわり、アメフト選手がフィールドに復帰した姿を見る喜びはかけがえがなく、言いようもないほど心が満たされるのでした。

1 D. Curtis, S. Fallows, M. Morris, and C. McMakin, "The Efficacy of Frequency Specific Microcurrent Therapy on Delayed-Onset Muscle Soreness," *Journal of Bodywork and Movement Therapies* 14:3 (2010), 272–9.

第6章 注意深く耳を傾ければ

ナショナルトレーニングセンター（NTC）の学生に筋膜施術を教え、馬に再び走る喜びを与えたアイルランド出張から戻ると、クリニックで慢性複合性疼痛の患者を施術する毎日が再開しました。このころには特定周波数が100パーセント、リストどおりに機能することが明白になっていましたから、施術だけでなく診断にもFSM（特定周波数微弱電流）療法を役立てることができました。周波数反応、すなわちレゾナンス・エフェクトが起きて施術が成功すれば、症状の原因がそこにあったということです。周波数をヒントにパズルを解き、経験を積み重ねていきました。

施術するのは簡単でした。難しいのは、見当を付けること。真の問題がどこにあるか、どの周波数でアプローチすれば解決できるのか――。

線維筋痛症：印刷所経営者の症例

疲労と痛みに顔をひきつらせながら、印刷所経営者は病歴を話しはじめました。「疲労感とうつ。そして至るところにトリガーポイントがある。かかりつけの医師から線維筋痛症だと診断され、『マッサージではない方法で筋肉の施術をする人がいる』と、あなたを紹介された。マッサージは役に立たないどころか、いつもその後に調子が悪くなってね。数日、寝込んでしまうんだ。10歳のときから腹痛持ちで、ここ数年は痛みのスケールが10段階の7。睡眠障害もある。抗うつ薬を3種類と睡眠薬を2種服用している」

外傷、事故、転倒の既往歴はなし。スポーツによる怪我もありませんでした。22年間、印刷所を経営していて、痛みを発症したのは17年前。ここ10年間は7割がベッドの上で仕事をしているといいます。食生活は一般的なものでしたが、パスタとパンが大好物で、ポップコーンも毎晩特大ボウル1杯分を摂取していました。このような話をするだけで、彼は疲れるようでした。

触診でその患者の主訴を確認すると、痛みを伴うトリガーポイントがほぼすべての筋肉にあるといっていい状態でした。しかし膝蓋腱（しつがいけん）反射や知覚神経は正常で、転倒や事故の既往歴もありませんでした。脊髄や神経の炎症が原因ではありません。腹部に圧痛があったので軽く押してみると、特に右上腹部の肝臓の辺りで彼は痛みに縮み上がりました。いったい何が筋肉と腹部に痛みを生じさせているのでしょう？

彼は印刷所についてたくさん話してくれました。「印刷所では化学薬品を扱う。具合が悪くなったきっかけは、今は法律で取り扱いが禁止されている機械洗浄剤のタンクに手を浸して作業していたことだと思う。パンフレットやポスターの他、大きなラミネート物もフルカラー印刷するから、部屋の空気も揮発性ガスで汚染される。ただ、最近は薬品も空気清浄機も以前より良い製品を使っているにもかかわらず症状が改善しなくてね。店は大成功して、仕事も愛しているんだが……」

問診と触診だけでも明らかでした。印刷所で使っている化学物質が筋肉を汚染し、痛みを伴う硬結をつくり出していたのです。有害物質が脳内で炎症を起こし、うつ病が発症したというのが妥当な推測のようでした。

肝臓は、化学物質の解毒センターです。体内に入ってきたあらゆる物質を分解して無害にします。印刷所経営者の肝臓はフル稼働で働き、ついには処理しきれなくなって腹部が炎症を起こし、痛みが発症したのでしょう。彼はマッサージに耐えられませんでした。マッサージによって筋肉の硬結にたまった老廃物は流せますが、その化学毒は痛みを生み、すでに限界に達している肝臓にますます負担をかけてしまうのです。筋肉に働きかけると、彼の容態が壊滅的なまでに悪化する可能性がありました。筋肉を触らずに施術するにはどうすればいいのでしょう？　私たちは筋肉療法以外のアプローチを見つけなければなりませんでした。

ふと、製薬会社の医薬情報担当者（ＭＲ）をしていたときに、聡明なベテラン医師が言っていたことを思い出しました。「注意深く耳を傾ければ、患者はどこが悪いのかを教えてくれる。さらに注意深く耳を傾ければ、どうすれば治るかも教えてくれるんだよ――」。印刷所経営者の話にじっと耳を傾けながら、そんな助言が不意に浮かびました。

「毒性を除去する施術をおこなってみましょう」と、私は彼に伝えました。

毒性の特定周波数は３つあります。57ヘルツの《一般的な毒性》と、９００ヘルツ・９２０ヘルツの《有機毒性》です。印刷所に蔓延していた鼻を突く揮発性の化学物質は石油由来の有機化学物質で、有機食品に含まれているような非化学物質ではありませんでした。印刷所経営者を仰向けに寝かせ、背中の下と腹部の肝臓の上辺りに、グラファイト導電性グローブを当てました。微弱電流は細胞エネルギーを約500パーセントまで増大させますから、周波数が間違っていたとしても多少は肝機能を回復させるはずです。

痛みのスケールは、全身で10段階中の7でした。痛みの源はどこかしら？　痛みを感知して脳に伝えているのは神経系の組織のはず。肝臓が有毒物質に破壊されていたとしたら……？「神経系組織の周波数45ヘルツと、肝臓の周波数35ヘルツを試してみたら？」と、内なる叡智が静かにささやきました。

負担がかからないよう短時間で済むプロトコルを考えました。装置から周波数を送出すると、腹部に当てたグローブが温かくなりました。エンドルフィンが放たれると患者は話すのを止めて目を閉じ、かすかにいびきをかきはじめました。プロトコルは機能したようでした。時計を見ながら、きっかり20分間だけ周波数を送りました。

- 57ヘルツ、900ヘルツ、920ヘルツ（毒性）／35ヘルツ（肝臓）の組み合わせを各2分間
- 57ヘルツ、900ヘルツ、920ヘルツ（毒性）／45ヘルツ（神経系）の組み合わせを各2分間
- 40ヘルツ（炎症）／35ヘルツ、45ヘルツを各4分間

装置の電源を切ると、患者は目を開けました。「痛みのスケールは？」と訊くと、信じられないというように驚いて「10段階の2だ」と答えました。大変良いスタートでした。体調の悪化もありませんでした。

頭の中で患者の既往歴を繰り返しました。「10歳から腹痛持ち」「ポップコーンを毎晩食べている」と彼が話してくれたことに鍵があるように思いました。食物アレルギーや食物過敏症があれば、アレルギー化学物質のヒスタミンが痛みに関与する神経——C疼痛線維——を刺激して、腹痛や全身痛を引き起こす可能性があるのです。次の施術は、周波数療法よりつらいものでした。もっとも一般的なアレルゲンは、穀物です。

印刷所経営者に言いました。「6週間、穀物の摂取は禁止よ。トウモロコシも小麦も、お米もダメ。6週間目の金曜日には、食べたいものを何でも、1日じゅう食べていいわ」

一瞬大きく落胆したように見えましたが、彼は承諾しました。「17年間苦しんできたんだ。6週間くらい何だってできる」

20分間で痛みのスケールが7から2に下がると、患者は疑うことをやめて聞く耳を持つようになります。仕事で被毒する機会が減っていたことも功を奏し、彼の痛みのスケールは2以上に戻りませんでした。肝臓が化学物質を解毒処理するのに必要な栄養をサプリメントで摂取しながら、彼は6週間にわたって週に2回の施術を受けました。ようやくマッサージ療法士のディナによる施術を好むようになり、2週目にはうつ病も睡眠も改善。かかりつけ医から処方される薬の量も減りました。

そして6週目の木曜日がやってきました。翌日の金曜日は待ちに待った穀物の祭典です。何を食べるかを計画し、患者は幸せな期待を胸に笑顔を浮かべていました。「特大ボウルいっぱいのポップコーンとピザを食べる。でも、どうして金曜日なんだろう?」

「穀物が原因であれば土曜日に症状が出る。体調が悪くなったら月曜日からの仕事に備えて日曜日はゆっくり休めるでしょう？　週末に身体を回復させてちょうだい」

　火曜日の午後。来院した患者は怒ったような表情で私にあいさつしました。口元にはゆがんだ笑みを、意味ありげに浮かべながら。

「どうだった？」

「土曜の朝から日曜の昼まで、ずっと寝込んでいたよ。穀物が原因だったとはね。これからはポップコーンと小麦なしでも生きていける」

　患者は月に1度の通院を、もう半年間続けました。3か月が経つころには抗うつ剤はいっさい不要となり、睡眠薬は軽い睡眠補助剤1種類のみになりました。奥さんを連れて1日に3キロメートルを歩いても、痛みが出なくなりました。彼のユーモアやダジャレがひどいセンスだとわかったのは、抗うつ剤の処方薬が1種類のみになったときでした。最後の抗うつ剤をやめると、性欲が戻りました。サプリメント外来には奥さんが付き添うようになりました。注意深く耳を傾ければ、患者は自ら原因を教えてくれます。

さまざまな線維筋痛症

　線維筋痛症は全身痛を伴う非常に複雑な病気で、文字どおり何千もの書籍や医学論文、雑誌記事、ブログで、患者の苦しみ、対処方法、支援方法などの詳細が紹介されています。線維筋痛症を患うと、内分泌系、消化器系、免疫系がすべて狂います。しかし、本来の働きを失ってしまうために不治の病とされていますが、耳を傾ければやがてはすべてを元に戻すことができます。

注意深く耳を傾ければ治療可能だということを、ぜひ知ってください。

問診時の基本症状はみな同じです。

（一）全身に痛みがあり、脳による痛みの処理回路に狂いが生じている

通常、中脳は痛みを抑える働きをします。例えばコーヒーテーブルにスネをぶつけたとき、私たちは痛みに飛び上がり、無意識に太腿をさすりますよね。そうすると中脳内にある視床は痛みを抑えようとすぐに働きます。しかしこの種の痛みの信号を絶えず受け取っている線維筋痛症患者の中脳は、痛みを抑えるのではなく増幅させる信号を送ってしまうのです。

（二）睡眠障害

健常者は浅いレム睡眠を漂った後、ノンレム睡眠のもっとも深いステージ4の睡眠へと入っていきます。そこでは脳から非常に緩やかなデルタ波が生じていて、この深いデルタ睡眠が成長ホルモンの分泌を助け、身体と脳の回復を促します。成人では筋肉の日々の微細な外傷が修復されます。線維筋痛症患者は、このステージ4の睡眠に入ることができません。ノンレム睡眠に入るや否やアルファ波が干渉するため、疲れが取れず、成長ホルモンも生成されないのです。筋肉が修復されないので、患者にはいつも疲労感があります。

ＦＳＭ（特定周波数微弱電流）療法で脊椎外傷に起因する疼痛や線維筋痛症の施術が可能と広まり、

あらゆる種類の線維筋痛症患者がクリニックに押し寄せました。病歴や症状、成功した施術には特定のパターンがあることに気付いたのは、200人近い線維筋痛症患者を診療したころでした。専門家の話や、本、論文などで長年をかけて集めてきたさまざまな情報が像を結び、万華鏡のようにくっきりとパターンを描いたのです。線維筋痛症にはさまざまな原因があります。複数の原因が重なり合っている場合もありますが、それでも個々の原因ははっきりしていました。同じ症状を抱え、同じ病名の診断を受けていても、注意深く話を聴くと来院に至る経緯はさまざまでした。どんな病も同じでしょうが、健康な身体へ戻るには発症に至った道をたどり、原因を一つひとつ消去していく必要があります。

従来医学は、線維筋痛症をひとくくりにして診断します。患者も病名を欲しがります。病名があればその病気を治す処方薬を入手できる文化があるためです。複数の症状があれば、その数だけ薬をもらうことになります。

しかし症状と経緯は分けて考えるべきでしょう。目に見える症状を施術すれば一時的には良くなりますが、それでは真の健康へ向かう旅ははじまりません。一般的に問診にかける時間は平均して7～10分ですが、私たちはもっと時間をかけます。新規患者には60分。再診患者にも20～40分かけることがあります。患者の話を聴くことをつねに優先していたため、診察が予定どおりに進むことはありませんでした。

線維筋痛症：フリーランス会計士の症例

彼女はかわいらしい顔をしていました。痛みに襲われ、体重が増加し、極度の疲労が彼女の人生を変えるまでは、おそらくとてもきれいな人だったのでしょう。症状の経過は線維筋痛症の典型でした。痛みにはじまり、回復睡眠が止まり、体重が増加。次いで腸の過敏症状があらわれ、しじゅう悪寒に見舞われるようになりました。問診では、はじめに症状について尋ね、その後、発症に至るまでの経緯を遡って訊いていきます。人は病が発現するまでに何があったかは考えないものです。だからこそ私たちが尋ね、その答えに耳を傾けるのです。

彼女はフリーランスの公認会計士で、仕事を愛し、夫と健やかな子供たちを愛していました。自動車事故に遭ったこともなければ、転倒歴も脊椎外傷歴も頭部外傷歴もありませんでした。それなのに2年前に線維筋痛症の症状が発言し、体重が45キログラム以上増えたのです。ホットフラッシュ［更年期の女性に突然起こる一時的なほてりの症状］はなかったので更年期障害ではありませんでしたが、睡眠障害がありました。ポップコーンやパン、スイーツやアイスクリームを好んでは食べていなかったので、食物アレルギーの可能性もなさそうでした。有機化学物質に曝されたこともありません。労働時間に無理はなく、病気になるまではストレスも特に感じていなかったそうです。免疫不全やウイルス感染、重金属反応の可能性もなし。海外旅行歴もないので寄生虫病も考えられません。本人いわく歯の根管（こんかん）病巣やその感染もありませんでした。彼女はポートランド東部の田舎町でストレスなく暮らし、小さな家を愛していたのです。問診では線維筋痛症によくある原因がひとつも見つかりませんでした。

しかし原因は必ずあります。線維筋痛症が宇宙から降りかかってくるわけではありません。1時間問診をし、トイレ休憩を挟んでまた、話を続けました。

「有機化学物質に曝された可能性はないと言ったけど、農場や果樹園の近くに住んだこともない？」

「あら。今、果樹園の中に住んでいるわ。田舎に住みたくて、3年前に引っ越してきたの。小さいけど完璧な家よ」

部屋がしんと静まり、時間がゆっくりと流れました。

「果樹園で薬は散布される？」

「月に1、2回、月面宇宙服のような服を着た男性たちが来るわ。『散布中の数時間、室内にいれば大丈夫です』と言われてる。井戸水にも影響がないみたいだから、フィルターを使わずに飲んでるの」

それが原因でした。その日から1か月間、週に2回、肝臓と神経系から毒性を除去する周波数療法をおこないました。ただ、施術をすると痛みが消えましたが、印刷所経営者と違ってフリーランス会計士の彼女の場合は毎回痛みが戻ってきました。果樹園に大気汚染物質の除去装置を置くことも、井戸水にろ過機を取り付けることも、散布する農薬を変更してもらうこともできなかったからです。もっと厄介なのは、肝臓が十分な働きをするための遺伝子が彼女の身体では機能していなかったことでした。家族で病気になったのは、彼女だけだったのです。遺伝子を変えることはできないものの機能を最適化させようとすることはできるため、化学毒を処理する肝酵素経路を活性化するサプリメントを摂取してもらいました。効果はありましたが、彼女は毎日汚染され続けました。

果樹園から離れて過ごすことが必要でした。ハワイに住む叔母からの招待に、一家は飛び付きました。

1か月間ハワイで過ごすとフリーランス会計士の頬には赤みがさし、痛みが消え、体重は9キログラムも減りました。しかし、帰宅すると1週間もしないうちに痛みが戻ってきました。やはり農薬を散布する果樹園の中に住んでいる環境が原因でした。「引っ越すわ」と、ある日彼女は私を見て言いました。環境を変えると4週間で体調は回復。身体の声に注意深く耳を傾ければ、どうすれば治るかという答えを患者自ら口にすることができます。

線維筋痛症：不動産仲介営業職の症例

細く痩せこけた身体を椅子の上でもぞもぞと動かし、彼女は立って話してもよいかと私に尋ねました。「線維筋痛症で、1年以上仕事を休んでる。夫は身体障害者だから、私が働かなきゃならないのに……。夫が3年前に怪我をしたのを機に不動産仲介営業の仕事に就いて、週に80時間働いていたの。仕事が好きだったし、たくさん稼げたわ。それが今は全く仕事ができない……。ベッドから起き上がることもつらいの。眠れないし、あらゆるものにアレルギーを起こすし、身体じゅうが痛くて胃腸の状態も最悪。ホルモンも異常で、月経前症候群（ＰＭＳ）末期のような症状がずっとある。でも、線維筋痛症と疼痛は頭で感じるものだからって障害認定されないのね。彼の障害年金だけでは絶対に食べていけないから、私はこの病気を治さなきゃならない。貯金も底をつきそうなの。あなたは違う施術をすると聞いたわ。お願い、時間がないの」

1時間の問診で、多くのことがわかりました。脊椎外傷歴も事故歴も転倒歴もなし。反射神経は正常で、脊髄の炎症も頭部外傷もなし。有機化学物質への曝露の可能性もなく、周囲に果樹園もなし。体重の増加、頭にもやがかかるといった症状も見られず、主訴は極度の疲労と神経過敏、疼痛、睡眠障害でした。海外旅行歴も寄生虫病の可能性もなし。シックハウス症候群やほこりアレルギー、免疫不全やウイルス感染の可能性もなし。睡眠障害を引き起こす更年期障害もなし。小麦アレルギーもなし——。あったのはストレスでした。2年間、一家の大黒柱として週に80時間働いていた彼女の身体には、多大な負荷がかかっていたのでしょう。

その患者の話の中にすべての答えがありました。長期にわたり重度のストレスを抱えていると、どうなると思いますか？　身体のストレス反応は、トラに追いかけられたときに20分間逃げ続けて生き延びられるように設計されています。2年間、週に80時間以上もストレスを受け続けられる設計にはなっていないのです[1]。

トラから逃げているとき、走るスピードを上げさせようと心臓は激しく脈動して筋肉に多くの血液を送出します。その分消化器系への血流は減少。生きるための20分間を食物の消化に使う必要がないからです。胃酸と消化酵素も同じ理由で減少します。体内の酸・アルカリ平衡を正常範囲に保つことはとても重要で、そのために必要な酵素と重炭酸塩を膵臓がつくっていますが、重度のストレス下では膵臓は酵素の生成量を減らしてしまいます。（アルカリ性の）重炭酸塩は重要であるためにつくり続けますから酸性過多で死ぬことはありませんが、（胃酸を中和するはずの）腸は通常よりアルカリ性に傾き、そこに住むバクテリアを変化させます。複雑な仕組みですが、あきらめずに理解しようとすれば身体がストレスにどう反応するかがわかるでしょう。

腸には、バクテリアをはじめとする微生物が約3・6キログラム存在し、それらは食物を消化して健康維持や修復のために必要な栄養素やエネルギー源へと分解しています。腸壁が受ける日々の損傷を修復する短鎖脂肪酸などの素材をつくるのもバクテリアです。細菌同士は酸性寄りのpH環境の中で仲良く助け合いながら巨大なコミュニティを形成し、バランスを取って暮らしていますが、消化のための酸が不足して消化管内容物がアルカリ性に傾くと、友好的に一生懸命働いてくれる好酸性の細菌は消滅します。友好的とは言いがたく非効率的な働き方をする好アルカリ性・好重炭酸塩の細菌が取って代わるため、腸壁の修復が困難になります。そうして通常は重なり合って腸の内容物を完全に封じ込めている腸壁上皮細胞の密着結合がきわめてわずかながら緩くなると、小分子が腸壁から漏れ出すようになるのです。プロフットボール選手ですら2時間の試合に出たストレスだけで腸漏れを起こすことがあるのですから、想像できるでしょう。人生の真剣試合を2年間も繰り広げ、絶え間ないストレスを受け続けてきた彼女に何が起こるのか――。

一方、外部から内部へと腸壁を通り抜けようとする小分子に対しては、免疫系を構成する細胞の85パーセントが、腸のまわりを四六時中パトロールして見張っています。そして《抗原》と呼ばれる食物分子が外から侵入すれば、炎症を起こしたり、抗体を送り出して捕捉したりと戦略的に対応します。その抗原抗体複合体を捕食して掃除するのがマクロファージという免疫系の兵隊細胞ですが、マクロファージは悪名も高く、貪食（どんしょく）制御がうまくできません。やめるタイミングがわからず、自身が破裂するまで掃除をし続けるのです。マクロファージは破裂すると共にヒスタミンを放出。そのヒスタミンがC疼痛線維を刺激して、全身痛を引き起こします。

ヒスタミンは、脳にも刺激を与えます。夜間にトラから襲われても逃げ出せるよう警戒を解かせないのです。脳は興奮状態を維持し、そのために深く眠れないようになります。20分以内に死ぬかもしれない状況なら当然ですよね。深い眠りに入って成長ホルモンを生成し筋肉を修復するより、生き延びることのほうが大事ですから。非常に効率的な生存戦略です。

また免疫系は、トラの唾液にたくさんの細菌が棲んでいることも知っているようで、トラに咬まれたときに備えて、ばい菌への防御反応も活発化させます。強いストレスを受けている患者はこの防御反応が過剰になっているため、感染症や風邪にかからない代わりに、まわりのすべてにアレルギー反応を起こすのです。

そして、絶えずストレスを受けていると、すべての脳ホルモンを調節している脳内ストレスホルモン——副腎皮質刺激ホルモン放出因子（ＣＲＦ）——も増加します。患者はそのために《ＰＭＳ末期の症状》を感じていたのでした。生き残るための時間が20分しかないというときに、あなたは妊娠を望むでしょうか？　ＣＲＦは、卵子を放出するよう卵巣を刺激する卵胞刺激ホルモン（ＦＳＨ）と、妊娠の成立・継続を助ける黄体形成ホルモン（ＬＨ）を減少させます。ＦＳＨとＬＨはプロゲステロンの生成を促す脳ホルモンですが、排卵あるいは妊娠するまで生きられないとしたら、プロゲステロンを生成して同じく卵巣から分泌されるエストロゲンとのバランスを取る必要はありません。プロゲステロンが生成されずにエストロゲン優位となり、ホルモンバランスが崩れて《ＰＭＳ末期》のように感じるのです。

きわめつけは腎臓の上に横たわるストレス反応腺、副腎です。副腎はストレスホルモンやコルチゾールと呼ばれる抗炎症ホルモンを放出して、トラに追いかけられるストレスやそのせいで生じた炎症に対処する身体を助けてくれますが、疲弊すると機能を停止します。日々生じる炎症にコルチゾールの生産量が追い付かなくなり、炎症による痛みと疲労が患者を襲います。そして中脳が痛みを増幅しはじめ、線維筋痛症となるのです。

すべてつながっていることがおわかりでしょう。身体は驚くほど効率的につくられていて、すべてが相互接続しています。

20分間ストレスを受けた後で死ぬか生きるかも設計されています。この種のストレスが２年間続くと、線維筋痛症、全身痛、疲労、消化不良、アレルギー、ホルモンの乱れ、ＰＭＳ末期の症状に見舞われます。死に至るような種のストレスもあります。

すべてが本や論文に掲載され、機能性医学や線維筋痛症の学会で講演されている情報ですが、点と点の状態であり、つながっていませんでした。それが、不動産仲介営業職の患者が身体をもぞもぞさせながら話す内容に耳を傾けているうちに線になりました。数年間に聴講や問診で集めた、事実かどうかも立証されていない無作為でバラバラの情報が、形を描いていったのです。発症のパターンに気付けるかどうかが、正確な診断と施術成功の鍵です。一般の医師が月に１〜２人の線維筋痛症患者を診察するのに対し、私は１日に５〜10人を診察していましたから、情報量が多い分、より早くパターンに気付けたのでしょう。

注意深く耳を傾ければ、不調へ至った道のりも健康な身体へと戻るための療法も、答えは患者が教えてくれます。この患者には毒性の周波数も脊髄炎症の施術も役に立たないでしょう。そんな道のりは歩んでいないからです。

患者に使用したのはまず、破裂して軟部組織に痛みをもたらしたマクロファージを標的とし、ヒスタミンを無力化させる周波数（アレルギー反応：9ヘルツ）です。そして小腸の周波数（22ヘルツ）に対して、炎症の周波数（40ヘルツ）、修復の周波数（124、294、321、9ヘルツ）の組み合わせ。副腎の周波数（71ヘルツ）と修復の周波数（124、294、321、9、81、49ヘルツ）の組み合わせ。中脳の周波数（89ヘルツ）と、痛みの増幅を鎮める周波数（炎症の40ヘルツ）の組み合わせ。そしてコンカッション（震とう症）・プロトコルです（第9章で説明しますが、コンカッション・プロトコルには脳ストレス反応をリセットする働きがあるようです）。

腸と副腎には電流のエネルギーも直に与えようと、背中の下と腹部の上にグローブを置いてプロトコルを実行しました。患者は、施術ベッドの上で眠ってしまいました。

1時間の施術で痛みは消えました。彼女が目を覚ますと、ストレスが症状をつくり出した経緯や、ストレスの解消が治癒につながることを説明しました。彼女はとても注意深く耳を傾けました。腸と副腎の回復を促すサプリメントを摂取すること、そして腸が治癒するまでは早く就寝し、ストレスを避け、毎日散歩し、アレルギー除去食を摂ることを約束してくれました。

週1回の施術を続けて6週間後、旅の途中でトラは眠ってしまいました。さらに数週間が経ってトラの記憶がぼやけてきたころ、線維筋痛症の症状が消失しました。1年近くをかけて体力を回復させ、かつてのように自分を過度に追い込むことをやめ、彼女は仕事に復帰しました。

問題を解決し、正しく診断し施術を成功させるために、私たちは患者の声に耳を傾けなければなり

表6.1　周波数リスト：チャンネルA

状態	周波数（ヘルツ）
アレルギー反応	9
外傷・修復の基本周波数：外傷・修復、麻痺、アレルギー反応の除去	294、321、9
何らかの裂傷・破壊	124
一般的な毒性	57
有機毒性	900、920
感情的要素	970
炎症	40
分泌を増やす	81
活力：活力の促進	49

周波数リスト：チャンネルB

組織	周波数（ヘルツ）
小腸	22
肝臓	35
神経系組織	45
副腎	71
筋膜	142
動脈・筋腹	62
結合組織	77

ません。ですが患者も、耳を傾ける必要があります。完璧な世界の中で、回復を求める内なる声に。その声が、不治の病だと耳打ちする周囲の騒音に打ち勝ち、解決へと導いてくれます。

糖尿病の海兵隊員

長身で胸板の厚い、50代の元海兵隊員でした。彼の主訴は糖尿病と左足の大きな外傷でしたが、他にも何かあるように感じました。すべての患者に個性がありますが、物腰がやわらかなのに激しく、ストレートなのに控えめで、ユーモアのセンスがひどく辛らつだった彼は特に引っ掛かりました。彼を来院させたのは奥さんでした。そうしたケースでは患者と良い関係を築けないものですが、彼は数週間後、自ら予約を取るようになりました。

発症の経緯は複雑なものではありませんでした。度々の動員で腰を傷めて20年前から内勤になり、高炭水化物・高グルテンの食生活を続けたために5年前に糖尿病を発症。服用していた薬はすべて適切なものでしたが、血糖値が高すぎて食事改善が必要でした。足には痛みとしびれがあり、ふくれたおなかを見ればインスリン抵抗性糖尿病だとわかりました。左足には完治していない外傷もありました。奥さんはインターネットで私を見つけ、彼を連れてきたのでした。

すでに糖尿病性創傷は容易に施術できるようになっていました。デジタル式FSM（特定周波数微弱電流）機器に自動プログラムを組み込んでいて、どんなに慢性化していても2～4週間で傷が塞がり、痛みが消えました。黒く変色した壊死性の傷にも、切断手術が予定されている足やつま先にもつねに反応していましたから、彼の左ふくらはぎにある直径18センチメートルの浅い傷も治癒するだろうと思っていました。

週2回来院して施術室のリクライニングチェアに身を預け、傷に巻いた包帯の上下に粘着性パッドを装着して施術を受けながら、彼は海兵隊の話をしてくれました。傷はきれいに癒えましたが、血液中の糖が高すぎて数日すると再び足がしびれはじめました。足のしびれは高血糖のサインです。血糖コントロールができていれば、数週間に1回施術するだけで足の感覚を正常に保ち、糖尿病性創傷を防ぐことができるはずでした。血糖値の上昇は神経や血管にとって毒です。施術でダメージを予防することはできません。

糖尿病患者は、投薬療法を受けていても食事制限と血糖コントロールが必要です。足や視力、勃起機能、腎臓を維持するには、膵臓が分泌するインスリンや薬に身体が敏感に反応できるよう運動も不可欠。糖尿病は大変な病気なのです。

私も患者が来院するたびに、「今朝の血糖値は？」と尋ねました。しかし彼は「さあ……測ってない」と、週2回の施術を6週間おこなっていた時点でも信じられない答えを返していました。

「ヘモグロビンA1C値は？」

ヘモグロビンA1C値は赤血球中の糖分量を測定する検査値で、これにより一定期間の血糖レベルを把握することができました。6・0以下であるべきですが、彼はこれについてもあやふやで「たぶん11？」と答えたので、私のアラームは心配を通り越してパニックレベルになりました。

食事指導も運動指導もおこないましたが、私が一方的に話しただけで患者は変わりませんでした。傾聴は双方向であるべきですが、彼は私の話に耳を傾けず、私は彼の話を聴きましたが、それは戦争や猟や釣りの話ばかりでした。活動的な性格の患者は、健康の話となるとイライラして消極的になってしまうのです。彼は愛想が良く魅力的でした。私も彼が来院すると癒やされ、楽しくなりました。患者を死なせたくはありませんでした。彼の内なる声は回復を求めてどこかで叫んでいたのでしょうか？　患者には聞こえなかったのでしょうか？　生きたいという意志が、彼にはあるのでしょうか——？

ある日、元海兵隊員は消極的で自己破滅的な振る舞いをやめる気はないのだと確信しました。健康の話をすると、彼はわずかですがサヤインゲンを拒む12歳の男の子のような態度を見せたのです。態度だけでなく「無理にやらせようとしても、無駄だ」と言われました。それでも私の患者であり続けるなら、列車事故をスローモーションで眺めるように、私は患者の死を看取らなければなりません。私はついに堪忍袋の緒が切れ、苦言を口にしました。

「死んでもいいなら、どうぞご自由に。その代わり、ここにはもう来ないで。この先10年をかけて少しずつ死に向かっていく様子を、私たちに見せないでちょうだい。どんなふうに死んでいくか知ってる？　このまま進行すれば何が待っているか、だれかに教わったかしら？　糖尿病性創傷に苦しみ、足指を失い、腎不全となって透析がはじまる。心臓にも問題が起きるし失明もするわ。最期にはこれらすべての症状が同時に襲い、耐え難いほどの苦痛を味わって死ぬの。ばかげてない？　それでも死にたいの？」

心に響いたようでした。誠意のない答え方ですが、「それは嫌だ」という無言の回答が伝わってきました。患者を黙らせることが良い考えとは思いませんが、海兵隊員の反抗は例外でしょう。

「本当は死にたくないのよね。でも、もう生きたくないようにも見えるの。ねえ、ちゃんと話して。私の前で死なないで。私に看取らせないで。あなたが幸せを感じるのは何をしているとき？　毎日何をしていたら生き甲斐を覚える？」

私の肩越しの一点を見つめて、彼は静かに言いました。「オートバイが欲しい」

「え……？」

今度は私の目をしっかりと見て、大声を出したほうが理解してもらえると言わんばかりに力強い答えを返してきました。「オートバイが欲しい。スピードを出して走りたい。自由に、何時間でも、新鮮な空気の香りとスピードを感じたいんだ」

「どうしてそうしないの？　お金はあるじゃない。買えばいいわ」

反論したのは患者の中の12歳の子供でした。「母親からも妻からも反対された。俺が事故を起こして脚を失うんじゃないかと心配してる」

「血糖値を測定せず、運動もせず、食事も改めなければ、どのみち脚を失うわ。だったらオートバイで84号線を走って脚を失ったほうが、楽しみがあるだけマシね」

患者は私の論理を聞いて驚いたようでしたが、目の前にふたつの道があると気が付いて表情を変えました。ひとつは、威圧的な母親と愛する妻に消極的抵抗をしながら自滅へと歩む道。そしてもうひとつは、今までには味わったことがなく危険もあるけれども、オートバイに乗って自由を謳歌し、自分を楽しむ道――。

具体的な絵を描かせてみようと、詳細を尋ねました。どんなオートバイ？　好きなブランドは？

モデルとカラーは何にする？　いつ乗るの？　どこに行きたい？

施術を終えて、私は処方箋にオートバイの詳細を書きました。

「この患者には、赤のホンダ製ゴールドウィングが必要です。できるだけ早く購入し、乗りたいだけ乗せてあげること」

2週間後、患者は家庭用微弱電流機器《カスタムケア》を購入し、自宅でセルフケアをはじめました。私たちはクリニックで使用したのと同じ周波数プロトコルをプログラムしました。彼はオートバイに乗って買い物に出かけるようになりました。

クリニックを去る彼を見送りながら、私は思わず笑ってしまいました。「注意深く耳を傾ければ、患者はどこが悪いのかを教えてくれる。さらに注意深く耳を傾ければ、どうすれば治るかも教えてくれるんだよ――」。ベテラン整骨医の言葉は正しかったのです。

当時の私はセミナーでうまく伝えることができませんでしたが、これは、正しい周波数を選び、正確に診断を下すのと同じくらい大切なことです。患者が自分自身と共鳴する、その鍵を見つけられたら施術は成功します。身体は健康を維持する方法を知っていて、回復を求めて叫び声を上げているのです。身体の声に、どうか耳を傾けてあげてください。

1 Robert M. Sapolsky, *Why Zebras Don't Get Ulcers: An Updated Guide to Stress, Stress-Related Diseases, and Coping* (New York: W. H. Freeman, 1998).

第7章 周波数療法をはじめるために

では、みなさんが周波数療法をはじめるにはどうすればよいでしょう？　どうすれば慢性疼痛に苦しむ患者を治癒へと導くことができるでしょうか？　使用する特定周波数の選択も、サプリメント、理学療法、薬剤注入など併用しておこなうべき施術の選択も、私にとってはさほど難しくはありませんでした。大学で何百時間もの講義を受け、さまざまな専門家の話を聴いて、身体組織がいかに完全に機能しているかを示す大量の情報を得ていたからです。それらを丹念に見直して理解をまとめ、患者と過ごした何千もの時間や、数えきれないほど犯した過ちからも学びを得ていったので、私はFSM（特定周波数微弱電流）療法をはじめて数年後には、比較的容易に患者を回復させられるようになりました。他のどこでも治らなかった5パーセントの患者を診れば、簡単にパターンに気付けます。技術と経験を十分に備えた医師でも見逃す痛みの発生源や問題も、分類してみると探すべきものの数は限られるのです。問題が見つかれば、解決策は自ら姿をあらわします。優秀な同僚と共にさまざまな周波数を試すうちに患者が回復すれば、それが解決策です。患者の目を見て、思いやりをもって解決策を口にするときもあります。「健康管理が問題ね。改善する方法を教えるわ」と。

周波数がどのように働くのかについては、ジェームズ・オシュマンが『エネルギー医学[1]』の中で雄弁に述べているので、生物物理学に関して初歩的な知識しか持ち合わせていない私が、修正するつもりも要約するつもりもありません。私の脳は数学的な内容を処理しきれないのです。私にできるのは、リモコンキーから送る信号は対応する特定の車1台のドアロックのみ開錠するという単純な比喩を伝え、歌手が精緻な音程で歌うと鉛クリスタルガラスが粉々に割れる［80ページ参照］という映像を見せることくらいです。その働きのメカニズムを証明しなければと、もう躍起になってはいません。人には得意不得意があるのです。

メカニズムを知りたい人は生物物理学を学びましょう。ロバート・ベッカーは1980年代に、私たち人間は電気的に設計されていると、『The Body Electric（未邦訳：ザ・ボディ・エレクトリック）[2]』で発表しています。細胞内の水分がまるで半導体素材のシリコン・ウエハーのように構造化されていて、コンピュータチップのように正確に身体を変化させることを最初に突き止めたのは、アルバート・セント＝ジョージです。彼は1941年にこの点に関する科学論文を発表しました[3]。そして、のちにはジェラルド・ポラック博士[4]が、細胞内の水分は正確には水ではなくゲル状であり、ゼリーのように揺れるコンピュータが内部でコミュニケーションを司っていることを発見しました。『Cells, Gels, and the Engines of Life（未邦訳：細胞とゲルと、生命のエンジン）』を読めば、みなさんも驚き、納得するはずです。また、イレーネ・チョシッチ教授は、レゾナンスについて次のように明確に述べています。

広範にわたる研究をおこなった結果、生体の機能／相互作用は、それぞれが固有の周波数を持っていることがわかった。生体の機能／相互作用が特定の周波数で共鳴し、相互作用分子間でエネルギーを伝達し合うと、タンパク質間相互作用が見られる[5]。

レゾナンス・エフェクト現象を利用した周波数療法によって病が癒やされる――。それは現実であり、奇妙な超自然現象ではないのです。物理学の現象が、惑星系ではなく生物系に起きているだけです。この特別な周波数リストがどのように誕生し、そして特定周波数がどう働いて組織の機能や構造を変化させているのかという、その正確なメカニズムは、私が一生涯をかけて研究・調査し、優れたデータを収集したとしても明らかにすることはできないでしょう。再現可能で予測可能、つねに結果を出せる周波数プロトコルをつくり、広く教えることができたら、臨床医として、科学者として、それで十分です。周波数がどのように症状を変化させるかという科学的な有理モデルは知的満足を満たしますが、第10章でお話しするように、希望を持てないでいる患者の症状を改善し、回復させることのほうが、はるかに意味のあることです。

この20年間でもっとも難しかったのは、教え方でした。周波数の捉え方を教え、目の前にどんな問題が立ちはだかろうとも周波数を直感的に、創造的に、責任をもって扱う方法を教えることでした。施術すべきでないケースもあることも伝えました。療法を伝えることと同じくらい重要なことだからです。

セミナーを開始したのは1997年でした。週末の2日間コースとしてスタートした基礎コースは、現在では3日間となりました。施術対象となる《状態》をどう診断するか、それを適切に施術する周波数プロトコルは何か、そして周波数を安全に使用するための予防措置や禁忌(きんき)など、受講者は集中して学科と実技を学んでいます。新しい言語を習得させるコースに少し似ています。

セミナーをはじめて1年が過ぎたころ、受講者が正しく理解していないことが判明しました。質問を受けるまで気付きませんでしたが、きわめて重要なことが頭に入っておらず、あるいは誤解していたのです。効果的に教えられていなかったということです。質問によってセミナーの欠陥が痛いほど明白になり、以降は質問を受けるたびに、ほぼ毎回、講義内容を調整しました。毎年違う質問を受け、講義の穴はなかなかなくなりませんでした。私の学びが非常に遅々としていたせいでしょう。私はついに、代わって登壇してくれる講師を養成することにしました。２００８年、候補のふたりに私のセミナーを4回受講してもらい、その翌年、今度は私がふたりの登壇するセミナーを4回聴講しました。受講者の立場になってみると、必要以上に濃密で、曖昧で、退屈な箇所が露わになりました。聞き苦しくて、スムーズに耳に入ってきませんでした。ふたりの3日間コースを聴講するたびに、帰りの飛行機の中でスライドを大幅に修正しましたから、その2年間でセミナーの質は飛躍的に向上したと思います。ふたりは素晴らしい仕事をしてくれました。結局、週末に力を注ぐ使命ではないとしてふたりは他の道に移りましたが、ふたりと共に学んだ2年間のおかげで、プラクティショナーたちにより容易に習得してもらえるようになりました。質問も激減しました。

今も基礎コースの資料は、３日間で教えるには多すぎる量です。診断と施術のプロトコルは、20年間の経験を６２１枚のスライドに凝縮し、学科と実技の計26時間で教えています。そんなに多くの情報を26時間に詰め込むのは酷ですが、どれも受講者に持ち帰ってもらいたいと思い、何年も削ることができずにいます。けれども、ある講師養成クラスに参加したとき、「講師が伝えたい内容と、受講者が学びのために聴く必要があることとは違う」と耳にしてハッとしました。私は、いわば《消防ホースから大量に水を飲ませていた》のでしょう。そのとき以来、専門コースを開設し、関心ごとに内容を分ける戦略を模索しています。

実現したのはまず、インターナショナル・カレッジ・オブ・インテグレイティブ・メディスンと共催している2日間セミナーです。統合医療や機能性医学の内科医へ向けた内臓療法特化型のセミナーで、疼痛管理より健康問題に焦点を当てたものです。トレーナーやスポーツ理学療法士向けのスポーツセミナーもはじめました。運動後の回復、リハビリ、パフォーマンス向上のプロトコルを2日間で学ぶもので、オリンピック選手などのプロスポーツ選手を指導しているキム・ピティスが企画し、体系化しました。さらに、理学療法士向けの2日間集中コースも準備を進めています。ようやく、講義体系が成熟しつつあります。

ＦＳＭ（特定周波数微弱電流）アドバンスコースは、基礎コースでは学ばない、６００の《組織》と《状態》の周波数を教えています。２日間の集中コースで、年に１度しか開催しません。講師陣には理学療法や内臓療法のワークショップに複数回参加して学びを深めた理学療法士、内科医、カイロドクター、自然療法医、鍼師の認定ＦＳＭプラクティショナーたちが加わります。疼痛管理学、神経学、理学療法・リハビリテーション学、歯科学、リウマチ学、産科婦人科学、内科学、獣医学、薬物リハビリ学、マッサージ療法学、創傷療法学の専門家たちと共に、機能不全の原因についての理解を高めて周波数療法をおこなうことが患者の予後をどれほど改善するかを学ぶ機会もあります。

《直感が知らせる情報》について教えることは、より繊細な問題でした。私の声を聴いてもらうのではなく、静寂の中で自分自身の内なる声に耳を傾ける方法を教えなければならないのです。どうにかして静寂に入らせ、「ウイルスかしら？　ウイルスの周波数を試してみましょう」と、自分の内側でささやく静かな声を聴いてもらわなくてはなりません。選択した周波数が誤っていれば、小鳥の靴下指人形のような内なる声が「これが本当に使うべき周波数？」と、警告をも与えてくれます。内なる声の存在を信じて待てば、簡単にその声を聞き取れるのですが……。

直感を、まずは自分の受信機に合わせ、その後に相手の送信機にチューニングすれば、患者の送信機からの信号が届くようになります。直感は人それぞれに違いますし、患者との直感的なコミュニケーションの取り方も人によって違うでしょうが、その直感が正しいか間違っているかは周波数反応が即座に教えてくれます。レゾナンス・エフェクトが答えです。組織の軟化やリラクゼーション反応が起きれば、その直感は正しかったことになります。セミナーで学べるのは、周波数とその使用方法についてのほんの一部です。ほとんどは患者の施術時に、周波数への反応と直感の声とが同調して教えてくれます。

さて、レゾナンス・エフェクトは自然の働きの一部ですから、これからも私たちと共にあり続けるでしょう。ではＦＳＭ（特定周波数微弱電流）は、療法技術としてどうすれば生き続けることができるでしょうか？　かつて考案された周波数療法はすべて、消滅の道をたどっています。がんを含めた当時の病気を周波数で施術していたアルバート・エイブラムスたちは、１９３０年代に米国医師会（ＡＭＡ）から免許を取り上げると脅され、周波数療法を禁止されました。２台の機械を使ってがん療法に取り組んでいたロイヤル・レイモンド・ライフは、１９４０年代に研究室を襲撃されました。アメリカ食品医薬品局（ＦＤＡ）は機材を破壊し、がん療法に成功した記録を抹消。最後にはロイヤル・レイモンド・ライフにペテン師のレッテルを貼って公共の場で中傷し、彼を破滅させたのです。ロイヤル・レイモンド・ライフには弟子がおらず、彼の技術を受け継いだ者もいませんでした。警告を促すエピソードです。ＦＳＭが同じ運命をたどらないためにはどうすればよいでしょう？

１つ目は、規制に従うことです。ＦＤＡは微弱電流機器を、疼痛療法にのみ認められている経皮的電気神経刺激（ＴＥＮＳ）装置と同種と位置付けて規制しています。微弱電流機器はＴＥＮＳ装置の１０００分の１以下の電流量であり、微弱電流はＴＥＮＳ装置の作用メカニズムと全く違いますが、規制は規制です。規制当局は周波数療法機器とうたわないよう求めており、したがって私たちもセミナーでは、スライドに周波数効果について記載しても、機器についてはいっさい触れていません。２０１０年にＦＤＡがやってきて20時間もしつこく取り調べられましたが、14ページもの宣誓供述書を書かされたものの、セミナー資料の修正や罰金を求められることがなかったのは、13年間、このときに備えてきたからでしょう。奇跡に近いことでした。

２つ目は、がんを治療しないことです。以上。絶対に、です。私たちは初回のセミナーから、がんや感染症の療法はおこなわないように伝えてきました。もし何か奇跡が起きてがんの療法に成功したとしても、ＦＳＭ（特定周波数微弱電流）療法とがん療法の成功を同じ文書内に記載して発表することはやめてください。倫理的・政治的配慮からの、個人的なお願いです。痛みはただの痛みです。痛みの療法が影響を与えるのは生活の質であって、命ではありません。がん療法は致死の危険性がありますから、さらに研究が必要であり、確実性が求められるのです。これまでのところ、全プラクティショナーがこの条件を遵守しています。特定周波数のプロトコルが化学療法による吐き気や放射線療法による瘢痕化、末期患者の痛みに役立つことは、長年をかけて証明されています。レゾナンス・エフェクトを活かしての特定周波数療法は、適切な医学、カイロプラクティック、自然療法による評価・施術の補助として用いるようにしてください。

3つ目は、医学と同様に、エビデンスに基づいた研究をおこなうことです。１９８０年代、施術の有効性には説得力のある統計学的エビデンスが必要だとして、医学が科学と等しく芸術であることを無視した、エビデンスに基づくモデルが導入されました。エビデンスに基づいた医療の実践を信奉する人たちを攻撃するつもりはありません。ただ私は、医療行為の正当性の根拠として二重盲検プラセボ対照試験を理想化する理由は別にあると思っています。なぜなら第一に、コストがかかる試験ですから、実質、製薬会社しか実施することができません。そして第二に、確かに二重盲検試験の内容は患者にも医師にも知らされませんが、そもそも結果を複雑にする可能性がある症状の患者は全員除外されている研究設計なのです。実際、私たちのクリニックを訪れるような患者はほとんどが対象外です。多大な費用をかけて全患者に全く同じ施術をおこない、試験を実施する医療機関は、概して新しい療法や代替療法に抵抗を示している施設です。複雑な病状を扱い、患者に合わせた施術をおこなうＦＳＭのような新しい療法は、こうした分厚い壁に阻まれて、事実上研究が不可能というのが実態です。

信じられないかもしれませんが、「研究成果を《商品化できる》と約束できないなら、たとえ研究費が支払われても研究はしない」と主張する施設も存在します。私自身、ある名高い医療機関と袂(たもと)を分かったことがあります。その機関の研究者がどこまでそのような考え方を持っていたかは定かではありませんが、素晴らしい実験であったにもかかわらず共同研究をおこなうことはできませんでした。それは、強度の腹部癒着に対する周波数効果の研究でした。3匹のラットに外科的処置で腹部に癒着を生じさせ、1週間後に再度麻酔をかけて開腹。その腹部に、湿ったガーゼで包んだ電極チップを当てて電流を流すという実験を私たちはおこなっていました。癒着はかたく白いすじ状になって腸と腹壁とを接着していました。

異なる5種類の周波数の組み合わせを用意し、この癒着がどのように変化するかを確認しました。すると信じがたいことに、試す周波数の順番をラットごとに変えていたにもかかわらず、チャンネルAに13ヘルツ（瘢痕組織の除去）、チャンネルBに77ヘルツ（結合組織）の周波数の組み合わせを使用したときだけ、白く硬化した瘢痕組織が透明になり液化したのです。私たちは驚いて目を丸くしました。癒着はすじ状から透明な液体粘液へと5秒で変化し、一方で正常組織は変化しなかったので、私たちはさらに混乱しました。従来医学ではこの種の瘢痕組織にそのような変化は起こりません。何百万人もの腹部癒着患者や骨盤痛患者を苦痛から解放できるかもしれない可能性を大きく暗示する研究結果でした。そこで翌日には早速、ある個人クリニックで、腹部や骨盤の癒着から慢性痛を発症した6人の患者にこの周波数の組み合わせを試しました。すると6人全員が60分後に痛みから解放され、痛みのない身体で施術室を後にしました。

そのような実験であっても、この医療行為や医療機器について特許を取り、商品化を可能にする方法を私たちが提示できなかったからでしょう。先の施設の研究者は、研究提案を受け入れることも、臨床試験資金を受け取ることもしませんでした。私はいまだに残念でなりません。そんな姿勢でどうして研究ができるでしょう？　患者に安心して施術を受けてもらえるでしょうか……。

私たちにとって幸運だったのは、収集した症例報告がエビデンスとしてカウントされたことです。FSM（特定周波数微弱電流）療法がエビデンスに基づくという拠り所を得ました。遅発性筋肉痛のプラセボ対照試験、関連書籍、医学の教科書などに8本の査読論文が掲載され、FSMプラクティショナーたちも、独自に論文を発表しはじめています。尺骨神経痛、腹部の瘢痕化と疼痛、術後痛、注意欠陥多動性障害（ADHD）、糖尿病性創傷治癒は、すべてが追試され、査読を受けた論文として公開されました。また検眼士のローリー・チェイキンは、進行すれば失明してしまう黄斑変性症が、FSMによって湿性も乾性も改善することを示す論文を発表しています[6]。

4つ目は、質の高い有資格プラクティショナーを数多く養成することです。従来医学の枠を越境しているとアメリカ食品医薬品局（FDA）に探知されてしまう前に。ロイヤル・レイモンド・ライフの教訓から学ぶのです。周波数効果が本物かどうか、周波数の考え方やプロトコルをきちんと伝えられるのか、思慮に富むプラクティショナーたちは結果を再現できるのか、私たちはセミナーを通してこれらを確認しました。すべての答えがイエスだったからセミナーを開き続けているのです。教えないほうがかえって不道徳です。それに周波数療法を受ける人はほとんどが、標準医療では良い結果を得られなかった患者です。結果の出る新しい施術の選択肢を提供したからといって、従来医療の利益団体を敵に回すこともありませんでした。

現在、11か国で3千人以上の認定プラクティショナーがFSM療法を実施しています。コースを受講した人は5千人以上いますが、FSM療法が全医師の診療方針とマッチするわけではありません。FSMを使う場合、患者1人に20～60分の時間を取ってパターン分類をし、パズルを解いていかなくてはならず、そこまでの時間を患者に費やせない診療医もいます。神経性疼痛や震とう症、線維筋痛症の施術には時間がかかりますから、並行して他の患者を施術できるようスペースも余分に確保しなければなりません。施術室が2、3部屋は必要です。そして、患者が回復し、施術不要になる日を喜べる資質があるかどうかも関係します。《週2回の通院を続けてください》という従来型の診療モデルには採用されないでしょう。

5つ目は、高品質の装置を使うことです。プラクティショナーのために、患者のために、規制に従って製造された装置を選択してください。私たちが最初に使っていたブルーボックス《プレシジョン・マイクロ》は手動で個別施術をおこなうには最適でしたが、数年後にプロトコルが一定量標準化されると、タイマーが2分ごとに鳴り、そのたびにスタッフが廊下の向こうから周波数を変更しに駆け付けなくてはならなくなったため、複数の周波数を連続して流せる装置が必要になりました。めまいに苦しむ港湾労働者を施術しているときに廊下の向こう側の部屋で見つけたスキンケア装置は、周波数を自動配列できるものでした。その独自技術こそ基本プロトコルに必要だったので、私たちはその装置のメーカーに、特定周波数の組み合わせを連続実行できるようプレシジョン・マイクロの改造を依頼しました。そうして誕生したのが、自動装置の第1号《ホームケア》です。線維筋痛症患者は自宅で症状を自己管理できるようになり、回復までの期間がさらに短くなりました。神経性疼痛、脳卒中後疼痛、帯状疱疹、震とう症、軟部組織損傷のFSMプロトコルもこのときすでに標準化されていた

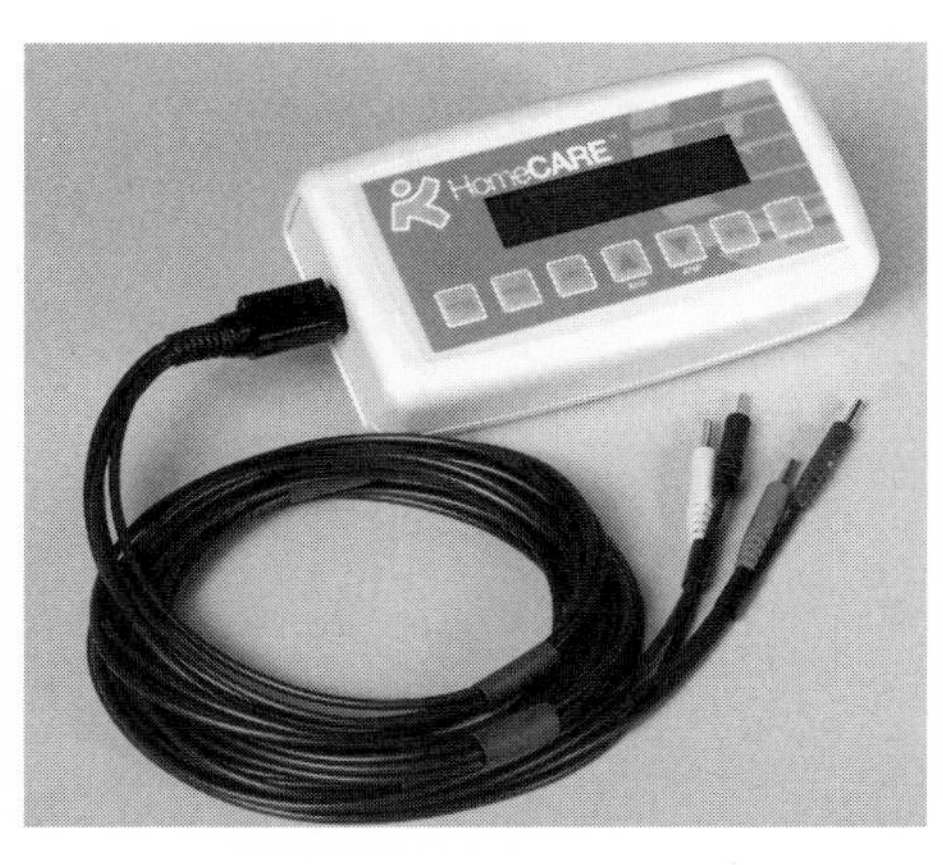

写真 7.1　2002 年に発売された自動装置の第 1 号《ホームケア》。線維筋痛症その他の疼痛患者が自宅で施術できるようになり、薬を服用せずに痛みを軽減できると重宝がられた。痛みのスケールを 10 段階の 4 以下に抑え続けることができれば回復のスピードが上がるので、線維筋痛症患者には特に必要とされた。

ため、プログラムを組み込めば、患者は自宅で一連の施術ができました。当然、プラセボ効果も考えられません。プラクティショナーが魔法をかけに訪問する必要もありませんよね。

１９８０年に入ると微弱電流療法の支持は落ち込み、以降、ＦＳＭ療法が可能な2チャンネル方式装置の生産も下火となっていましたが、シアトルのマイクロカレント・テクノロジーズ社は、ＦＳＭ（特定周波数微弱電流）の規格を満たす高品質ユニットの開発に乗り出してくれました。２００３年、より頑丈で、卓上サイズの装置が欲しいというプラクティショナーの声に応えて、《オートケア》が誕生。臨床経験を重ねて周波数プロトコルが進化するたびにバージョンアップされ、最新の《オートケア１３００》には１２０の周波数セットがデフォルトでプログラムされています。臨床医やアスレティックトレーナーが直面するたいていの症状をカバーするものです。

《カスタムケア》は、ポケットサイズの携帯型ユニットにカ

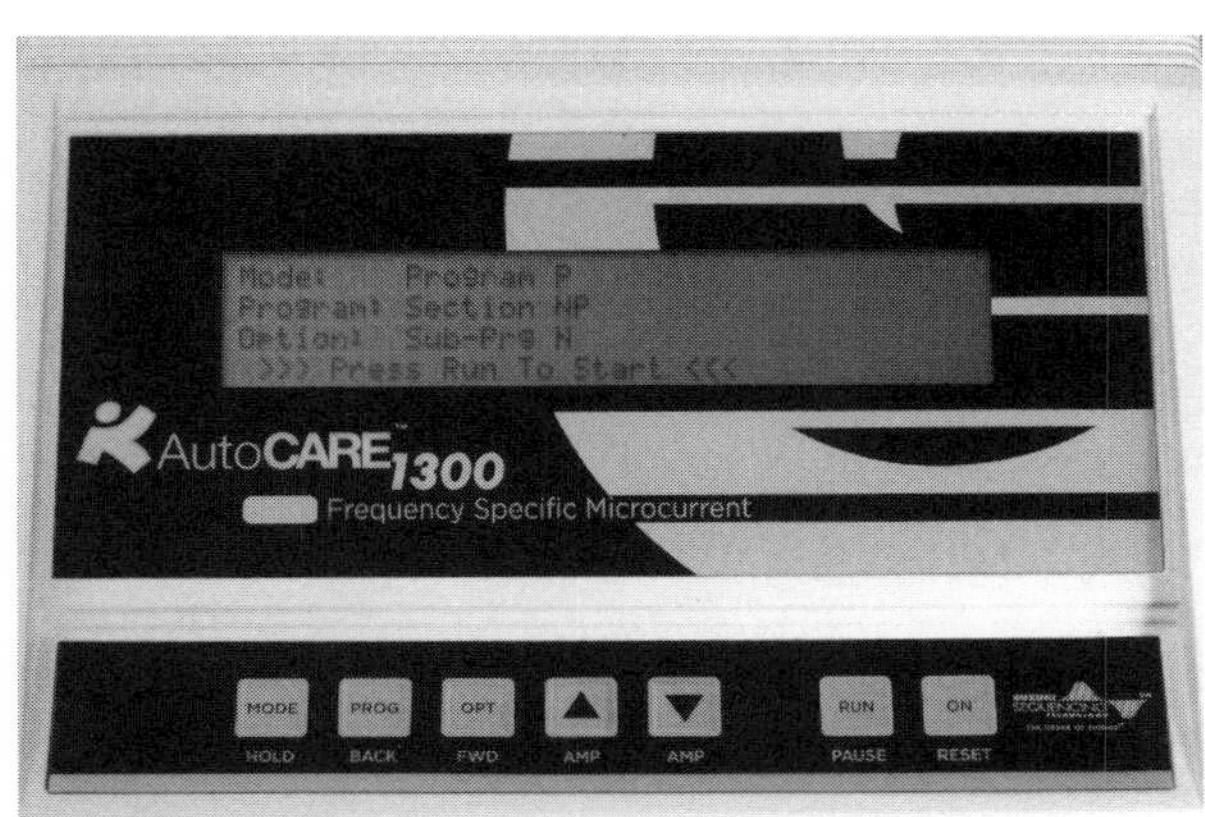

写真7.2　頑丈な卓上型診療装置《オートケア》。120の周波数プロトコルが初期設定でプログラムされており、より効率的に患者のケアができるようになった。

スタマイズプロトコルを最大45個プログラムすることができる装置です。ソフトウェアのモードバンクに入力するだけで、どんな周波数セットでもプロトコル化できるようになりました。アナログ式の旧型ブルーボックス《プレシジョン・マイクロ》は、アナログ部品の入手が難しくなり、デジタル式の《プレシジョン・ケア》へと移行しました。これらの製造会社でプレシジョン・ディストリビューティング社（PDI）を経営するジョージ・ダグラスは、規制をしっかりと遵守しています。

いずれの装置も周波数やプロトコルについてはうたっていません。セミナーで装置を紹介することも、いっさいおこなっていません。

近年は再び微弱電流療法への関心が高まり、装置も次々と市場に登場しています。しかし、これらはプラクティショナーと患者のことを考えてつくられたものでしょうか。人々が電気療法装置に期待するのは不具合をピンポイントで自動的に施術してくれることであり、ほとんどのメーカーはこれを利益にしています。すべての人に同じ非特異の《施術エネルギー》

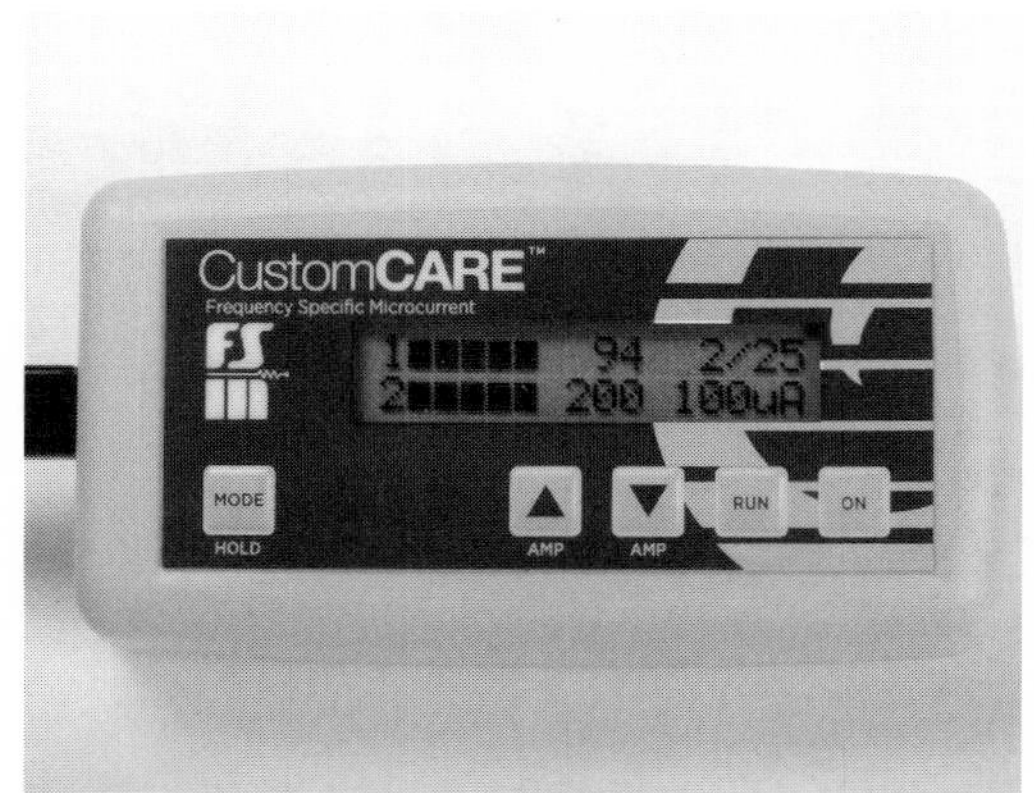

写真 7.3 《カスタムケア》。プラクティショナーが、周波数を自動配列する特別なソフトを使ってプロトコルをカスタマイズすることができる。最大 45 個のプロトコルのプログラムが可能。複雑な症状を抱える患者に対してさえ、この装置を手に訪問施術することができるようになった。

を提供する機器や、コンピュータで診断ができるとうたう機器……不具合のある部位をチカチカと明るい色で示すタッチスクリーン・ディスプレイを搭載している装置さえ出まわっています。施術すべき部位を機械が決定し、施術までおこなうそうです。説明も使い方も簡単で、楽にお金儲けができるようにつくられています。臨床分析と施術選択を繰り返した人間がプログラムした装置でなければ信頼できないということが、忘れ去られているようです。

ＦＳＭ（特定周波数微弱電流）療法は、医療教育を受けたプラクティショナーしかおこなえません。問題を思慮深く理解し、組織の機能と構造に著しい変化をもたらすふたつの周波数を正確に使用して初めて、ＦＳＭは効果を発揮します。そして、周波数反応は信頼性が高いため、プラクティショナーはレゾナンス・エフェクトから学び、医師として成長を続けています。トッド・ロビンソン医師は、機能性医学国際シンポジウムでＦＳＭブースを手伝ってくれたとき、それまで彼が18年間おこなってきた診療にＦＳＭがいかに影響を与えたかを話してくれました。「周波数反応のおかげで、正確に診断できるよう

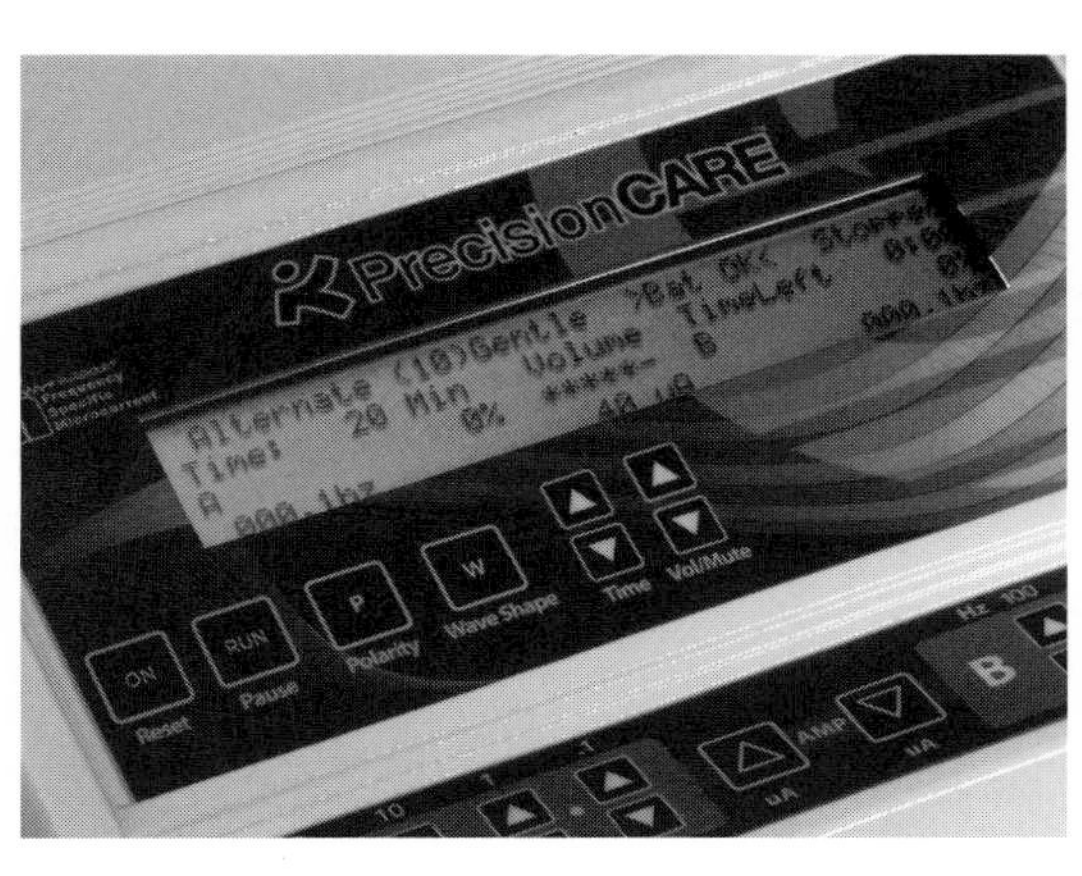

写真7.4　《プレシジョン・ケア》は旧型の「プレシジョン・マイクロ——ブルーボックス」のデジタル版である。周波数は両チャンネルに手動で設定。電流は交流か正分極を選択できる。組織の反応を見ながら周波数を変更したい手技療法士には最適の装置だ。複雑な症状を施術するために、普段はめったに使われない周波数を使うプラクティショナーにとっても不可欠なものである。

になりました。周波数プロトコルが働かないときは、私の診断が間違っているということ。そのときは、また診察し直します。私が問題を理解し、正しく診断できていれば、周波数は必ず機能します」と。

6つ目は、効果があると断言しないことです。セミナーでは1枚目のスライドで、「FSMは、どのような症状・疾患をも診断、矯正、軽減、施術、予防できるものではありません」と伝えています。レゾナンス・エフェクトはピンポイントに、そして強力に作用しますから、控えめですが正直な結果が必ずあらわれます。しかし、さらに研究しなければ確実なことは言えません。特定周波数が症状に変化をもたらしているように見えますが、周波数が細胞レベルで何をしているのか、まだわからないからです。

例えば230ヘルツと430ヘルツの周波数の組み合わせだけが、4～6時間施術すればひと晩で急性帯状疱疹の痛みを止め、病巣を一掃するということは、1996年以来、何百人もの患者を施術し、何千もの症例を得ているので、そのままに伝えることができます。この周波数の組み合わせは、他の症状には役立たないということも伝えることができます。でも、その働き方が正確にわからないため、断言することはできません。ウイルスを殺しているように見える周波数など、同じことが他の周波数効果についてもすべて言えます。40ヘルツの周波数は細胞信号に変化を与えて炎症を軽減させるように見えますが、知性と公正さを保って断言は避けなくてはなりません。データと臨床経験が炎症の軽減を示していても、その仕組みは未知です。

慎重に仮説を立て、観察することが必要です。《○○の行動によって、○○の結果が起きた》という因果関係の観察から、科学はいつもはじまります。観察を測定したものが、データです。もし世界の仕組みがあなたのモデルと一致しなかったとしても、データを無視することはできません。科学から刺激を受け、データと合致するようモデルを再定義していくプロセスを通じて、知識は進化するものです。ひざの腫れが30分で小さくなった――これは観察です。センチメートル単位で変化を測定すると、データになります。ところが「30分で関節リウマチを治すことができる」と言ってしまえば、断言になる。この区別は大変重要です。

そして、何より重要なことですが、健康でいなければ大事な使命は果たせません。２００７～２０１３年は私にとって大変な時期でした。

ＦＳＭ療法をはじめたころは、直感の声による導きにたぶんに頼っていました。内なる声に耳を傾けることは簡単ではなく、時に面倒で、驚かされることもしょっちゅうでした。熱くなりすぎていたりエゴが出たり、あるいは希望的観測に寄りすぎたりすれば、静かな声はいとも簡単に消えてしまいました。悪魔からの妨害もありました。悪魔は細部に宿り、直感の声を受け取る邪魔をするのです。クリニックの改修工事をおこなったときは、悲惨にもカビが発生する結果となりました。改修は徒労に終わり、無駄な出費となってしまったうえに、私が家主にきちんと確認しなかったせいですが、引っ越し先の部屋は狭すぎました。また、患者に着実に施術経験を提供できるようパートナー医師を雇いましたが、私は養成スキルが高くありませんでした。パートナー医師たちは素晴らしい人材に成長したものの、私のマネジメント力が低かったせいで、クリニックは必要以上に混乱していました。

直感という領域は繊細で、直感の声を識別する力を磨くには時間がかかります。周波数を選択することは容易になっても、同時にスタッフ会議や診療費・諸経費等の収支を細部まで管理することが私には苦痛でたまりませんでした。実際、出張が多すぎて経営に集中することができなかったのです。セミナーに注力したいという想いもあり、私は拡大して活気に満ちていたクリニックを売却することを決めました。

2年前に仲間となり、みんなに好かれているパートナー医師がいました。彼女は患者とも良い関係を築き、周波数プロトコルも理解していました。マネジメント能力も高そうだったので、クリニックでの診療も続けたかった私は、役割の交代を彼女に提案しました。2006年が終わるころに契約書を作成し、私は彼女が少額の契約金を調達するのを待ちました。私の状況が一変した2007年3月も、まだ契約金は支払われていませんでした。

2007年3月の金曜日の朝、階段を上って寝室へ向かう途中、胸に温かい感覚が広がりました。痛みも息切れもなく、ただ温かく感じただけだったので、私はたいして気に留めず、次のセミナーで使用するスライドの作成に取りかかりました。けれども数時間後にまた、温かい感覚がやってきたのです。作成した資料をファミリールーム近くにある階下のオフィスでセミナースタッフに確認してもらい、その後、再び階段を2階へと戻る途中でした。さらにその数時間後にも異変を感じました。そのときは胸が少し苦しくなりましたが、それでも無視してぐっすり眠り込んでしまいました。

土曜日の朝は、深い疲労感と共に目覚めました。3年前にステントを入れて以来感じたことのないものでした。気は進みませんでしたが、直感の声に押されて自己流のストレステストを実施しました。リビングのステアマスター（有酸素運動マシン）をスタートすると、胸の痛みに押しつぶされて30秒で息切れしてしまいました。ステントの詰まりを知らせる症状でした。病院に電話をすると、私のカルテを確認した当直の心臓医から「血管造影検査をする必要がある」と言われました。私はすぐに病院へ向かいました。

「血管造影検査でステントの閉塞がわかったら、どうなるの？」と尋ねると、彼は答えました。「抗凝固薬アレルギーがあるあなたに、別のステントを入れることはできません。胸を切開してバイパス手術をすることになります」

院内死亡のほとんどが週末に発生すると知っていたことが役に立ちました。翌日は日曜日です。血管造影を、若い心臓医と心臓カテーテル検査室の週末勤務スタッフに任せたくは絶対にありませんでした。私は帰宅して、心臓内の炎症を軽減する周波数を流し、アスピリンと、血管の拡張を助けるアルギニンのサプリメントを大量に服用しながら、ジョージ・ダグラスと一緒にソファに座り、コメディ映画を観て週末を過ごしました。

日曜日の午後には、クリニックを譲るパートナー医師に電話をしました。彼女はカリフォルニアからポートランドへの帰途にあって、州間高速道路5号線の追い越し車線を走っていました。「低速車線に移って」と、私は彼女にお願いしました。そして私の状況を簡潔に説明しました。はっきりと伝えたので、彼女は売却書類への署名を月曜日におこなう意志を示してくれました。手術中に万が一のことがあれば、事態が複雑になります。

そうして月曜日の朝がやってきました。心臓病センターに電話をし、受付から「予約は2週間後です」と言われたときは、16年間の医薬情報担当者（ＭＲ）経験が役に立ちました。「いいえ、それまで待てないの。今日の午後2時30分に緊急患者枠があるでしょう？　それが私よ」。数秒後に彼女は言いました。「ストレリック先生が2時半にお会いになります」

電話を切り、売却書類に署名するためにクリニックへ向かいました。セミナーマネージャーが車で送ってくれました。障害者用駐車場で降りましたが、30秒歩いただけで息が苦しく心臓が痛くなりました。2回休んでやっとのことで受付に到着し、スタッフの立ち会いのもと、パートナー医師と売却書類に署名しました。それから次の目的地、心臓病センターに向かいました。自己流のストレステストをしたこと、週末の手術を避けたことをストレリック医師に告げると、自分も同じことをしただろうと彼女は笑いました。心電図は正常でした。けれども血管造影検査の結果は、ステントが血液を1滴ずつしか通していないことを示していました。ステントを入れていない他の血管は詰まっていませんでした。水曜日に、冠動脈閉塞部のバイパス手術をおこなうことになりました。内胸動脈を剥離して閉塞した動脈につなぎ、血流を取り戻す手術です。その日は、ストレリック医師が2番目に信頼しているという外科医が空いていました。この特殊なバイパス手術について39年前に初めて論文を発表した医師だったので、心から安心して任せることができました。

8時間に及ぶ手術はうまくいき、私は人工呼吸器を装着した状態で目を覚ましました。集中施術室の窓の向こうには、成人したふたりの子供たちが抱き合って立っていました。次に目覚めたときはジョージ・ダグラスが、ベッドわきの椅子に座って、静かに読書をしていました。私の左手の指を右手でそっと優しく握ってくれていました。再び目をつむり、3時間後に起きたときもずっと……。病院で微弱電流装置を使うことは許可されませんでした。術後4時間以内なら新鮮損傷は魔法のように消すことができるのですが、土曜日に退院して帰宅するまで装置に触ることはできませんでした。

退院して周波数療法をスタートすると、通常は数週間かかる傷痕は数日で消え、切断された胸骨も驚くほどの速さで修復されました。《心臓の外傷を除去する》周波数を使用すると、1時間以上ぐっすり眠ることができました。ただ、それでも回復は順調ではありませんでした。胸壁から体液が左肺に流れ出て肺炎を起こしてしまったのです。2週間で2回、優秀な放射線科医に胸部から600ccの体液を抜いて圧迫を和らげてもらい、抗生物質も服用しながら肺炎を治しました。毎日何時間も微弱電流を流し、12週間後にポートランドでのセミナーに登壇しました。心電図が完全に正常になるまでには1年かかりました。

また、セミナーに復帰する10週間前——手術の2週間後——には、信心深く教会に通い、私がリビングに病院のベッドを置いて自宅療養をしていたあいだは祖母のように優しく親切にしてくれたセミナーマネージャーが、倉庫から装置を盗み出し、横流しをはじめていました。キャッシュフローと負債が合わないことに気付き、直感が何かおかしいと知らせてくれたのは6月でした。10月に彼女が姿を消したので、代わりに着任したセミナーマネージャーに在庫を監査してもらったところ、横領が明らかになりました。翌年、祖母のように優しかった前セミナーマネージャーは逮捕され、半年間を刑務所で過ごす結果となりました。そんな中を、私は生き延びたのでした。

落ち着かない日々はさらに続きました。

2006年にコースを受講し、FSM療法をはじめていた歯科医師のメアリー・エレン・シャルマースが、2007年のアドバンスコースで「40ヘルツの周波数は炎症の軽減に非常に効果的であるがゆえに、潜在性感染が存在した場合には、炎症が抑えられることにより感染が加速される可能性がある」と発表しました。歯茎や口腔内の炎症に見えて、歯性感染症は骨や副鼻腔に潜んでいることが多いのです。「40ヘルツを使用するときは注意が必要」というメッセージが発信されました。

ところが翌2008年には「深在性感染症の発見に、40ヘルツの周波数が役立つ」と、彼女のメッセージは一転します。「短時間で炎症を軽減させれば、奥深くに潜んでいる感染症が顕在化します。見つかったら幸い。施術の準備をしてください。炎症を軽減し、感染症をあぶり出さなければ、潜在性感染症から患者を回復させることはできません。あぶり出すことができるのはFSMだけです」と彼女は述べ、続く8年間で彼女が正しかったことが証明されました。周波数による施術中あるいは施術後数時間以内に痛みが増す兆候があれば、間違いなく感染症が潜んでいるのです。

メアリー・エレンは、2008年以降、私の歯科担当医であり、私の命の恩人でもあります。私の心臓閉塞の原因は慢性炎症でしたが、炎症の原因はまだわかっていませんでした。関節痛のために、２００８年に右股関節を、２００９年に左股関節を置換しましたが、その危険因子も見当たりませんでした。食事にも気を付けていたし、運動も定期的にしていたので、もっとも疑わしいのは感染症でした。「炎症源を突き止めるわ」とむきになって言ってくれた彼女を見て、私は直感的に「主治医を彼女に変えるべきだ」と思いました。常識的な判断ではなく、私の内側に、そうしたほうがいいという静かな確信があったのです。私はかかりつけの歯科診療所をポートランドからカリフォルニア州サンタローザに移しました。彼女は早速、遺伝子検査を実施し、その結果、私は自分がグルテンアレルギーだとわかりました。グルテンフリーの食事療法をすると関節痛は軽減。けれども免疫系はまだ、甲状腺と甲状腺ホルモンを異物だと思い込み、警戒して抗甲状腺抗体をつくっていました。このような免疫系の活性化は、突如としてあらわれるものではありません。何かが引き金になっており、その何かを彼女はさらに見つけようとしてくれました。

12月、スタンフォード大学で標準ＣＴスキャンを受けました。７本の歯根管の深部で顎骨（がっこつ）の感染症が起きていないかを調べましたが、結果は陰性でした。それでも彼女はあきらめず、２００９年3月、続いて特別な高解像度３ＤコーンビームＣＴスキャンを撮りました。すると、見つかったのです。両顎の奥半分のうち、上下計7本の歯根管で内側の骨が感染して壊死していました。彼女を主治医にすべきだという私の内側の確信は、正しかったわけです。

どうすればこんなふうに内側の声に気付けると思いますか？　どう訓練すれば感覚を学べるのでしょう？　これこそがレゾナンスですが、レゾナンスは何しろうつろいやすい性質を持っています。

でも、あなたの命を救ってくれるかもしれない――。

周波数療法をおこなえば毎日が訓練になります。靴下指人形のような内なる声がトレーナーです。あなたの肩に乗り、どのレゾナンスを選べばいいか勧めてくれますから、その声に従って周波数を選び、どんなレゾナンスが起きるかを感じるのです。勧めてくれた選択が正しかったときと間違っていたとき、それぞれの感覚にどんな違いがあるかを肌で学んでいきます。毎日、何百回も感じれば、識別できるようになります。

日常の私生活においては、指人形のような内なる声は施術時よりも一貫性がなく、捉えにくいかもしれません。でも、無視しないでください。あなたの大好きなおばさんのイメージを受信したら、「こんにちは」と電話をかけてみる。おばさんがちょうどあなたからの電話を待っていたとしたら、どんな感覚がするでしょう。歩くときはペースを落とします。交差点で、なぜか右に曲がって何年も訪れていない店に立ち寄らなくてはならないという気がしたら、欲しかった物が見つかるかもしれません。セーターも花瓶も、絵画も、台所用品も、子供のおもちゃも、何でも完璧な物が。直感のイメージが正しいときの感覚を肌で覚えてください。欲しい物が何もない店だったとき、おばさんが何事もなく元気だったときの、直感のイメージが正しくなかった感覚も。内なる声が送るイメージがいつも正しいわけではありません。チューニングが完璧でないときは、違う感覚がするでしょう。

こんなふうにして直感を鍛えていきます。まずは直感に従う。全財産を賭けてまで従うことはありませんが、レゾナンスがあなたをより良い選択に導く感覚を学べそうなイメージが送られてきたら、イエスと答えてみてください。それにも、静かな確信が伴うでしょう。

とにかく、そのような経緯で私はCTスキャンを受けた翌年の2010年から7年間にわたって計6回顎骨の手術をし、7本の歯と、膿がたまり死んでしまった骨とを除去しました。骨移植をして、それが落ち着くと、インプラント手術を3度。そして、感染は副鼻腔底部から上方へ向かって侵食していたので、口腔外科へ5年間通い、抗生物質を服用しながら慢性副鼻腔炎を根治させました。最後の手術で感染骨の最後の約2・5センチメートルを切除すると、抗甲状腺抗体は消え、ようやく甲状腺補充療法が完了しました。

顎骨手術や股関節置換術と聞けば恐ろしく感じるかもしれませんが、手術後には毎回すぐにFSMを使ったので痛みも腫れもなく、挫傷痕も残りませんでした。術後4時間以内に施術すれば、新鮮損傷は魔法のように回復します。《出血を止める》周波数や《挫傷痕を防ぐ》周波数をはじめ、損傷した各組織に対してリストの周波数を使用すれば、外傷の影響を除去し、炎症を軽減させることができるのです。どの手術も予定どおり、無事に終わりました。顎骨手術後は少しだけ眠り、少量の解熱鎮痛剤を服用。数日間はやわらかい食事をとりましたが、それだけで済みました。股関節置換術でも傷は残らず、数日後には階段を上ることができ、6週間の理学療法を受けるだけで正常に戻りました。メアリー・エレンは、顎骨手術中に流す系統的なプロトコルを開発しました。副腎や免疫系を支え、麻酔薬や薬剤を除去する肝臓の働きを助け、神経系を落ち着かせるプロトコルです。手術後はトラックに轢かれたような感覚で目覚めるものですが、このプロトコルを使用すれば、いたって健全に目覚めることができます。

その後もメアリー・エレン・シャルマースは、私たちができなかったことを成し遂げてくれました。

まず、歯科処置においてFSM（特定周波数微弱電流）の特許を取得しました。医療行為は特許の対象ではありませんが、歯科処置は認められています［日本国内では法的な背景が異なります］。2014年12月9日、「歯科処置のための特定周波数微弱電流療法」が、米国特許第8909346B2号を付与されました。歯列矯正具をつけても痛みなく矯正を速めるプロトコル、骨壊死（骨感染症）、口腔外科、歯科恐怖症の施術プロトコル、コンカッション（震とう症）・プロトコルが、驚くほど効果的であるとして認められています。また、歯科医師向けの機能性医学プログラムも新しく考案してくれました。これは、周波数療法が目標とするホリスティック（包括的）な健康戦略において、口腔部位を担うプログラムとなっています。メアリー・エレンが施術した患者には競走馬オーナーもいて、彼らは競馬場にFSMを導入しました。今では4本足の患者もFSM療法を受けています。米国史上最強馬のサラブレッド、レイチェルアレクサンドラとカーリンの2頭です。

あなたも情熱に従うことを決め、夢に向かって踏み出しましょう。あなたにもできます。あなたも表舞台へ。生まれて初めて靴を履いたときのように、情熱のおもむくまま夢への一歩を踏み出してください。いつも大きな一歩である必要はありません。今の生活を保持しながら、あなたの真実を共有すればよいのです。仕事へ行き、洗濯をしながらでも、背中を押す直感のささやきに従って、歩むべき小さな一歩を踏み出すことはできます。もし、とんでもない間違いを犯したとしても大丈夫。そこから学び、新しいスキルをもって再びスタートすることはできるのですから。

直感のささやきが聞こえないなら、心の欲求に従うことを阻害する要因を取り除きましょう。部屋の中に調律された2本のバイオリンがあるとき、片方のG弦を弾くと、もう片方のG弦は、抑えられていなければ自然の成り行きで共鳴し、ハミングします。抑えがなければレゾナンスが起こり、歌うのです。あなたの心の琴線を抑えているものは何ですか？　その障害はどうすれば取り除けるでしょう？　どうすればレゾナンスを起こせる――？

一．愛と感謝を実践しましょう。あなたの人生には、あなたが欲するものが引き寄せられます。だったら感謝するものを引き寄せましょう。日々の闘いで暗たんとした憤りや失望が生まれると、私たちは皆、簡単に捕らわれてしまいます。でも、心の琴線に重しが乗っているようにも感じているはずです。大変かもしれませんが、この重しを取り除くことができたら簡単に意識が変わります。クリニックが神経毒性を持つ黒カビに襲われたとき、私の脳は炎症を起こしてネガティブになり、イライラとしてうつ状態になりました。気分が優れず、自分ではないように感じたのに、どうすればこの状態を変えられるのか、そのときはまだわかりませんでした。

そんな私にジョージ・ダグラスが、２００２年、オーストラリアのヘルス・ワールド社に微弱電流装置を届けに行く道すがら『水からの伝言[7]』という本をくれました。著者の江本勝氏は、さまざまな言葉をラベルに書いて水を満たした瓶に貼り、それぞれの水の結晶を撮影していました。もっとも美しく目を惹いた結晶は、《愛と感謝》と書かれたラベルの瓶の水だったので、私も《愛と感謝》を唱えることをはじめました。繰り返し口にすると、愛する人や感謝していることが次々と思い浮かびました。そうして、世界が一変したのです。愛と感謝に意識を向けると心が変化し、レゾナンスする余裕も生まれました。念のため、クリニックの廊下にあるガラス製の冷水器にも《愛と感謝》と記しました。

あなたも感謝のリストをつくってみてください。感謝していることに初めて気付くものも出てきて、驚くほどリストが長くなるかもしれません。スライスした食パン、水洗トイレ、きれいな水、インターネット、ガソリンスタンド、カップケーキ、甘草、ビタミンC、子犬、馬、マジックテープ、食洗機、歯ブラシ、ケールサラダ、シナモン、シナモンロール、クレヨン、消しゴム、補修材……。写真を撮ってみると、楽しいかもしれません。作成しているときの感情にも注目してください。

楽しく前向きな思考は訓練すれば習慣となり、使用し続ければ脳の機能や構造さえポジティブな方向に変化します。「イライラしないで。ネガティブにならないで」と自分に言い聞かせようとするのは無理です。マイナスをマイナスで打ち消すことはできません。私はポジティブな言葉をアルファベット順に並べ、声に出して読んだり暗唱したりすることで心を前向きにすることを習慣付け、マイナス思考をプラス思考に変換しました。リストの一部を紹介しますので、効果を体感してみてください。

○A：alive（生きている）、aligned（つながっている）、alert（きびきび）、assisted（助けられている）、angelic（天使のような）、amused（面白そう）、agreeable（好みに合う）、amazing（素晴らしい）

○B：buoyant（明るい）、blessed（祝福されている）、bright（快活）、brilliant（輝いている）、bubbly（活き活き）、bliss（至福）

○C：cherish（大切にする）、cherished（大切にされている）、clarity（鮮やか）、cheery（上機嫌）、colorful（カラフル）、calm（穏やか）、clever（賢い）、charming（魅力的）、contented（満足している）

リストはAからZまであり、zounds（ワオ！）、zing（元気）、zoom（急上昇）で終わります。

このプラス思考エクササイズは、セルフケアの一部として疼痛・外傷患者にも実践してもらっています。運動が筋肉を鍛えるように、ポジティブな言葉のアウトプットは脳を変化させる運動になります。感情や神経系の特定周波数でネガティブな感情を一時的に変えることはできても、心の琴線から重しを取り除かないかぎりレゾナンスは消えてしまいます。やり方と共に全リストを巻末に載せておきますので活用してください［343ページ参照］。

二．静止して内側を見つめる術を学びましょう。直感は静かに穏やかにささやくので、頭の中のおしゃべりが騒がしければ簡単にかき消されてしまいます。毎日数秒間でもかまいません。静かに内側を見つめる訓練をしましょう。花を数秒間見つめ、その美しさを味わいながら内側へ入っていく瞑想法もあります。何時間も座って瞑想できる忍耐力も時間的余裕もない私にはそれは無理でしたが、窓の外に揺れる葉にしばし意識を集中させて静止することは私でもできます。あなたも、あなたなりのやり方で静止して、答えを待ってみましょう。そうすれば答えはベストタイミングでやってくるとわかります。レゾナンスを急かすことはできません。急かしても、うまくいかないことがほとんどです。時に私たちは衝動的に行動を起こし、その結果を観察することがあります。食料品の買い出しや壁紙の選択なら問題ありませんが、《心の奥底にある欲求に従う》という人生の重要な選択については慎重に待つべきです。

三．失敗はないのだと信じましょう。本当です。必ず学びがあり成果があるはずです。あなたの行動に対して起きた結果とは、次は同様の行動あるいは選択をするべきかどうかを教えてくれる成果です。例えば養成した講師が去ってしまったとき、次の講師には違う教え方をしようとあなたは学ぶはずです。そうして違うやり方で養成したところ、新しい講師はとどまり、自身の世界を変えるのです。成果を出すスタッフもいれば成果を出さないスタッフもいて、両方のケースを知っているからこそ次回はどんな人を採用すべきかがわかります。失敗すると自分を愚かに感じ、罪悪感が湧いてくるかもしれませんが、結果は教訓なのです。すべての経験から私たちは学び、教訓を得ます。影響が大きかったりタイミングが悪かったりして損害を被ったとしても、腹を立てては何の利益もありません。先の見通しを与えてくれたという点でいえば、損害もプラスの経験です。

四．必要なものは必ず得られます。ただそれは、あなたが思っていた形とは違うかもしれません。ギフトは思いがけない包装紙に包まれているので、探してみてください。ベンとの離婚はジョージ・ダグラスとの出会いにつながりました。離婚は決して楽しいものではなく、したかったわけでもありませんが、そのおかげでジョージと出会い、それがＦＳＭ（特定周波数微弱電流）療法の開発、ひいてはレゾナンス・パワーの発見につながったのです。ジョージと出会っていなかったら、今なお疼痛患者は痛みに苦しみ続けていたでしょう。私自身が慢性疼痛に苦しんだときは、股関節置換術をするまでの3年間、杖と車椅子がなければ動けないという不便な身体で空港を移動して、患者の気持ちが身に染みてわかりました。自分の身体をもって、手術前には10か月間《プリハブ（障害予防）》について、手術後はリハビリについて学びました。つまり私は、私に必要な学びを、私に最適な方法で学ばせてもらったということです。学んでいる最中はわかりませんでした。教訓というものは、振り返って初めてそれだとわかります。

五．才能豊かで賢く、調和のとれた人々に囲まれましょう。あなたの旅を支えてくれる友人を見つけたら追いかけてください。あなたが支えてあげられると感じる友人も。自分の使命を実行しながら、まわりの人も応援しましょう。だれもがそれぞれに理由があって自分の道を進んでいます。それを互いに見守るのです。私の母はこんなふうに言っていました。「まわりのことを考えなければ、自分の使命は果たせない」と。相性が良く、互いに満足がいく解決策を生み出せるような思いやりある人と付き合いましょう。内なる助言に従って使命に応えることを、お互いに鼓舞し合える人を友に持つことです。だれかと一緒にいるときは、自分の感情を観察してみてください。互いに最高の状態を引き出せていますか？　苦しいとき、悲しいとき、困難な状況においても、一緒にいることで気分が良くなりますか？　それとも悪くなる？　ふたりの心の琴線は共鳴していますか？　今世の使命を果たすために、互いに助け合っていますか？

なお、あなたの成功や自己実現を、すべての友人が喜んでくれるわけではないということは覚悟しておきましょう。脅威に感じる人もいれば、自信を喪失してしまう人もいます。あなたが特別なことを達成したり、あなたに良いことがあったりしたとき、周囲の4人にひとりは、わずかでも不意に妨害をしてくるかもしれません。そんな状況に陥ったときは、自分が奏でる心の歌にだけ波長を合わせましょう。心の琴線から悲しみや喪失という重しを取り除き、楽しい時間を思って感謝するのです。そして、前進する――。

周波数も助けてくれます。怪我を修復し、健康状態を改善する周波数プロトコルだけでなく、脳を癒やし、ストレスを和らげ、感情のバランスを取る周波数プロトコルもあります。日焼けの治療と同じくらい簡単に、日常を快適にしてくれますから遠慮なく使いましょう。私もお世話になりました。やるべきことがたくさんありましたから。

1 James L. Oschman, *Energy Medicine: The Scientific Basis*（New York: Churchill Livingstone, 2000）.

2 Becker and Selden, *Body Electric*.

3 Albert Szent-Györgyi, "Towards a New Biochemistry?" *Science* 93:2426（June 27, 1941）, 609–11.

4 Gerald H. Pollack, *Cells, Gels, and the Engines of Life: A New, Unifying Approach to Cell Function*（Seattle: Ebner & Sons, 2001）.
参考文献『第４の水の相―固体・液体・気体を超えて―』ジェラルド・Ｈ・ポラック（著）根本 泰行（監修）東川 恭子（翻訳）、ナチュラルスピリット

5 Irena Cosic, "Macromolecular Bioactivity: Is It Resonant Interaction between Macromolecules?—Theory and Applications," *IEEE Transactions on Biomedical Engineering* 41:12（December 1994）, 1101–14, doi: 10.1109/10.335859.

6 Microcurrent stimulation in the treatment of dry and wet macular degeneration, Laurie Chaikin, Kellen Kashiwa, Michael Bennet, George Papastergiou, Walter Gregory, *Clinical Ophthalmology* 2015:9 2345–2353

7 Masuro Emoto, *Messages from Water: The First Pictures of Frozen Water Crystals*（Plano, TX: Hado, 1999）.

第8章 ≈ 感情の周波数と脳の周波数

勇気とは何でしょう？　ひと口に勇気といってもさまざまなものがあるでしょうが、例えば焼け付くような痛みと疲労と共に目覚めてもなお、また今日も一日を生きようとベッドから起き上がる勇気は、凄まじい決意をもって自分なりの方法で恐れを克服し、戦いに出る兵士の勇気に似ています。

最近あなたが振るった勇気について思い起こしてください。勇気が音だったとしたら、それはどんな音がしたでしょう？　喜びがフルートのように軽快で心地よい音がして、恐怖がバイオリンのように高音でわななく音だとしたら、あなたの勇気は？　ティンパニーのように太くて安心感のある音でしょうか？　感情を音として考えると、感情を単なる経験ではなくパターンとして捉えることができます。また、その勇気がいつ湧いて、どのように消えていったかについても思い出してみましょう。恐れのないときでしたか？　それとも恐れが消えて目の前に道が開け、第一歩を踏み出そうとしたとき？　その恐れは、どうやって消去しましたか？

恐れの消し去り方は人によってそれぞれですが、踏み出すべき一歩に共鳴したとき恐れはなくなるのだと私は思います。低いドラムビートの響きが、わななくような恐怖の音色を消し、あなたの一歩を駆り立てる——それが勇気というものだと思うのです。いにしえの軍隊が、ドンドンと響く太鼓の振動を骨に感じて戦いへと向かったことには理由があります。

ハリー・ヴァン・ゲルダーの周波数リストには、不快な感情を中和する周波数の組み合わせが掲載されています。チャンネルAに970ヘルツ、そしてチャンネルBには、中医学で感情とつながっているとされる臓器の周波数を流す組み合わせです。何年か使用してみて、私たちはこれらの周波数が正確であると思っていますが、感情を測定する術はありません。今後も、データで効果を確認することはできないでしょう。これからお話しする内容から、みなさんなりの結論を出してください。

はじめにポートランドで活躍している敏腕弁護士の例をご紹介しましょう。魅力的な男性でしたが、膝痛と腰痛に苦しみ、年に2、3回の通院をしていました。腰痛はいつも、後部脊椎関節、椎間関節、筋肉の硬結が原因でした。けれどもこの日は、それらの周波数を流しても全く効かなかったのです。腰の筋肉はレンガのようにかたく、少しも軟化しませんでした。

「水はどれくらい飲んだ?」と、私は尋ねました。周波数効果を高めるには水分補給が必要です。

「ご指示どおり、この2時間で1リットルくらい飲みましたよ」

それでも効かない……。私はラミネート加工を施した周波数リストを見つめました。感情の周波数が太字で主張していました。いつもの周波数が働かないなら、試してみる価値があります。

はじめに怒りの周波数《970/35》を試しました。35ヘルツは肝臓の周波数で、中医学では肝臓が怒りに相関します。したがって、チャンネルAに970ヘルツ、チャンネルBに35ヘルツが怒りを中和する周波数の組み合わせとなるのですが、背中の筋肉は少しも変化しませんでした。周波数反応は信頼できますから、怒りはないということです。少なくとも、怒りが背中の筋肉を緊張させているわけではないようでした。

次に、心の奥深くに抱えた恐怖に対する周波数《970／27》を試してみました。27ヘルツは結腸の周波数で、結腸は中医学で不安や恐怖に相関しています。腰の筋肉が軟化しはじめました。「背中側のグラファイトグローブが温かくなり、痛みが和らいだ」と敏腕弁護士は言いました。再びリストを見ると、傷付いた感情の周波数《970／37》が目立っていたのでそれも試しました。中医学では膀胱が感情の傷と相関しているため、ハリー・ヴァン・ゲルダーはチャンネルAに970ヘルツ、チャンネルBに膀胱の周波数37ヘルツの組み合わせを、傷付いた感情を中和する周波数としていました。筋肉はさらに軟化しました。悲しみの周波数《970／17》も目を引きました。17ヘルツは肺の周波数で、肺は中医学で悲しみと関係しています。筋肉は、ますます軟化していきました。周波数反応が、彼の感情を物語っていました。

「ジム、あなたは人生を楽しんでる？　家ではどんなふうに過ごしているの？」

「結婚してからはトイレで生活してますよ。どうしてそんなことを訊くんです？」

「今日効果があったのは、傷付いた感情、悲しみ、恐怖の周波数だけだったの」と答えると、彼は静かに言いました。「ああ、そんな感情でいっぱいです」

「慰めがあるとすれば、怒りの感情はなかった」

「そのとおり。怒りはありません。ただ傷付いてる。悲しくて……18年間の結婚生活が崩壊するんじゃないかと思うと怖いんです」

次いで私たちは、神経系と脳の延髄を施術し、あらゆる肉体的・精神的外傷に対処するコンカッション（震とう症）・プロトコルを実行しました。コンカッション・プロトコルは神経系をリセットする働きをするようで、ハリー・ヴァン・ゲルダーは神経系や脳、そして免疫系さえも安定させる基本調整プロトコルとしてこれを使用していました。コンカッション・プロトコルを実行した後に再び関連する感情の周波数を流すと、敏腕弁護士の背中の痛みは完全に消失しました。結婚生活が崩壊に至ることもなく、背中の状態はますます回復していきました。

慢性膵炎を患っていたことも《甘美さを喪失した人生》のための周波数の組み合わせが９７０ヘルツと膵臓の9ヘルツであることから説明がつきます。翌年、再び膝痛の施術で来院したとき、「炎症を起こして石灰化した膵臓を切除する手術を受けなければならなくなった」と、彼は感情を高ぶらせて言いました。ウィップル手術と呼ばれる、消化器系を再建する恐ろしい手術です。その日は膝痛を周波数と手技とで施術しながら、もう1台を使って膵臓の炎症、慢性炎症、石灰化を除去する周波数も流しました。数か月後にクリニックは町の反対側に移転したので、彼の膵炎が治癒し、石灰化が消え、手術を受けずに済んだとわかったのは5年後のことでした。

この成功は偶然だったかもしれません。しかし、その後に続々とＦＳＭプラクティショナーたちから複数の急性膵炎・慢性膵炎の施術成功報告を受けましたから、施術は可能であると予想できます。大規模データにアクセスして症例報告を収集し、合理的研究をおこなう必要があると思っています。数年前、週末に開かれた医学学会で、慢性膵炎の専門医に周波数療法の成功事例を話して提案しましたが、そのときは実現しませんでした。マウスを使った抗炎症研究の結果やサイトカイン・データを示し、「臨床試験に協力してくれるなら機器を無償提供する。機器の使い方についてのスタッフへの指導も無償でおこなう」と伝えたのですが、慢性膵炎の専門医は丁重でしたが迷惑そうに応え、そわそわとして、学会が終わるまで私と目も合わせなかったのです。わかる人もいれば、わからない人もいます。いずれ別のだれかが前向きに研究をしてくれるでしょう。私の知るかぎりでは、膵炎はそれほど難しい施術ではありません。

感情が身体にいかに大きな影響を与えるかを考えてみると、感情の周波数のインパクトについても理解できるでしょう。感情とは、身体経験をつくり出す化学的な神経伝達物質「感情の分子」が、体組織内の細胞受容体に影響を及ぼすパターンです。「感情の分子」には、さまざまな感情状態に関連するものがあります。そして免疫系と消化器系の細胞受容体には、その「感情の分子」のそれぞれに対応する受容体があり、両者が結び付くことで、あらゆる感情が起こるのです[1]。ブルース・リプトンは、感情が細胞膜受容体に直接影響を及ぼし、レゾナンスを介して細胞機能を変化させることを『「思考」のすごい力』[2]の中で述べています。40年の研究を経て、医学はついに、感情が健康に影響を与えることを証明しました。

そのようなわけで、どんな症状にも感情的要素が影響しているのですが、すべての患者がその感情を受け容れ、それにすぐ対処しようとするかといえば、そうではありません。人生から甘美さが失われて膵炎になったとしても、人生の一歩を踏み出すことを恐れて肉離れを起こしたとしても、患者はセラピストではなく医師を訪れます。ですが、医師がセラピストを兼ねていることはそうそうないのです。幸いなことに周波数リストには肉体を施術する周波数も感情を施術する周波数もあるため、周波数療法ならこの難問を解決することができます。また、感情は複雑で、ひとつではなく複数の感情が連鎖して結び付いていることがほとんどですが、周波数療法では複数の周波数を組み合わせて流すのが通常です。

ただ、感情の周波数を使用しなければ絶対に治癒しない症状であるにもかかわらず、ネガティブな感情を認めたがらない人もいます。フットボール選手や一流アスリートは、確認しても否定するでしょう。感情の周波数を使って施術するのは簡単です。難しいのは、使用すべきと気付けるかどうかです。

例えば肉離れが、肉離れの周波数で治らないのはどんなときでしょう？　肉離れの施術は簡単――本当に簡単です。スター選手が肉離れを何度も繰り返し、簡単に治るはずなのに周波数に反応しないとしたら、他の肉体的要素を見落としているのではないかと普通は考えます。でも、選手がチームメイトやコーチ、マスコミと諍いを起こしているような状況だとしたら、原因は肉体的要素ではないのです。

担当プラクティショナーは、いつもと同じやり方でその選手のハムストリングスを施術しました。湿らせた温タオルで導電性グラファイトグローブを包み、片方を選手の腰に当て、もう片方はひざごと温タオルで包みました。ただしこの日は、２時間の施術のうち90分は感情の周波数を流しました。恐怖の周波数《９７０／27（結腸）》と不安の周波数《９７０／23（腎臓）》で失敗や怪我への恐れを中和。傷付いた感情の周波数《９７０／37（膀胱）》と怒りの周波数《９７０／35（肝臓）》、憤りの周波数《９７０／38（胆嚢）》で、チームや報道とのいざこざで受けた感情的な影響を軽減させました。おそらくは、です。

表 8.1　**感情的要素**

状態	周波数（組織）
神経の緊張	94/200（太陽神経叢）
感情的緊張	970/200（太陽神経叢）
怒り、攻撃性	970/35（肝臓）
不安、恐怖、自己防衛	970/27（結腸）
不安、固定概念、神経過敏	970/23（腎臓）
欲求不満	970/71（副腎）
悲しみ	970/17（肺）
罪悪感、憤り	970/38（胆嚢）
傷付いた感情	970/37（膀胱）
羞恥心、混乱	970/355（皮膚）
不合理な考え	970/90（前脳）
精神的緊張	970/562（交感神経）
心配、神経過敏	970/13（リンパ管）
孤独感（女性）	970/34（子宮）
孤独感（男性）	970/5（前立腺）
調和の喪失、甘美さを喪失した人生	970/9（膵臓）
不安、心配、反すう	970/32（胃）
自暴自棄、喪失感	970/22（小腸）
喜びを取り戻す	970/33（心臓）

周波数が実際に何をしたのかはわかりません。この先もわかることはないでしょうから、選手に効果を確かめる必要もありません。私たちプラクティショナーは体内に残っているであろう感情パターンを中和する周波数を使うだけです。

感情は複数の層から成り、相互に重なり合っていることを周波数は教えてくれます。恐怖の裏に怒りがあることもあれば、不安や精神的緊張の裏に心配が存在することもあります。また、交感神経の闘争・逃走ストレス反応が起きれば、あらゆる感情が激化し悪化します。感情の周波数で施術をおこなうと、選手のハムストリングスは回復しました。彼は周囲と戦うことをやめ、歩調を合わせるようになりました。

感情を扱いはじめると、脳の施術へと行き着きました。感情と脳は相関関係にあります。感情的な問題は脳機能を阻害し、脳損傷は感情的苦痛を引き起こすためです。ハリー・ヴァン・ゲルダーの周波数リストには脳の5つの主要領域と神経系領域に対応する周波数が記されていました。それらが本当に効果を発揮するかどうかわからなかったので、私たちは他組織の神経治療時と同じ戦略を採りました。すなわち、組織に機能不全をもたらしている病変を除去する周波数をチャンネルA、標的とする組織の周波数をチャンネルBに設定するという型に、まずは当てはめてみたのです。

例えば脊髄炎症の軽減に《40（炎症）／10（脊髄）》が効果的だということはすでにわかっています。脊髄炎症を伴う線維筋痛症患者にこの周波数を使うと、サイトカインが炎症を変化させ、痛みは劇的に減少します。しかしハリー・ヴァン・ゲルダーが考案した《コンカッション（震とう症）・プロトコル》は、この型にはまりませんでした。震とう症とは程遠い症状であっても効果があり、患者の感覚を劇的かつ著しく変えていたのです。時間をかけて施術経験を積み重ね、私たちは脳の周波数施術時に何が起きているのかを解明していきました。

まずは、そのコンカッション（震とう症）・プロトコルを検証しました。ＦＳＭ療法を開始して数年は、施術の最初に毎回このプロトコルを使用していました。そのころはジョージ・ダグラスが施術戦略を主導していて、彼のメンターであるハリー・ヴァン・ゲルダーが延髄と下垂体の施術を重要視していたからです。延髄は脳幹の一部で、免疫系や消化器系といった身体のあらゆる基本機能が、延髄に起始する脳神経を通して調節されていますから、筋は通りました。

コンカッション・プロトコルは神秘的で、さまざまな効果をもたらしました。例えば10段階中４という軽度の痛みでしたが感情的緊張があり、「気分が悪い」と訴えていた患者に28分間のコンカッション・プロトコルを実行すると、頬に血色が戻り、笑顔が戻りました。すっかりリラックスして思考もクリアになり、この後に痛みのプロトコルを実行したところ、楽に、かつ即座に痛みが消えました。

国立衛生研究所（ＮＩＨ）に測定を依頼すると、このプロトコルを28分間実行するとセロトニンが約2倍に増加することがわかりましたが、私たちは皆、それ以上の働きがあると感じていました。震とう症患者は頭痛が消え、電話番号も忘れなければ、言いたい言葉も見つかります。銀行口座の収支も良くなるなど、すべてが劇的に改善するのです。そんな改善を目の当たりにして、私たちは周波数で脳の施術もできるかもしれないと考えるようになりました。周波数療法は全く害がありませんし、脳損傷に有効な療法は見つかっていないのですから、試す価値はありました。

表 8.2　**チャンネル B：神経系組織**

組織	**周波数**
前脳	90
感覚野（感覚皮質）・運動野（運動皮質）	92
後脳（小脳）	84
延髄	94
中脳	89
神経系組織	45
副交感神経系	709、3
松果体	102
交感神経系	562、6
太陽神経叢	200
脊髄	10

表 8.3　**基本のコンカッション・プロトコル**

状態	**周波数**
緊張の緩和	94/200
感情的緊張の緩和	970/200
基本調整 / 延髄	94、321、9、49/94
基本調整 / 下垂体	94、321、9、49 /310
下垂体の分泌を促進	81/310
体質的因子または遺伝因子	6.8 / 38
活力	（女性）49/37（男性）49/39
エネルギーセンターを平衡に保つ	35/102

中脳

万策尽きたカイザー・ペインクリニックから紹介を受けて、視床痛患者のトビーがやってきました。中枢性疼痛とも呼ばれる視床痛は、脳卒中がもたらす後遺症の中でもっとも厄介と恐れられています。極度の痛みがとめどなく続き、治療が成功した例もありませんでした。

茶色い巻き毛に縁取られた顔に笑みを浮かべてトビーは元気そうに見えましたが、表情はわずかにうつろでゆっくりと話し、脳卒中後の症状があらわれていました。

「27歳のときに出血性脳卒中を起こしました。救急治療室（ＥＲ）にいたのに病院はそれを見逃して、私を家に戻したんです。医療ミス訴訟を起こして勝訴したのはいいんですが、ひどい痛みが残って……。私は以前、良い人間ではありませんでした。いつも怒っていた。今はいつも親切にしていますよ」

一緒に来ていた母親が、詳細を補ってくれました。昏睡状態が1か月間続き、発作を何十回も繰り返したそうです。左半身麻痺となって2年間リハビリをおこないましたが、左足にはまだ装具がついていました。35歳で右半身に痛みが発症して以降は、メタドンを１５０ミリグラム服用した後でも、頭頂から足裏まで10段階の7という痛みに苦しんでいました。日中は介護士が食事をつくり、スーパーや薬局に連れて行ってくれました。通院には、母親が付き添っていました。

視床痛を施術した経験はありませんでしたし、それがどれだけ大変な病気かは聞いていたので、施術が成功すると楽観視することもできませんでした。実際、トビーと彼の母親にも、力になれないかもしれないと伝えていました。そのうえで試してみたのです。視床痛が難治性であることは周知の事実なので、自信がないと言っても驚かれはしませんでした。

視床は中脳のそばにあり、周波数は89ヘルツです。「チャンネルAは40ヘルツよ」と直感の声がささやき、私も経験から強い確信を持っていました。線維筋痛症の施術において、脊髄の周波数と組み合わせることで毎回効果を発揮していたためです。プローブの片方をトビーの首に、もう片方を痛みのある足に接触させました。周波数を流すと首の筋肉は少し軟化して、トビーはいつの間にか静かに眠ってしまいました。良い兆しでしたが、効果があったとはまだ確信できず、30分後に彼が目を覚ましたとき、「頭痛は？」と私は彼に尋ねました。

「なくなったと思う……」。彼は不思議そうに答えました。

「何が？」

「頭痛が消えた。痛くない」

「足・脚はどう？」

「足・脚もだ。痛くない」

私は驚いて呆然としました。しばらくして我に返り、痛みを引き起こした原因として考えられる他の状態も、修復を試みました。外傷、慢性炎症、カルシウム沈着、瘢痕化……私が脳卒中を起こしたときに使用した周波数が頭に浮かび、それらを流すと、彼は30分後に再び眠りに落ちていきました。痛みのない状態が24時間持続しました。2度目の施術時は、彼は右半身の痛みのスケールが10段階中の6の状態で来院しました。今度は30分間の施術で痛みのスケールが0になり、トビーはまたも怪訝な顔をしました。痛みのない状態が2日間続きました。施術のたびに痛みのない時間は長くなり、ついには週の大半をスケール4前後の痛みで過ごせるまでに回復したのです。私たちはトビーをプロボノ活動［自らの専門知識や技能を生かして参加する社会貢献活動］の対象とし、週1回の施術を無償で提供しました。メーカーから卓上型診療装置《オートケア》の1号機が届くと、それも彼にプレゼントしました。30あるプロトコル・リストの4番目に中枢性疼痛プログラムがありますから、彼は自宅でセルフケアができるようになったわけです。

その後はどういうわけか、脳損傷や脊髄損傷の新規患者が日常的に訪れるようになりました。患者によって症状は異なっていたため、私たちは周波数療法でできることとやすべきではないことについて学びを重ねました。存在しない組織を出現させることはできませんが、組織が残っていれば確実に修復し、症状を改善させることができます。ただ、リストには周波数が記載されているのみで、脳損傷の療法はいっさい書かれていなかったので、何百人もの患者を施術した後でさえ、新しい症例に遭遇すれば慎重に検討し、直感が静かにささやいてくれる情報に耳を澄ませつつ取り組んでいきました。

トビーの視床痛療法で対象とした中脳のそばには、原始的感情を司る扁桃体と、記憶を司る海馬もあり、中脳の周波数を流すと、視床・扁桃体・海馬のどれかひとつではなく、すべての部位を施術することになります。後日、偶然にも、分泌を増加させる81ヘルツの周波数と中脳の89ヘルツの周波数の組み合わせが、不安を増幅させることがわかりました。ある女性患者にその組み合わせを実行している最中、学生講師が電話を取ろうと施術室を離れました。すると、数分後に患者がパニック状態となり、助けを求めて叫びはじめたのです。私は慌てて廊下を走って施術室へ飛び込みましたが、何が起こったのかは周波数を見てすぐに理解しました。同時に、正常な状態に戻すにはどうすればよいかもわかりました。40ヘルツの周波数に、炎症と痛みを抑えるだけでなく、不安を軽減する作用があることを知っていたからです。女性患者は不安に目を大きく見開いていましたが、不安を鎮めるために《40／89》の周波数を流すあいだ、１分だけ座って待つことに同意してくれました。《81／89》の周波数で不安を引き起こす分泌物を増やしてしまったなら、その不安は《40／89》の周波数で静めることができます。予想どおり彼女が落ち着いたので、次いで交感神経の闘争・逃走反応を落ち着かせる周波数の組み合わせ《40／５６２》を実行しました。彼女はすぐに正常に戻り、数分で不安の記憶が消えました。当惑している学生講師と患者に原因と療法を説明すると納得したようで、私も含めて全員がホッとしました。

小脳

81ヘルツの周波数は中脳機能を即座に変化させました。では、脳の他の部位に対してはどうでしょう？　ニューハイツ理学療法クリニックで肩関節周囲の神経と筋肉の施術に携わった際に、それを知る機会がありました。ニューハイツの専門家たちはサンディエゴのオラ・グリムズビー学校で手技療法を学び、それを取り入れながら精緻な運動リハビリを提供しています。特殊な滑車システムにわずかな重りを乗せて緩やかな運動をおこなうリハビリで、私のもっとも複雑な症状の患者にも負担がなく、肩のリハビリに最適でした。肩関節のような複雑な関節を骨折したり手術したりした後のリハビリは、筋肉と神経の修復が施術過程の入口となります。まずは筋肉を修復・強化し、次に筋肉が適切なタイミングかつ適切な順序で正確に収縮するよう、機能回復訓練を実施しなければなりませんでした。そして、このすべての運動調節機能を担っている脳の部位が《小脳》でした。

ニューハイツの理学療法士たちは、1年ほど前から肩に厄介な骨折をした女性患者のリハビリをおこなっていました。プレートと8本のネジで骨片を固定して、骨折自体は1年で完治させていました。運動で筋肉を強化し、FSM（特定周波数微弱電流）療法で瘢痕組織を解除したので、受動運動も楽にできるようになっていました。けれども腕を頭上へ上げる動きなど、正しい順序で筋肉を能動的に収縮させる運動が今なおできず、彼女はとても苦労していました。

運動リハビリでも手技でも、筋肉は正しい順序で運動できるようになりませんでした。女性患者は、微弱電流機器のリード線を包んだタオルを損傷した側の手首と首につねに装着した状態でリハビリをしていました。私は彼女のそばに立って、筋肉同士の協調性がとれていない動き方をもどかしい思いで眺めていましたが、そのとき突如として、小脳の周波数と分泌を増加させる周波数の組み合わせがひらめいたのです。「チャンネルAの周波数を81ヘルツ、チャンネルBの周波数を84ヘルツにすれば、《小脳の分泌を増やせる》かもしれない……」。直感を伝える靴下の指人形が耳元でささやき、私は設定を変更しました。すると数秒で驚くべき変化が起きました。腕が簡単に上がったのです。下部の筋肉が肩甲骨を固定し、上部の筋肉が腕を上げる筋肉を弛緩するという運動が完璧なタイミングでおこなわれ、ジムにいた全員の目が彼女に釘付けになりました。彼女自身も、筋肉が力強く協調し、楽に動いたと感じたようでした。5分後に周波数を止めても、その動きが再び崩れることはなく、すっかり正常に戻りました。

しかしながら長いあいだ患っていましたから、その女性患者の脳は肩がどこにあるのかを忘れてしまったようでした。いったん運動を止めると、彼女は少し戸惑ったような、奇妙な表情を顔に浮かべたのです。同じ運動をどうやってすればいいかがわからない様子でした。おずおずと再び肩を動かしはじめた彼女を見て次にひらめいたのが、感覚野の周波数でした。感覚野は感覚に関与する脳の部位です。《感覚野の分泌を増加》させれば、感覚野が肩の位置を感知し、肩を動かしてくれるはずです。私は手を伸ばし、チャンネルＢの周波数を92ヘルツに変更しました。患者にはどんな周波数を流しているのか伝えませんでしたが、数秒で彼女から困惑した表情が消え、動きは滑らかで自信に満ちたものに変わりました。たった数秒で、完璧に調節されたのです。私たちも信じられませんでしたが、この後にも同様の症例報告が数多く続いています。

そして数年後の理学療法リハビリテーション学会で、この経験をすべて活かすことのできる出会いに恵まれました。ベン・カトリとの出会いです。彼は肘に軽度の慢性疼痛がありました。その原因となっている瘢痕組織を私たちがブースで簡単に治したので、彼は翌日もやってきて、今度はより難易度の高い足の怪我を見せてくれました。けれどもその瘢痕組織も、神経、筋膜、骨膜の周波数を流し、関節包と軟骨の周波数を追加で少し流すことで簡単に治すことができました。大して難しいことではありませんでした。

するとと彼は翌年、ハートフォードで３日間のＦＳＭ基礎コースを受講してくれました。機器を購入し、クリーブランド・クリニック小児病院リハビリテーションセンターの自分のオフィスに持ち帰りました。数か月後には周囲から何をはじめたのか尋ねられるようになりました。そして、さらに数か月後の1月には、同センターの理学療法学科でFSM基礎コースを開催する結果となったのです。

評判はまたたく間に広まり、15人の医師、理学療法士、作業療法士が3日間の基礎コースでこの新しい技術を習得しました。リハビリに携わる人々は非常に実用主義です。効果があればその技術を学び、試し、自分の患者の状態を改善に導く活用法を見つけようとします。彼らが素晴らしい施術結果を出したおかげでFSM熱は波及し、翌年1月にも同学科の残りのスタッフのためにクラスを開催する運びとなりました。セミナーは月曜日と火曜日におこない、講義を終えると外来診療所で、脳、神経、脊髄損傷を患う小児患者を施術しました。明るい日差しが差し込む理学療法学科の外廊下に4歳未満向けの小さな子供用車椅子がずらりと並び、階下の統合医療センターまで長々と続く光景を想像してみてください。胸からこみ上げてくるものを、私はぐっとこらえて溜飲を下げました。

脳性麻痺

体格が良く、頭脳明晰。陸軍大尉の彼は22歳で、本来なら小児科にかかる年齢ではありませんが、軽度の脳性麻痺を患っていたためにクリーブランド・クリニック小児病院に通い続けていました。上半身は正常でしたが、太腿の筋肉がかたく痙縮(けいしゅく)［筋肉が過剰に緊張し、動きにくくなった状態］してひざから下は曲がったまま、歩行障害を来たしていました。専門処方された経口薬では大した効果は見られず、ボツリヌス毒素（ボトックス）注射も、対象が大きな筋肉群であるために麻痺・弛緩させるには最大許容投与量を超える量が必要でした。

チャンネルAに81ヘルツ、チャンネルBに10ヘルツの《脊髄内の分泌を増加させる》組み合わせを太腿の筋肉に流してみるのはどうだろう……？　すでにこの周波数の組み合わせで、大尉の右側の脊柱起立筋は痙縮から解放されていました。脊髄症とも呼ばれる、椎間板ヘルニアに起因する軽度の脊髄損傷患者のかたく痙縮した大腿筋を弛緩させた経験も、過去に2例ありました。

私たちがしなやかで正常な筋緊張を脚に感じられるのは、脳から脊髄へと送られる一定の信号——下行性抑制インパルス——が硬直性の痙縮を抑制してくれるためです。《脊髄の分泌を増加させる》周波数に、下行インパルスを正常に戻し、痙縮を軽減させる効果があるとしたら……？　でも一方で脳性麻痺は、抑制インパルスを発生させる脳の部位の損傷によって引き起こされることもある……だったら、うまくいかない——？　相反するふたつの考えがせめぎ合い、頭がいっぱいになっていたので、直感の声も聞こえず、内側の確信も感じられませんでした。脳性麻痺患者の太腿に《81／10》の周波数を流したことはありませんでした。正しいかどうかを判断するには試してみるしかありません。施術ベッドに横たわり天井を見つめている陸軍大尉の首と足首に、プローブを接触させました。実行すると数分で、彼の内腿の筋肉、内転筋が軟化しはじめました。明るい彼のおしゃべりな口から下手な駄じゃれが止まり、赤毛の大尉は目を閉じました。脊髄症患者のときと同じように、ひざから上へと内転筋が軟化したのです。

60分後、陸軍大尉の脚の筋肉は完璧なまでに正常な状態へ戻りました。しかし、彼は立ち上がっても歩き方がわかりませんでした。施術ベッドにつかまってバランスをとっていたので、小脳の分泌を増やす《81／84》に周波数を切り替え、運動調節機能を調整しました。つま先を正しく上げて廊下を歩きはじめた彼の後を、私は機器を携えて付いていきました。足取りは不安定で、完璧な歩行ではありませんでしたが、痙縮(けいしゅく)はしていませんでした。最後は《81／92》の感覚野の分泌を増大させる周波数を実行し、彼の脳に脚を新たに《感知》させ、脚をどこに運ぶべきかを理解させました。これが1年前のことで、初回施術の効果は2週間持続しました。毎回効果が出るため、大尉は今も定期通院しています。実際に彼の脳内で何が起きているのか、見たいものです。

さて、クリーブランド・クリニック小児病院の理学療法士と作業療法士は創造的で思いやりにあふれた熟練の専門家ばかりで、非常に素晴らしい仕事をおこなっています。鈴の付いた知育玩具やボードゲーム、パズルが、彼らの手にかかれば乳幼児療法のツールとなり、その効果に私は目を見張りました。彼らがあらゆる症状を好転させるツールとしてＦＳＭ（特定周波数微弱電流）療法を採用してくれたので、私は彼らの周波数療法をそばで見守る栄誉にあずかっていました。

1月の月曜日、基礎コースの終了後に、10か月の女の子の赤ちゃんを施術しました。元気で可愛らしい赤ちゃんでしたが、彼女は出生時に上腕神経叢牽引損傷を受けて右腕が不自由で、寝返りもハイハイもできませんでした。首に起始する神経は、腕神経叢と呼ばれる複雑に分岐した部位を経て、腕の筋肉へと入っていきます。ですから分娩時に、肩がつっかえた状態で医師が頭や首を引っ張ってしまうと、神経が伸びて機能しなくなることがあります。ちぎれることはまれですが、損傷して筋肉と連係できなくなるのです。運が良ければ、1日にミリメートル単位で修復されますが、全快には何年もの時間を要します。全快しない場合もありますし、痛みが伴わないケースもあり、この赤ちゃんも、ぐずらないことから見て痛みはないようでしたが、筋肉は収縮信号を受け取れておらず、赤ちゃんは右腕を使うことができませんでした。

神経牽引損傷は毎回ＦＳＭで改善されていたので、簡単に施術できるだろうとはじめは楽観視していました。けれども赤ちゃんの硬直した首の筋肉片に指が触れたとたん、評価は変わりました。首から腰、内転筋、右足へと、脊椎の右側を下るように、棒状に痙縮を起こしていたからです。神経牽引損傷の範疇を超えていました。

「正常な筋肉じゃないわ。脊髄に問題がある」と、私は作業療法士のジェシーを見て言いました。そして赤ちゃんの父親に向き直り、出生時の状況について尋ねました。「分娩時に何があったの？」

「引っかかって出てこられなかったんだ。それで心配した医師がとても強く頭と首を引っ張った……」

痙縮のメカニズムから考えて、腕神経叢と一緒に脊髄も引っ張られてしまったのでしょう。ジェシーは機器を2台使って施術をはじめました。プローブを濡れた布にクリップで留めて、1台目は赤ちゃんの首と手首につなぎました。周波数は、炎症を緩和する40ヘルツと、神経の396ヘルツを設定しました。2台目は首と右足につなぎました。脊髄の分泌を増加させ、けいれんの下行性抑制を増強するために、チャンネルAに81ヘルツ、チャンネルBに10ヘルツを設定しました。

他の患者と同じように、痙縮が下から上へと弛緩をはじめました。はじめに足裏の筋肉、数分後にふくらはぎの筋肉、次いで内転筋、それから脊柱筋が軟化しました。しかし、計45分間これらの周波数を流しても上頸部の筋肉は変化せず、頭蓋骨から肩に広がる上部僧帽筋は硬直したままでした。上部僧帽筋が脊髄からの信号を受け取っていなかったのです。上部僧帽筋への信号は、副神経から発信されています。副神経は脳幹の一部である延髄に起始する脳神経で、副神経が刺激されると上部僧帽筋は硬直し、肩を引き上げてしまいます。延髄（94ヘルツ）の炎症（40ヘルツ）が問題ですから、なるほど《40／10》では変化しないはずです。首と右足につないだほうの機器を《40／94》に切り替えると、上部僧帽筋が軟化しました。

ジェシーが私を見て言いました。「延髄が外傷を受けているなら、コンカッション（震とう症）・プロトコルを実行するべきね」

彼女は3台目の機器を接続して、28分間のコンカッション・プロトコルを実行しました。コンカッション・プロトコルの周波数が身体を弛緩させているあいだ、赤ちゃんはバブバブ言うことも鈴が付いた知育玩具で遊ぶことも止め、空の一点を見つめていました。

それで肩の状態は改善しましたが、まだ正常とは言えませんでした。炎症以外に、神経は何の問題を抱えているのでしょう？　神経外傷の94ヘルツを試しましたが変化はなく、効果があらわれたのは裂傷の124ヘルツと13ヘルツの組み合わせを試したときでした。外傷ではなく《裂傷》だったのです。13ヘルツが神経・筋膜間の瘢痕組織を解除し、受動運動がさらにスムーズになりました。改善を皆で喜びました。けれども赤ちゃんはまだ、手とひざを使ってハイハイをしようとはしませんでした。

翌月、2日間の臨床アドバンスコースを開催したときも、両日のクラス後に小児病院の患者を診察しました。あの赤ちゃんも再診にやってきました。父親いわく、以前より腕を使うようになったものの、いまだハイハイはしないとのことでした。痙縮はなくなり、僧帽筋も問題のない状態になっていましたが、手とひざで自分の体重を支えることができなかったのです。知育玩具を取ろうと作業療法士のほうへ手を伸ばす赤ちゃんの動きを観察するなかで、私たちは神経をもう１本見逃していたことに気が付きました。

頸部の腕神経叢下部から肋骨の脇を通って腰部までを走り、肩甲骨を安定させる前鋸筋（ぜんきょきん）——これを刺激する長い神経、長胸（ちょうきょう）神経も損傷していたのです。赤ちゃんの前鋸筋は肩甲骨を身体に固定できていませんでした。赤ちゃんが腕を持ち上げることも自分の体重を支えることもできなかったのは、肩甲骨が前鋸筋によって支えられていなかったからです。神経を施術する際は起始から終端まで周波数を流さなければなりません。長胸神経の場合は首から腰までですが、前回は首から手首までしか流していませんでした。首と腰部に装置をつなぎ、炎症を軽減する40ヘルツの周波数と神経を施術する３９６ヘルツの周波数を使用すると、20分ほどでこの重要な前鋸筋が力を取り戻して正常化し、肩甲骨が安定しはじめました。続いて神経外傷を除去する94ヘルツ、裂傷を修復する１２４ヘルツ、瘢痕を除去する13ヘルツで改善をゆるぎないものとし、それから81ヘルツを使用して神経・筋肉間の分泌を増加させました。前鋸筋が本来の働きをして、肩甲骨を固定しました。しかし、赤ちゃんはそれでもハイハイをしませんでした。直感を伝える靴下人形がイライラとして叫びました。「ちゃんと考えて！何か忘れているわよ！」

ハッとして気付きました。小脳に運動を調節させ、さらには新たに働きはじめた筋肉を赤ちゃんの脳に発見させなくてはならなかったのです。81ヘルツと84ヘルツを使って《小脳の分泌を増加させる》[3]と、赤ちゃんの肩の動かし方に変化がありました。赤ちゃんが仰向けの状態で腕を頭上まで持ち上げ、作業療法士の手を押したのです。前鋸筋が働き、肩甲骨を安定させていました。次いで81ヘルツと92

ヘルツの組み合わせで感覚野の分泌を増やすと、赤ちゃんはとても静かになりました。数分後に再び元気よく動きはじめたので試しに装置を外したその次の瞬間、赤ちゃんは腕を使ってうつ伏せになり、手とひざで四つん這いになったではありませんか。少し揺れていましたが、ハイハイをしてお気に入りのアオガエルの知育玩具を取りに行ったのです。赤ちゃんの父親は喜びに顔を輝かせて、子供の様子を見守っていました。

2日間で4件の神経・脊髄牽引損傷症例を診察しました。2日目の火曜日の夜、雪を踏みしめて駐車場へ向かう道すがら、私はカトリ博士に言いました。「神経牽引損傷を数多く診てこられたのよね」

突然、彼は立ち止まり、小首をかしげながらも神妙に答えました。「でも、このような結果を見たのは初めてです。療法を知りませんでしたから。今までの認識がすべて覆されました。これからはFSM（特定周波数微弱電流）療法で、望みがなかった患者を施術できるんですね」

周波数をランダムに使用し、あるいは非特異の電流装置を使用するのでは効果はあらわれないことに、もうお気付きでしょう。本書で紹介している多くは、医学、解剖学、神経学、筋機能についての深い知識と経験を持ったプラクティショナーだから起こせた物語です。FSMプラクティショナーには一般開業医以上に深い知識と経験が必要なのです。私は長年にわたって多くの専門家と共に行動し、彼らの知識に触れる恩恵にあずかりました。特定周波数のレゾナンス・エフェクトからは、症状を即座に変えることでその原因を教わっています。控えめですが、魅惑的な教えです。

乳幼児は、活力も生命力も強く、健康でいようとする生来の力も非常に強いので、通常は施術が簡単です。心の傷や感情の癖、肉体的な外傷によって脳の働き方が変わってしまっている大人のほうが施術は複雑です。大人は不幸や痛みの習慣を自ら生み出し、根付かせてしまいます。これは、小さな子供たちには見られないものです。

なかでも驚くべき複雑さは、せっかく痛みが消えても、痛みのない状態に慣れるのが困難であるという点です。意識上にも意識下にも痛みのない自分でいるべき場所がないため、新たにつくらなければならないのです。慢性疼痛の影響を受けた脳の部位は、脳機能を変える周波数で施術すれば元に戻ります。例えば中脳で増幅する痛みは、炎症を軽減する40ヘルツと中脳の89ヘルツを約10分間流せば静まります。痛みが消えると患者は、はじめは戸惑うものの、しだいに快適な状態に慣れていきます。しかし、このように脳内の痛みの鋭敏化を静める方法は従来の医学的モデルには存在しません。たやすく聞こえるかもしれませんが、当たり前のことではないのです。ですから実際は、脳機能だけを周波数療法で変えれば済むというものではありません。

どういうことかといえば、脊髄外傷に起因する線維筋痛症患者は《40／10》のプロトコルで施術をすると、全員が60～90分後に痛みを感じなくなりましたが、患者の25パーセントは3～5回通院すると来なくなるのです。

なぜ彼らが来なくなるのか、その理由がわかったのは何年か経ったころでした。14年間痛みに苦しんでいたとして、その痛みが90分で消えたとしたら、自分がだれなのかわからなくなるということです。痛みのない健康体の自分と共鳴し、あるいはつながった経験が今までにないためです。周波数療法は即効性があるために、従来医学よりもアイデンティティ・クライシス（自己喪失）を引き起こしてしまいやすいのでしょう。

「痛みがないこの私は、本当に私？」と急に自分から問いかけられても、簡単には答えられません。答えを準備する時間もなければ、痛みが消えるかもしれないと事前に教わるわけでもないのです。たとえ教わっていたとしても、信じられないでしょう。90分で、痛みのスケールが14年ぶりに7から1になれば、「これは私？」となってしまう……。

あるいは、私たちプラクティショナーは皆、患者に健康と癒やしを提供したいと望んでいますが、その病や痛みが患者にとって唯一の生きる力になっているとしたら、その問題を手放すことはたやすいことではありません。「Aunt Martha's」［Aunt Martha's は身近なコミュニティを通してウェルビーイングをサポートすることを目的とした組織であり、イリノイ州に600以上のコミュニティが存在する。https://www.auntmarthas.org/］の集会に行きたくなくて、その朝は気分よく目覚めることができなかったとしたら？回復したことを集会のメンバーに知られたら、「病気がぶり返して……今日は行けないわ」と言い訳することができなくなります。Aunt Martha's の集会に行かずに済む、別の言い訳を探さなくてはなりません。あるいは、いっそのこと「集会は好きじゃないから、いつかふたりでお茶しましょう」と、Aunt Martha's のメンバーに伝えるか――。

プラクティショナーはいずれ気が付きますが、患者は無意識ですからアイデンティティ・クライシスが起きていることに気が付きません。ですから「18年前に線維筋痛症と診断されたけど、私は線維筋痛症患者じゃない。回復する方法を見つけるわ」と、線維筋痛症患者としての自分を否定する患者のほうが、病気がアイデンティティとなっている患者よりも回復する可能性が非常に高いというのが実際のところです。Aunt Martha's の誘いをうまく断れる社交術を身につけられる患者なら、痛みのない人生を新たに創造することもたやすいでしょう。しかし、例えば線維筋痛症地域支援ネットワークの会長であることがアイデンティティである患者は違います。施術後は毎回痛みが消えるかもしれませんが、十分に回復するまで施術を継続した患者に、少なくとも私はまだ会ったことがありません。

多くの患者がこの考え方を理解できず、気分を害して「病気をつくり出しているのは私で、私が悪いってことなの？」と反論します。これは、「自分が病気をつくり出すなら、それを取り除くこともできるはず」という反応とは全く異なります。多くのプラクティショナーが、施術が効かないときに《感情のメッキ》あるいは《二次性利得》と言って患者のせいにしてしまいがちであるのも事実です。彼らが単に間違った施術をしていただけという場合もあります。私たちの施術が十分でなかったり、あるいは単に最適な療法がＦＳＭ（特定周波数微弱電流）ではなかったりしたために救えなかった患者も数多く存在します。こうした患者には他院を紹介しました。良くならないからと施術に来なくなった患者もいました。周波数は万能薬ではありません。

しかしながら、「自分の症状はすべて自分の頭の中でつくり出されたもので、本質的には感情によるもの」という私たちの説明に納得し、ＦＳＭで病を改善させた患者も同じように数多く存在するのです。

子宮内膜症と慢性骨盤痛

昨日のことです。小規模に実施したアドバンスコースで、子宮内膜症と骨盤痛を20年来患っていた

33歳の女性にデモンストレーション施術をしました。子宮内膜症は、はがれ落ちた子宮の内膜組織などが、何らかの理由で腹部に迷入した結果、月経出血の期間に症状を呈する病気です。彼女の生理は重く、激しい痛みや嘔吐が伴い、11歳のときには失神まで経験していました。けれども彼女は勇敢で、自分の症状を明るく穏やかに平然と、コースを受講している医師たちに説明していました。大小の排便時や性交時に痛みを感じること。恥骨真上の下腹部内に絶えず重い鈍痛があり、まるで《レンガ》が入っているかのように感じていること。2回の手術で骨盤から瘢痕組織を除去し、2回目の手術では瘢痕組織によって破壊されていた左の卵巣と卵管を切除したこと。5~11歳の幼少時には性的虐待を受けていたこと……。事故歴や、大病、がんの既往歴はなく、手術は前述の2回のみ。今は幸せな結婚をした彼女は、痛みから解放され、妊娠することを望んでいました。

骨盤痛と骨盤内癒着の療法はすでに確立しており、2003年から実行していました。ヨガ・パンツとクリニックガウンを身につけた患者を施術ベッドに寝かせ、指の腹で腹部を優しく押すと、我慢強い彼女が顔をしかめました。腹部の内側に、かたく圧痛を伴う帯状の結束がありました。我慢強い患者は痛くても「痛い」と言わないので、通常より慎重に施術しなければなりません。痛みのサインがないか、受講生たちは彼女の表情を観察しながら腹部を触診していきました。

この種の慢性疼痛を持つ患者は、痛みを増強させてしまう脊髄疼痛伝達経路を持っています。炎症を起こして瘢痕化した腹部に直接プローブを当てて施術してしまうと、どんなに我慢強くても不快感に耐えられません。まずは神経系を鎮めることで痛みの増強を軽減し、楽に施術が受けられるように、1台は《脊髄の炎症を軽減する（40／10）》の周波数を設定して首と足につなげました。そしてもう1

台の機器を背中と上腹部につなげ、神経系を落ち着かせる《コンカッション（震とう症）・プロトコル》を実行しました。頭部損傷こそ受けていませんが、彼女がそれまでの人生で体験した苦しみは、ハリー・ヴァン・ゲルダーが震とう症と呼んだ症状を生み出していたからです。

3台目の機器は下腹部につなげ、骨盤痛と骨盤癒着にアプローチしました。はじめに《40／116》の周波数で痛みを生じさせていた炎症を軽減させました。オーストラリアでマウスの耳から腫れを除去した周波数の組み合わせです。10分で患者の腹部はずいぶん楽になったようでしたが、かたい圧痛帯と深部痛は変化せず、残ったままでした。

かたい帯状の結束を軟化させたのは、ラットの外科実験で軟骨様の瘢痕を透明な粘性の液体へと変えた、結合組織の瘢痕化の周波数《13／77》でした。かたい部位を軽く押さえ、軟化すると指でゆっくりと引き伸ばしてほどいていき、それでも消えない結束には13ヘルツの周波数を、瘢痕化した臓器の周波数と組み合わせて使用しました。膀胱（37ヘルツ）、子宮（34ヘルツ）、右卵巣（7ヘルツ）、右卵管（4ヘルツ）のあいだには、かたい結束が容易に触知できました。瘢痕化は隣の臓器にまたがっている可能性があるため、小腸、下行結腸、S状結腸、直腸、膣にも特定周波数を流し、すべてにおいて反応を確認しました。

帯状の結束が消え、痛みが緩和されたときの皆の表情といったら！　受講生たちは、押さえていた指の下でかたい結束が溶け、さらにはその指がやわらかくなった腹部にくぼむように沈んでいくのでびっくりしていました。患者も、痛みが徐々に和らぎ、ついには痛みを感じなくなったので不可解そうな顔をしていました。

次に《深く古い打撲痕》の周波数を流し、子宮内膜症から生じた古い凝血塊(ぎょうけつかい)(血のかたまり)と、《まるでレンガが入っているみたい》と患者が表現した腹部の鈍痛を消去しました。そして、念のため最後にチャンネルAから出血を止める18ヘルツの周波数、チャンネルBから動脈の62ヘルツの周波数も流しました。瘢痕組織が解除された際に毛細血管を引っ張った可能性があるためです。施術を終えて腹部を押すと、彼女は言いました。「この感覚……どう表現したらいいかしら。痛くないというか、何も感じないの……」。この領域内の感覚が、痛みだけだったせいでしょう。唯一の感覚が消えたので、感覚がゼロになったのです。私は無言で周波数を変更し、視床痛患者のトビーに使用した炎症の40ヘルツと中脳・視床の89ヘルツの組み合わせを実行しました。数分経って「あら、痛くないわ」と、彼女は言いました。周波数を流した時間は合計して1時間と少しでした。追加施術が必要なこともありますが、通常、初回施術の結果は永久的に持続します。同じ療法を受講生が持ち帰り、自身の患者にも提供してくれることでしょう。

痛みが緩和されて患者は立ち上がりました。膀胱が満杯になっていたようで、急いで廊下に出てトイレに駆け込みましたが、満面の笑みで会場に戻ってきました。

「おしっこをしても痛くなかったわ。膀胱のけいれんも、おなかの痛みもなかった。痛みは私の頭の中にあって、共存して生きていかなくてはならないと言われていたのに……」。彼女の頭の中に、痛みはもうなかったのです。

90分間で、患者の人生は永遠に変わりました。ただ、実際のところ、彼女には変化する準備ができていたのだと思います。痛みのない状態と共鳴する場所が、彼女の内側にすでにあったのでしょう。

虐待経験を克服するという患者の揺るぎない意志と強さが、幸せな結婚を引き寄せ、さらには土曜日のセミナーで、彼女の主治医すら聞いたことがない療法のモデルになる誘いに《イエス》と言わせたのです。

もっとも重要な問いは「何が彼女に《イエス》と言わせたのか」ということでしょう。

私たちが成長を遂げるのは、現在の自分の状態、理想とする状態、そして理想とする状態を叶えるために学ぶべきことの3つが共鳴したときです。痛みのない健康な人間であるべきだと思うなら、その状態のイメージを、自分の内側の奥深くに持っておくことです。それが痛みのない健康な人間になる選択のガイドとなり、道を明るく照らしてくれます。回復のたびに、その状態と強く共鳴すれば、《痛みのない健康な人》という錠前を《それは私》と記された鍵で開けることができるのです。

「痛みを抱えていないあなたは、だれ？」と訊かれるのも、「あなたは、だれ？」と訊かれるのも同じです。痛みにかぎらず何であっても、あなたの充足を阻むものが、あなたのアイデンティティとは無関係になれば、それなしでも生きていけます。あえてあなたの充足を阻むものと共存する方法を探す必要はありません。

痛みのない健康体であるというイメージが、岐路を明るく照らし、回復と、それを受け容れる選択へと導いてくれます。疼痛患者が再び希望を胸に、回復を目指して意欲的に新しい挑戦に取り組むとき、彼らの生命は想像を超えるほどに深く振動します。単なる数字でしかない周波数ですが、レゾナンスすれば細胞を変え、その機能を変え、感情的な混乱を和らげ、神経系を落ち着かせ、痛みを軽減してくれます。あなたの現在の身体状態と、内なる重要な信念とのあいだに干渉があれば、取り除いてもくれるでしょう。身体はレゾナンス・エフェクトに大きく反応するのです。

レゾナンス・エフェクトがもたらすのは、健康と生活の質の向上だけではありません。静寂の中、直感という形であなたにささやいて道を照らし、選択を導く――そんな内なるビジョンも、同じくらいパワフルにもたらしてくれます。

1　キャンダス・パート著『感情の分子』

2　ブルース・H・リプトン著『「思考」のすごい力』２００５年、邦訳はＰＨＰ研究所刊

3　実際に脳内で何が起きているのかはわからないが、「小脳が筋肉への信号を増加させているかのような身体的反応を起こす」周波数の組み合わせである。引用符内に記すには長すぎて文章のリズムが悪くなってしまうため、短くまとめた。

第9章 セルフケアをおこなうには

これまでにお話ししたように、直感の声を大きく響かせて内なる叡智のささやきに周波数を合わせる練習はひとりでもできます。強い意思をもって訓練を重ね、あなたの選択を導いてくれる内なるビジョンと静かな直感のレゾナンスを、使いこなしてください。

本章では、処方箋なしで購入できる機器［なお、日本では現状では処方箋なしでの購入は不可です］を用いて自分で周波数療法をおこなう方法を、注意事項と共に紹介します。

ステップ1 機器を探す

2チャンネル方式の機器を用意してください。周波数をチャンネルごとに設定し、それぞれの電気パルスを精密に送信できるものが必要です。周波数の変更が手動で簡単にでき、または複数の周波数と実行時間、流す順番を事前に設定し、スタートボタンを押すと自動で切り替えて実行してくれる機器がよいでしょう。

そして、電池式の機器を選びましょう。これには2つの理由があります。1つは安全性です。9ボルトの電池あるいは単一電池6個なら、感電死の心配はありません。もう１つは、壁のコンセントから取れる交流電流ではなく、直流電流が必要だからです。神経系も細胞も、身体機能はすべて直流電流で動いていますから、微弱直流電流を流せば、細胞のエネルギーを約５００パーセントまで増大させることができます[1]。

本書で紹介しているプロトコルは、そのほとんどが直流電流で交流パルスを使用するものです。これは正パルスの後に負のパルスが続きます。一方、神経性疼痛や脊髄の施術プロトコルでは正の極性パルスを使用します。正パルスに続く負パルスの部分が消えて空白となり、再び正パルスが繰り返されるものです。

また、電気パルスは正弦波［ウエーブ状の波］ではなく矩形波［四角形の形の波］である必要があります。試してみて、正弦波では効果が出ないとわかりました。波形について伝えられるほど電気工学に詳しくありませんが、なぜ矩形波でなければならないかといえば、高調波が重なり合って波形が四角（矩形）になる矩形波で、精密周波数からパルスがつくられるためです。この、精密周波数からわずかにズレたパルスのエッジが、おそらくは人や犬、猫、馬といった動物に対して周波数効果をもたらすと考えられます。純粋な周波数である正弦波では、このようなパルスは生じません。

昨今この種の機器は複数市販されていますが、アメリカでは微弱電流機器はすべて、アメリカ食品医薬品局（ＦＤＡ）によって経皮的電気神経刺激（ＴＥＮＳ）装置と同じカテゴリーに分類されています。したがってＴＥＮＳ装置と同様、免許を持つプラクティショナーが処方した方法でのみ使用が可能となっています。

ＴＥＮＳ装置との共通点は、電流で刺激するという点だけです。ＦＤＡにとって、ＴＥＮＳ装置の電流が微弱電流（マイクロアンペア）の１０００倍（ミリアンペア）であることはあまり重要ではないのでしょう。ＴＥＮＳ装置は脊髄疼痛経路に刺激を与え、痛みの信号が脳に伝わらないようにする装置です。脊髄内の損傷組織が発する信号を変えて、痛みをブロックするのです。一方の微弱電流は、これまでお伝えしてきたように、損傷組織に自己修復するエネルギーを与え、特定周波数とレゾナンス・エフェクトを使ってその機能を正常化させることで痛みを軽減します。ＴＥＮＳとは全く異なるメカニズムです。

アメリカ食品医薬品局（ＦＤＡ）と米国医師会（ＡＭＡ）は電気機器を巡って敵対関係にあります。ＡＭＡが１９３４年に発売した独自の医療用電気機器を、ＦＤＡが１９５１年に販売禁止としたためです。現在もなおＦＤＡは、痛みをブロックするだけで完治はもたらさない、１チャンネル方式のシンプルなＴＥＮＳ装置だけを擁護し、これを凌ぐ機器が登場すれば、メーカーに強引にクレームをつけて弾圧しようとします。メーカーがインターネットや雑誌で機器を宣伝していても、機能を紹介しないのはそのためです。

広告表現は厳重に規制されています。電子機器が組織の修復を促すなどと印刷物にうたうことはできません。ですから私たちも、本書に登場する物語や症例報告、データは、周波数と微弱電流の効果を伝えるものであり、施術を提供する機器とは無関係であると念を押しておきます。確かにＦＳＭ（特定周波数微弱電流）の教育プログラムを受けたプラクティショナーは、受講後に周波数とプロトコルを事前にプログラムした機器を購入しています。しかし本書で紹介した物語や症例報告は、機器の効果を語るものではありません。いっさい無関係です。

レゾナンス・エフェクトは、周波数の効果であり、機器の効果ではないのです。とはいえ周波数を送る機器は必要ですから、ややこしいジレンマが生じ、メーカーが周波数療法に最適な機器の製造を躊躇する結果となっています。処方がなくともオンライン上でプログラムを組み込める2チャンネル方式の機器を製造・販売することは可能なのですが、高価となるうえに規制が厳しく、アメリカ食品医薬品局（FDA）から睨まれる危険もはらんでいます。それでも「つくりたい」と言ってくれるメーカーを見つけることが現状では困難です。将来的には変わってくるでしょう。

FSM（特定周波数微弱電流）の機器や教育プログラムの詳細は、プレシジョン・ディストリビューティング社（PDI／www.precisiondistributing.com）のウェブサイトに掲載しています。TENS装置の使用・処方ができる臨床ライセンスを持っていないプロバイダー［供給者］は基本的に機器を購入することはできませんが、FSMの市場を拡大しようと独自開発した関連機器がいくつかあり、その一部はだれもが購入可能です。私はジョージ・ダグラスのことも、PDIのサポートスタッフのことも、そしてシアトルで機器の製造を担当するメーカーのこともよく知っているので自信をもってお勧めしますが、購入するかどうかはあなた自身で判断してください。これ以上お話しするのは控えます。

あと1年もすれば、プログラミング可能な機器を製造販売するメーカーもあらわれるでしょう。ウェブサイト（https://frequencyspecific.com）上でも紹介していきます。

ステップ2 プラクティショナーを探す

本書で紹介する周波数プロトコルはすべて、問診、触診、診断、施術に熟練した臨床医が実行し、成功しています。周波数とレゾナンスをパワフルな施術ツールとして使い、効果を確認しているプラクティショナーを探してみてください。

FSM（特定周波数微弱電流）の教育プログラムを受講したプラクティショナーを、ウェブサイトの《Find a Practitioner（プラクティショナーを探す）》で紹介しています。ただし、1997年以降に受講したプラクティショナー全員が最新の周波数・プロトコル技術に通じているわけではありません。また、皆が同じ方法で患者を評価し、施術するわけではないことにご留意ください。認定プラクティショナーの資格は、基礎コースを2回と、アドバンスコースを1回以上受け、筆記試験に合格し、10件の症例報告を提出した人にのみ付与されています。知識を深めるために人一倍時間と努力を費やした人々である証明です。

私たちはプラクティショナーに、FSMは《言語》のようだと教えています。《状態》と《組織》の周波数を組み合わせて症状を変え、健康状態を改善するやり方は、単語を組み合わせて文をつくるプロセスに似ています。どんな文をつむぐかが人によって違うように、どんな周波数の組み合わせを思い付くかも人によって違いますから、まずはプラクティショナーに電話をして、あなたの症状を改善させることができそうかを確かめてみましょう。そして、相性を確かめるためにぜひ診察の予約を取ってください。

なお、ウェブサイトにはセミナー情報も掲載しています。本書を読んだだけでプラクティショナーにはなれませんが、自らの健康を管理するセミナーに申し込んでみてもいいのではないかという内なる叡智に目覚めた方もいるのではないでしょうか。最適な機器を見つけたら、認定プラクティショナーに診察予約を取って施術を手伝ってもらってもよいですし、内なる声の導きに従ってセルフケアをはじめてみるのもよいでしょう。

一見すると単なる数字でしかない周波数ですが、レゾナンスが起きればとてつもない効果を発揮します。障害を取り除き、魂のもっとも奥深くで起きるレゾナンスとの調和を、あなたの身体にもたらしてくれます。

ステップ3　プロトコルを知る

ここからは、今まで20年間、世界中の何千人ものＦＳＭ（特定周波数微弱電流）プラクティショナーによって使用されてきた周波数プロトコルを紹介していきます。出版物で発表されたものは特許を取得できなくなりますが、にもかかわらずなぜ公開するのか、その理由からまずはお話しさせてください。

ＦＳＭセミナーの受講生は全員が、周波数プロトコルの公開や指導はおこなわないという秘密保持契約に署名しています。契約を守っていない人もいますが、とにかく全員が署名しています。受講生たちは効果を調べるために組織された研究者集団ともみなせますので、出版物や刊行物の中で発表していなければ、理論上はまだ特許を取得できる状態でした。でも私はあえてプロトコルを公開し、特許性をなくすことを選んだのです。そのわけを説明しましょう。

なぜならヘルスケアの財政的側面は、全く信用できない状況だからです。アメリカ合衆国は、糖尿病性創傷療法に年間130億ドル（約1・4兆円）を、創傷療法が失敗に至った切断術だけでさらに年間14億ドル（約1520億円）を費やしています。そのため私は研究者や投資家、起業家、製造業者に声をかけ、糖尿病性創傷を施術し、切断を予防する機器を開発しようと15年来奮闘しています。

糖尿病性神経障害と糖尿病性創傷治癒の施術プロトコルは1998年に確立し、多くのFSMプラクティショナーが活用しています。良好なデータと素晴らしい施術経過報告は、周波数プロトコルと微弱電流の組み合わせで重症患者を救えることを示していました。この療法は安価で低リスク、副作用がなく、そして必ず効果を発揮します。ところが、あるふたつの創傷療法施設に研究プロジェクトを持ちかけたところ、資金援助を受けられる試みであったにもかかわらず共に拒否されたのです。25万ドル（約2700万円）の助成金を約束してくれていたはずの資金提供機関も、拒否されたと話すと手のひらを返し、連絡をしても返事が来なくなりました。片方の施設には、機器を無償提供し、スタッフの訓練を無償でおこなうとまで提案していました。

非常に当惑しましたし、悔しい経験でした。創傷療法業界は莫大な金額が飛び交う巨大産業であり、体質は官僚的です。その業界の人々にとっては、たとえ結果を改善するためであっても、変化を起こすことは困難で、乗り越えられない壁なのでしょう。

仕方なく私たちは、この研究プロジェクトを投機的出資対象として見込み投資家に売り込みました。プロジェクトを適切に実行するため、すなわち臨床試験をし、論文を発表し、業務用の施術機器と患者のホームケア機器を開発するためには、初期投資として200万ドル（約2・2億円）が必要です。5年後のリターンとして提示した金額は2・5億ドル（約270億円）で、患者や医師の10パーセントが機器を購入すれば実現する金額ですが、私たちは話す相手を間違っているのかもしれません。投資家にとって何が重要なのかをただ理解していないのかもしれませんが、今のところこのプロジェクトに手を上げてくれる人はいないのが現状です。投資家たちには、18か月以内にリターンがあり、かつ《出口戦略》が見えなければ話を進められないと言われました。医療行為は特許を取得できないため、どれほど利益を得るものであっても、どれだけ人々に貢献するものであっても、それだけでは興味を持ってもらえないのです。私には理解できません。

投資家があらわれないなら、周波数を公開するしかありません。あなたと、あなたの愛する人のケアに効果的な周波数を公開します。いずれは機器も提供していきたいと考えています。それが、不必要な施術や手術がなくなることにつながると信じて。

糖尿病性創傷と糖尿病性末梢神経障害

100マイクロアンペアの交流電流を使用してください。リード線をひざと足につなげ、皮膚が弱くなければ粘着性電極パッドを用います。

両足に影響している場合がほとんどなので、両足を同時に施術するのがよいでしょう。チャンネルAのプラスのリード線を右ひざ、マイナスのリード線を左足の母指球［手のひらや足の裏で、親指の付け

表 9.1 糖尿病性創傷と糖尿病性末梢神経障害

状態	周波数
感染が疑われる場合（感染、ブドウ球菌、連鎖球菌 / 動脈、静脈）	61、66、60/62、79
炎症を軽減[a]	40/116[a]
血液供給を正常化（各 10 分）（炎症、慢性炎症、線維化、活力 / 動脈、静脈）	40、284、51、49/62、79
神経を施術（各 5 分）（炎症、神経外傷、活力 / 神経）	40、94、49/396

a《40/116》での施術中または施術後に痛みが増した場合は、感染が原因である可能性がもっとも高く、適切な医療措置を取る必要があります。

根のふくらんだ部分」に、チャンネルBのプラスのリード線を左ひざ、マイナスのリード線を右足の母指球に接触させます。週3回（必要があればそれ以上）実行してください。施術前にグラス2杯の水を飲むことを忘れずに。うっ血性心不全や腎不全がある場合は、医師の水分摂取制限に従ってください。

注：末梢神経障害には、ビタミンB12――特にメチルB12とメチル化葉酸――の不足が原因のものや、薬の副作用が原因のものもあります。糖尿病ではないのに足にしびれや痛みを感じている場合は医師に相談し、原因を調べてもらってください。

糖尿病性創傷と糖尿病性神経障害は、血管が炎症を起こして詰まり、神経と皮膚に酸素や栄養素が届かなくなるために起こります。すべての創傷が感染するわけではありませんが、炎症を軽減する《40／116》を使用する場合は、対象領域が感染していないことを確認してから実行してください。

インスリン抵抗性

糖尿病を患っていると、脂肪組織（97ヘルツ）をはじめとするさまざまな組織に問題が生じているためにインスリンが作用しません。インスリン抵抗性の周波数プロトコルは、このインスリン感受性を改善する効果がとても高いようです。1999年に実用化されたもので、このプロトコルで施術をすれば一般に食欲が減退。たいていの人がスイーツを欲さなくなり、継続使用すればウエストラインも細くなります。効果は約1週間持続するため基本的には1週間に一度の施術でかまいませんが、必要なら、より頻度を上げてもかまいません。最近の研究で、腹部に電流を流せば運動中の脂肪燃焼能力が向上することがわかっていますから、周波数効果よりも電流効果のほうが大きいのかもしれませんが、17年間にわたって結果を出し続けているため、効果に疑いの余地はないでしょう。「このプロトコルはいったいどんなカラクリなの？」と、長年通院している糖尿病患者から訊かれたこともあるくらいです。

100マイクロアンペアの交流電流を使用してください。電流が腹部を流れるように、背中と前腹部にリード線をつなぎます。粘着性電極パッドを用いる場合は、チャンネルAのプラスのリード線を右腰部、マイナスのリード線を左腹部に、チャンネルBのプラスのリード線を左腰部、マイナスのリード線を右腹部に接触させます。

第8章で紹介した急性・慢性膵炎の症例では、このプロトコルを使用しました。標準医療の補助としてであれば、自由に試してみてください。

表 9.2　インスリン抵抗性

状態	周波数
脂肪の施術	94、970、321、284、57、920、900、365/97
ウイルス要素	230/430
便秘の予防[a]	57、900、920/709

a プロトコルの1番「脂肪の施術」の周波数を流すだけで有益な効果があらわれますが、それだけでは便秘になります。3つの周波数を組み合わせることで便秘を防げますので、必ず最後まで実行してください。

表 9.3　膵臓[a]

状態	周波数
膵臓の周波数	970、294、321、40、61、284、91、81、49/9、91

a　1型糖尿病またはインスリン依存型の2型糖尿病の場合は、このプロトコルを使用しないでください。プロトコルの効果で膵臓がインスリンの産生量を増やし、低血糖にする可能性があります。危険ですので、これは必ず守ってください。このプロトコルは、医師による適切な補助のもとで実行しましょう。

コンカッション（震とう症）・プロトコル

ハリー・ヴァン・ゲルダーはほとんどの施術において、はじめにこのプロトコルを実行していました。コンカッション（震とう症）・プロトコルには、どんな状態にもよく反応します。特に頭部外傷や心的外傷を受けている患者には、微細ですが顕著な効果が見られます。説明が難しいのですが、もっとも奥深くに届き、神経系のリセットを促すようです。

表 9.4　コンカッション・プロトコル

状態	周波数
神経的緊張を緩和	94/200
感情的緊張を緩和	970/200
基本施術 / 延髄	94[a]、321、9、49/94
基本施術 / 下垂体	94、321、9、81、49/310
体質的要因または遺伝的要因	6.8/38
活力	（女性）49/37 （男性）49/39
エネルギーセンターを平衡に保つ	35/102

a　ある種の前庭損傷患者に《94/94》を使用すると、ごくまれにですが、めまいを発症することがあります。めまいが生じたら《94/94》はスキップして、残りのプロトコルを実行してください。めまいは数時間で収まるはずです。それ以上持続するようなら、乗り物酔いの薬を服用すれば消失します。

100マイクロアンペアの交流電流を使用してください。リード線を、身体のどこでもかまいませんが、ふたつのチャンネルから送出する周波数と微弱電流とが身体を横断、あるいは交差するようにつなぎます。粘着性電極パッドを用いる場合は、チャンネルAのプラスのリード線を右腰部、マイナスのリード線を左腹部に、チャンネルBのプラスのリード線を背中の左側、マイナスのリード線を右腹部に貼付します。

コンカッション・プロトコルは、強烈なリラクゼーションをもたらします。運転中や危険装置の操作中、細かさが要求される重要な仕事をしている最中は使用しないでください。眠ってしまう人もいるため、初回は安心安全な場所で横になって使用することをお勧めします。

心的外傷後ストレス障害（PTSD）

PTSDプロトコルは、実行時間が2時間と長く、かつ複雑であるためにここには記載できませんが、2005年に開発されて以来11年間、何百ものクリニックで何百人もの患者を救っているプロトコルです。医学界は2年以上の慢性PTSD患者は回復が見込めないとしていますが、罹患期間に関係なく、6～8回実行すれば症状は解消します。ウォルター・リード陸軍医療センターの3人の医師、グレッグ・グッデールとミレーヌ・T・ヒューン、スティーブン・J・シャープが寄稿してくれましたので、第10章を読んでみてください。施術を開始する際は、処方医に相談して薬を徐々に減らす許可をもらってください。なお、認定プラクティショナーの支援と指導を受けながら進めることもお勧めします。

概して2～3回の施術で悪夢や不安、フラッシュバックが消え、残りの症状も6回目の施術で消滅しますが、完全に消去するためには計8回の施術を受けたほうがよいでしょう。患者にとって最大の試練は、症状の変化が速すぎて付いていけないことです。ＰＴＳＤ（心的外傷後ストレス障害）テストのスコアは、４回目の施術後に減少をはじめ、たいていの場合、８回目の施術後に正常になります。回復への旅が平安の中で進むことを心から祈っています。

感情のリラックスとバランス

このプロトコルは、多種多様な感情状態の中和を助けます。国立衛生研究所（ＮＩＨ）が測定した結果、セロトニン・レベルが上昇することもわかっています。ハリー・ヴァン・ゲルダーは、チャンネルＡに９７０ヘルツ、チャンネルＢに各感情に相関する臓器の周波数を組み合わせて使用していました。あなたが問題だと思う感情の周波数を使用してください。ただし、感情は複数の層が重なり合い混ざり合っているものです。自分がどんな感情を抱いているかが、周波数反応によってもわかるでしょう。感情の周波数で副作用は一度も起きていません。ほとんどの人が施術後に浮遊感とリラクゼーション感を覚えると報告しています。精神病で医師の治療を受けている場合、あるいは複数の向精神薬を服用している場合は、事前に医師やカウンセラー、セラピストに相談したうえで、慎重に使用してください。このプロトコルは、コンカッション（震とう症）・プロトコルの後に使用するのがベストです。

表 9.5 感情のリラックスとバランス

状態	周波数
神経的緊張（最初に 2 分間実行）	94/200（太陽神経叢）
感情的緊張（2 番目に 2 分間実行）	970/200（太陽神経叢）
怒り、攻撃性	970/35（肝臓）
不安、恐怖、防御反応	970/27（結腸）
不安、固定観念、過敏	970/23（腎臓）
欲求不満	970/71（副腎）
悲しみ	970/17（肺）
罪悪感、憤り	970/38（胆嚢）
傷ついた感情	970/37（膀胱）
混乱、境界線の問題	970/355（皮膚）
不合理な考え	970/90（前脳）
精神的緊張	970/562（交感神経）
心配、過敏	970/13（リンパ管）
孤独感（女性）	970/34（子宮）
孤独感（男性）	970/5（前立腺）
調和の喪失、甘美さを喪失した人生	970/9（膵臓）
不安、心配、反すう	970/32（胃）
自暴自棄、喪失感	970/22（小腸）
喜びを取り戻す	970/33（心臓）

脊椎外傷に起因する線維筋痛症

このプロトコルは、全線維筋痛症の3割に相当する、脊椎外傷に起因する線維筋痛症にのみ効果を発揮します。典型症状として全身痛があり、特に手足の痛みに頻繁に襲われます。他に起因する線維筋痛症の痛みには役立ちません。

両チャンネルのプラスのリード線を、湿らせた温タオルに包んで首まわりに置きます。マイナスのリード線は足に接触させます。

表 9.6　脊椎外傷に起因する線維筋痛症

状態	周波数
（脊髄のうっ血を軽減し、正極性電流での施術による副作用を防止）	40、50/10（交流電流）
患者が麻薬性鎮痛剤を服用している場合に使用	19、43、46/10（正極性電流）
全身痛を軽減（60 分）	40/10（正極性電流）
任意：脊髄を施術（各２分）	94、81、49 / 10
患者が不安や震え[a] をもよおした場合	40/562（正極性電流）
任意：（硬膜と脊髄の癒着をリリース体幹の緩やかな屈曲を繰り返しながら使用）	13 / 10、443（正極性電流）
（痛みの）中枢性感作を軽減[b]	40/89（正極性電流）
痛みの投射系を調整（各４分間）[c]	40/94、562、84、89、90、92（正の極性パルス）

a　頸部外傷に起因している場合、このプロトコルを 20 分ほど流すと、不安や震えに襲われることがありますが、交感神経系の活動を抑える《40/562》の周波数を実行すれば、２〜５分で反応は止みます。これは、エンドルフィンが急激に増加すると交感神経の闘争・逃走反応が活性化するためと考えられています。

b　痛みのスケールが 10 段階の０になると、「あるはずの痛みがない」と感じ、混乱することがあります。その場合はこの周波数を流せば、20 分程度で落ち着きます。

c　全身痛が長引くと痛み信号が活性化し、神経から脊髄を介して脳のあらゆる部位へと至る疼痛線維が過敏になります。痛みが劇的かつ急速に減少したときは、この疼痛神経束——痛みの投射系と呼ばれます——を調整する必要があるため、これらの周波数が役立ちます。

神経性疼痛

神経性疼痛には神経の炎症が関連します。これに対するＦＳＭ（特定周波数微弱電流）のプロコトルは、腰椎椎間板損傷による坐骨神経痛であっても、あるいは頸椎椎間板損傷によって手や腕に痛みが生じている場合でも、ほぼ同じです。怪我や手術で神経が引っ張られて発症する神経牽引損傷にも効果があります。どれもとてつもない痛みに襲われ、治癒に非常に時間がかかり、完治しないことさえある神経性疼痛ですが、医学上は治療法がないにもかかわらず、このプロトコルはたいていの場合、１回の施術で神経性疼痛を取り除き、２〜３回施術すれば牽引された神経を修復します。骨が増殖して脊髄や神経を圧迫する狭窄症にかかっていなければ、副作用もありません。狭窄がある場合は正極性電流の代わりに交流電流でプロトコルを実行してください。狭窄症による圧迫がなければ、神経や脊髄には概して正の極性パルスがよいでしょう。

また、神経は首から腕へ、脊椎から胴体へ、腰から足脚へと伸びていますから、神経性疼痛の影響が身体のあちこちに及んでいることがあります。もし筋力低下や鼠径部の知覚脱失を伴っている場合は、直ちに内科医に相談し、外科医を紹介してもらってください。両チャンネルのプラスのリード線を神経根が起始する頸椎付近に置き、マイナスのリード線は神経末端に接触させます。このプロトコルは神経性疼痛にのみ効果があります。他の原因で生じた腕や脚、胴体の痛みを変えることはありません。

表 9.7　神経性疼痛

状態	周波数
炎症と神経性疼痛を軽減	40/396（正極性電流）
神経と脊髄の可動域を拡大	13/396、142、10、443
脊髄に起因する神経障害性疼痛 [a]	40/10
（痛みの）中枢性増幅 [b]	40/89

a　脊髄が神経性疼痛に関係していることもあり、その場合は脊髄の炎症に対する《40/10》が一番の特効薬です。《40/396》でも痛みが消えない場合は、《40/10》を使用してください。

b　毎回ではありませんが、神経性疼痛が消えても、「あるべき痛みがない」と混乱することがあります。痛みのない状態を異様に感じ、「腕を感じない」と思うかもしれません。これは視床における痛みの中枢が手足の感覚を止めているためであり、《40/89》を 10 ～ 20 分流せば正常に戻るでしょう。

筋痛症

ほとんどの筋痛症は、実は筋肉以外に起因して発症しています。そのことに気付くのに時間がかかり、プロトコルの開発に何年も要しました。筋肉の痛みは、脊髄や神経の炎症、椎間板損傷、椎間関節（後部脊椎関節）の損傷、硬直した筋肉下の臓器などによってもたらされることもあるのです。ウイルス感染や被毒、感情的な問題からも生じます。このプロトコルは単純化したものですので、これで解消されない場合は、２０１１年以降に教育を受けたＦＳＭ（特定周波数微弱電流）プラクティショナーに施術を依頼してください。

両チャンネルのプラスのリード線を筋肉へと伸びる神経が起始する脊椎に、マイナスのリード線を痛みのある筋肉上に接触させせます。

表 9.8　慢性筋痛症プロトコル

状態	周波数
神経要素	40 / 94、10、396（正極性電流）
靭帯弛緩要素	124/100、191、77
椎間板要素	40、124/710、630、330
後部脊椎関節要素	40/157、783、480
線維化または瘢痕組織	58/00、02、32
神経・筋膜・筋肉・結合組織の瘢痕化や硬化	13、91/396、142、62、77
ウイルス要素	230/430または160、61/62、142、77
感情的要素	970/62、77、142
内臓的要素[a]	40/ 臓器の周波数 （複雑になることがある）
毒性要素	57、900、920/62、142、396
筋膜の分泌増加、活力の促進	81、49/142

a　筋肉下の内臓器官に起きた炎症が原因で、筋肉に痛みや硬結が生じることもあります。例えば下行結腸部分の炎症によって生じた腹筋内の硬結から腰痛が生じていると考えられる場合は、大腸《40/65》・小腸《40/22》・卵巣《40/7》・腎臓《40/23》の炎症を軽減させる周波数を実行します。このように慢性筋痛の原因は複雑ですから、認定 FSM プラクティショナーに施術を任せることが最善でしょう。

表 9.9　椎間関節（後部脊椎関節）に起因する疼痛

状態	周波数
新鮮損傷による少量の出血を止める	18/62
新しい椎間関節痛	124、40、49/157、59、39、783、480、191、396、100
慢性椎間関節痛	40、284、13、91、49/157、480、783、59、39、191、396

一般的な状態 － チャンネル A

状態	周波数
炎症	40
慢性炎症	284
" 裂傷、破壊 "	124
瘢痕の解除	13
硬化、カルシウム流入	91
活力	49
少量の出血を止める	18/62（動脈）

椎間関節組織 － チャンネル B

状態	周波数
軟骨	157
骨膜	783
骨	59、39
関節包	480
神経	396
靭帯	100
腱	191

表 9.10　椎間板に起因する椎間板障害性疼痛[a]

状態	周波数
新鮮損傷による少量の出血を止める	18/62
新鮮損傷した椎間板	124、40[b]、49/330、630、710、396
慢性変性した椎間板	284、40、91、49/330、630、710、396
瘢痕組織から神経をリリースする	13/396、142

a 椎間板に起因する痛みは、運動により脊椎を伸ばす筋肉（伸展筋）を強化すれば首や腰が後方に戻り、かなり改善します。悪化を防いで回復を促進させるために、施術中、最低でも6週間は前屈を避け、4.5kg 以上の物を持ち上げることを控えてください。食料品や財布を取るときも前屈みにならないように注意しましょう。

b 椎間板基質は非常に炎症を起こしやすいため、対象の全組織に 40 ヘルツを、5分以上流してください。

椎間板組織 ー チャンネルB

状態	周波数
椎間板線維輪（椎間板外殻）	710
椎間板髄核（椎間板中心部）	330
椎間板全体	630
神経	396
神経の周囲に張り付いている筋膜	142

卵巣嚢胞

卵巣嚢胞の施術はとても簡単で、この20年間、副作用も悪影響もなく世界中で成功を収めています。現代医学での治療は侵襲的［生体の内部環境の恒常性を乱す可能性があること］かつ複雑ですので、このプロトコルをセルフケアのガイドラインに含めるべきだと考えました。ただし、がん施術は扱いませんので、卵巣ががん性ではないことを事前に確認してください。がん性でなければ、卵巣嚢胞は通常30～60分間のＦＳＭで消退します。ここに記載するのは、ＦＳＭでの卵巣嚢胞療法が自分で簡単にできるからです。本当に簡単です。

交流電流を使用してください。波傾斜はどんなものでもかまいません。ふたつのチャンネルから流れる電流と周波数が下腹部を横断するように電極を装着します。

表 9.11　卵巣嚢胞

状態	周波数
卵巣の炎症	40/7（卵巣）
卵巣の慢性炎症	284/7（卵巣）

この手順で卵巣嚢胞が消退しない場合、痛みが続く場合は、他に原因があるかもしれません。必ず医師に相談してください。このプロトコルは、子宮内膜症の痛みや、腹部や骨盤の瘢痕組織が原因の腹部痛には効きません。

新鮮損傷：軟部組織

緩やかな波傾斜の交流電流を使用してください。ふたつのチャンネルから送る電流が、損傷した組織を横断して流れるように電極を装着します。受傷後1週間までは有効ですが、可能なかぎり早期に開始してください。損傷から4時間以内に着手すれば、速やかに回復します。

表 9.12 新鮮損傷：軟部組織 [a]

状態	周波数
できるだけ速やかにコンカッション・プロトコルを実行する	
少量の出血を止める	18/62
" 裂傷、破壊 "（痛みはすぐに緩和されるが、修復は時間に依存して効果を発揮するようである / 腱•靭帯の場合、所要時間は約1時間）	124/62、142、77、191、100
外傷、機能をリセット、ヒスタミンを減らす、炎症を軽減	294、321、9、40/62、142、77、191
外傷、神経の炎症	94、40/396
修復組織（あらゆる組織が対象）内の活力と分泌を増大	81、49/62、142

a　失われた組織を元に戻すことはできません。例えば断裂した靭帯にこのプロトコルを流しても、断裂そのものを戻すことは不可能です。外科修復後に使えば治癒を促進します。

喘息：慢性喘息

喘息は医学では治療が難しい深刻な疾患ですが、ＦＳＭにはいつも好反応を示します。喘息がある方は、かかりつけ医の助言に従って現在の治療を続けつつ、並行してＦＳＭとレゾナンスの効果を確かめてみてください。認定ＦＳＭプラクティショナーの力を借りてはじめてみるのもよいと思います。喘息は宇宙から飛来するわけではありません。免疫系が過活動し、気管支の免疫系細胞が過剰反応するようになった際に発症する疾患ですから、気管支だけを治療しても治りません。

免疫系を構成する細胞の85パーセントが腸の周囲に密集しているため、特定周波数のプロトコルと、機能性医学あるいは統合医療のアプローチを併用しながら消化器系と免疫系を施術していきます。私はいつも低アレルギー食をお勧めしています。小麦・卵・牛乳・トウモロコシ・大豆・ピーナッツ・柑橘類を、最低でも8週間は絶つこと。不自由ですが不可能ではありません。これで免疫系が落ち

表 9.13　喘息[a]

状態	周波数
気管支の基本周波数	970、294、321、9/64
気管支のけいれん	29/64
気管支の炎症	40/64
気管支のヒスタミン	9/64
気管支内のうっ血	50/64
活力 / 気管支	49/64

a　適切な医学的評価、またはカイロプラクティック、自然療法、東洋医学による評価に基づいて使用してください。

表 9.14　慢性喘息[a]

状態	周波数
気管支の炎症	40/64
気管支の慢性炎症	284/64
気管支の " 裂傷、破壊 "	124/64
気管支から線維化を除去 実行中は咳が出ない程度に、できるだけ深く息を吸い込むこと[a] 実行後は1分間通常呼吸をおこない、その後、再度深呼吸をして、どの程度吸気が深まったかを確認してください	51/64
気管支から瘢痕を取り除く 実行中は咳が出ない程度に、できるだけ深く息を吸い込むこと[a] 実行後は1分間通常呼吸をおこない、その後、再度深呼吸をして、どの程度吸気が深まったかを確認してください	13/64
気管支の硬化	91/64
気管支の炎症	40/64
活力	49/64
少量の出血を止める 深呼吸後に刺す痛みが生じた場合に使用してください[a]	18/62（動脈）

a　適切な医学的評価に基づいて使用してください。

着いてくれるのですから、喘息を患う不自由さと比べたらわけはないでしょう。腸壁の修復には短鎖脂肪酸が不可欠ですから、短鎖脂肪酸の産生を助ける善玉菌を増やすサプリメントも摂取しましょう。詳細な方法が知りたい方は、FSMプラクティショナーあるいは機能性医学の医師に相談してください。

緩やかな波傾斜の交流電流で実行してください。電流が胸部を流れるように電極を装着します。ペースメーカーを入れている方は、実行しないでください。これまでに問題が起きたことはありませんが、FSM機器はTENS装置と同じ分類で、技術的見地からペースメーカーが入っている場合は胸部に電流を流してはいけないことになっています。チャンネルAのプラスのリード線を右上背部、マイナスのリード線を左胸部に、チャンネルBのプラスのリード線を左上背部、マイナスのリード線を右胸部に接触させます。ふたつのチャンネルが対象組織を横断するようにしてください。

小腸のケア

先に述べたように、喘息の治療では免疫系を鎮めるために消化器系を治療することが不可欠ですから、免疫系にもっとも強力な感作作用を及ぼす小腸のプロトコルも紹介します。最善の結果を得るために、6週間は低アレルギー食を摂ってください。7品目（小麦・トウモロコシ・大豆・乳製品・ピーナッツ・柑橘類・イチゴ）の摂取は禁止です。たいていの人がアレルギーを持っている品目です。

率直に言って、低アレルギー食は不自由で、決して楽しいものではありません。それでもやる価値があると私は断言します。改善を大きく促してくれるのですから、気合を入れてスタートしてください。

表 9.15 小腸

状態	周波数
小腸の基本周波数	970、294、321、9、49/22
神経的要素[a]（神経系を調整して消化を強化する / 各１分間実行）	40/562、6（交感神経系を鎮静化）[b] 49/709、3（副交感神経機能を改善）[b]
炎症緩和の周波数を使用する前に、細菌バランスを調整する	97/40、98/20、64/42、64/63、460/650
もっともよく見られる病理を除去する（各５分間実行）	40、9、284、124/22
コンカッション・プロトコルを実行	

a 消化系は自律神経系が制御しています。
b どの周波数も1分以上の使用は避けてください。

私は本気でお話ししています。旅行や外食時には特に、低アレルギー食を続けるのは簡単ではないでしょう。でも、病に絶望しているなら、6週間くらい何だってできるはずです。私自身、出張でアメリカ中を旅したときも、イギリスとオーストラリアに8か月間滞在したときも、じんましんの出ない6品目だけを食べて過ごしたという経験があります。第6章で紹介した、被毒した印刷所経営者も6週間、穀類をいっさい摂取しませんでした——お米すら食べなかったのです。だから、あなたにもきっとできます。6週間くらい何だっていうのでしょう。食事療法が将来的に効果を示す場合でも、最初の数日間は体調が悪くなるかもしれません。しかしこれは抗体が飢餓状態になり、それまで小麦や牛乳を摂取することで得られていたモルヒネ様物質が脳に届かなくなるためですから、良くなりたいなら試す価値があります。コンカッション(震とう症)・プロトコルと小腸のプロトコルを実行し、周波数にも手伝ってもらいましょう。

緩やかな波傾斜の交流電流で実行してください。ふたつのチャンネルから送出する電流が、腹部を横断して流れるように電極を装着してください。チャンネルAのプラスのリード線を右腰部、マイナスのリード線を左腹部に、チャンネルBのプラスのリード線を左腰部、マイナスのリード線を右腹部に接触させます。

帯状疱疹

帯状疱疹は、痛みが発生して3週間以内に施術すれば、このプロトコルで簡単に施術できます。ただし、感染から3週間を経過すると、痛みはウイルスによる神経へのダメージから生じる帯状疱疹後神経痛に変わり、施術がはるかに困難になります。このプロトコルも効きません。

緩やかな波傾斜の交流電流で実行してください。感染した神経を通って電流が流れるように電極を装着します。帯状疱疹の感染部位は85パーセントが体幹の神経です。ペースメーカーを入れている方は胸部に電流を流さないでください。ふたつのチャンネルのリード線を、感染した組織を横断するように接触させます。チャンネルAのプラスのリード線は感染した神経が起始する脊椎の右側、マイナスのリード線は痛みがある神経の末端、チャンネルBのプラスのリード線は同神経が起始する脊椎の左側、マイナスのリード線は痛みがある神経の末端に配置します。脳神経の場合は、プラスのリード線を頸部に、マイナスのリード線を顔部や頭部の、痛みのある神経の末端に接触させてください。

このプロトコルは時間をかけるほど効果を発揮します。痛みは20分で軽減しますが、帯状疱疹を解消するには少なくとも2時間、場合によっては4時間実行してください。1回の施術では完治せず、2時間の施術が複数回必要です。痛みが戻ってきたら再び同じ施術を2時間おこなってほしいのですが、プロトコルの実行は必ず1日1回程度にとどめてください。機器の設定やリード線の配置に不明点がある場合は、認定FSMプラクティショナーに連絡してください。

表 9.16　帯状疱疹

状態	周波数
帯状疱疹	230/430

腎臓結石痛

このプロトコルはとても簡単で、しかもすぐに効果があらわれます。腎臓結石はとても痛いものですから、そのままにしておくべきではありません。痛みが和らぐので、あなたはもちろん、あなたの友人や家族にも試してあげてほしいと思います。結石を溶かして動かすために、施術後は水をたくさん飲みましょう。クランベリージュースは尿を酸性にして結石の溶解を促進すると言う人もいますが、このプロトコルも同じ働きをします。実行の際は認定プラクティショナーに経過を観察してもらいましょう。

緩やかな波傾斜の交流電流で実行してください。電流が上腹部を流れるように電極を装着します。ふたつのチャンネルのリード線が腹部を横断するように、チャンネルAのプラスのリード線を右腰部、マイナスのリード線を左腹部に、チャンネルBのプラスのリード線を左腰部、マイナスのリード線を右腹部に接触させます。

このプロトコルは時間をかけるほど効果を発揮します。痛みは20分で軽減しますが、効果を長期間持続させるために約1時間実行してください。必要なら複数回実行してもかまいません。痛みが続く場合、あるいは結石が尿管を塞いでいる可能性がある場合は、救急治療室（ER）を受診し、画像診断と施術を受けてください。

表 9.17　腎臓結石痛

状態	周波数
腎臓結石痛	20/60

セミナーではこの他にもたくさんのプロトコルを教えています。そしてそのプロトコルを、技術と思慮深さを備えた医師たちが使用しています。しかし多くの人は、特定周波数が細胞の機能を変え、健康を改善するということをまだ知りません。ですから私はそのことを広めたくて、最近はわずかな時間しか施術はせず、ほとんどの時間をセミナーの開催に費やしています。内科医、カイロプラクター、自然療法医、理学療法士、作業療法士、看護師、医師助手、鍼灸師など、多くの臨床専門家がＦＳＭ療法の基礎コース、アドバンスコース、マスタークラスを受講しています。ＦＳＭ（特定周波数微弱電

流）を使用している臨床医の数は11か国で合計2000人を超え、ドイツ、クウェート、アイルランド、イギリス、オーストラリアでは臨床パートナーが、現地におけるプラクティショナーの養成とフォローアップを支援してくれています。ビデオやFSMの教科書『Frequency Specific Microcurrent in Pain Management（疼痛管理におけるFSM）』で学んだ人に実技講習をおこなうインストラクターもいます。毎年、新しい発見があり、毎年、想像もしなかった症状を施術する機会に恵まれています。

先週、70歳の誕生日を迎えました。ちょうど2日間のマスタークラスを小規模に開催していて、脊髄症（椎間板損傷による脊髄の瘢痕組織によるもの）によって軽度の下肢痙縮を起こしているふたりの患者のデモンストレーション施術をしました。ふたりとも、おそらくは一時的にですが完全に回復しました。脚の筋肉の硬化が《脊髄の分泌を増加させる》周波数でのみ解消したことが衝撃的で、今もまだ呆然としています。腹痛と腹腔内癒着に20年間苦しんできた患者の施術にも成功し、多くの人々の回復に関われることを、このうえなく光栄に感じています。受講した12人のプラクティショナーも、ここで目にしたものを忘れず、学んだことを活かして患者を助けていくのでしょう。そう確信できることにどれほど深く満足しているか、言葉では言いあらわせません。

金曜の夜には誕生日パーティーを開きました。豪勢ではありませんでしたが、長い付き合いの親友やプラクティショナーたちのために美味しいビュッフェを用意しました。私はイタリア人なので、いつも食べきれないほどたくさんの料理を並べます。子供たちも参加してくれました。ふたりとも素晴らしい大人に成長してくれました。娘のウェンディは作業療法士を目指し、再び学校へ通っています。息子のアダムも学生ですが、彼はプレシジョン・ディストリビューティング社（ＰＤＩ）でジョージ・ダグラスと共に働いています。家庭用微弱電流機器《カスタムケア》のソフトウェアを専門にし、カスタマーサポートを担当しているのです。ふたりの孫もできました。ふたりともまだ幼い男の子で、私は彼らと過ごすのが大好きです。深夜のディナーパーティーには行きませんけどね。82歳になったジョージは、今も数キロメートル離れた場所でプレシジョン・ディストリビューティング社（ＰＤＩ）を経営しながら、旧式の青い機器《プレシジョン・マイクロ》を修理しています。25年をかけて、私たちはちょうどいい関係になったようです。穏やかで、心地いい関係です。

私の人生も終盤です。私がいなくなっても、レゾナンス・エフェクトと共に20年間積み重ねてきた経験は生き続けてほしい――それが私の、心からの願いです。やるべきことは、まだたくさんあります。研究すべきことも山ほどある。救うことのできる患者、希望を与えることのできる患者が、まだまだたくさん待っているのです。

1 Cheng et al., "Effects of Electric Currents"; Seegers et al., "Activation of Signal-Transduction Mechanisms"; Seegers et al., "Pulsed DC Electric Field."

第10章　体験者たちの物語

レゾナンス・エフェクトや周波数のパワーについての症例報告や論文を執筆するとき、私はいつも少し懐疑的視点をもってサクセス・ストーリーを眺めるようにしています。懐疑的な見方も理にかなっていて妥当なのです。なぜなら私は講師としてセミナーを開催しており、良い印象を広めれば利益を発生させてしまう立場だからです。

さらには「経験談の寄せ集めはデータではない」という、医学会でよく使われる言葉もあります。これは、回復のエピソードは、たとえ心温まるものであっても、施術による反応であったことを明確に証明しなければ、適切に管理された実験に基づく測定結果としてはカウントされないことを意味します。

それでも、本章では患者とプラクティショナーから集めた体験談と物語を紹介します。プラクティショナーや患者が自らの物語をそのままに語っても、単に自らの体験を報告しているだけですから利益は発生しませんし、適切に管理された試験が実施されうるならば何を研究すべきなのかという方向性を、これらの症例は示していると思うからです。施術可能性への見通しも――。どこかの時点で、これらの成功例の重みが偶然やプラセボ効果といわれる閾値を超えることを願っています。最終的には、周波数療法によって治癒が起こったことを議論できる領域にまでエビデンスのレベルを上げていかなければなりません。

物語は時系列もバラバラで、大げさに聞こえるものもあるかもしれません。けれども、あえてそのまま載せています。熱量は差し引いていただいてかまいませんが、人生が変わる経験をしたからだと受け容れ、楽しんでいただけたら幸いです。それでは、体験者たちに語っていただきましょう。

シャウナ・ハガティ（RSD／CRPS、線維筋痛症患者）

1999年5月、私が32歳のとき、私たち家族は自動車事故に巻き込まれました。自分が左脚に重傷を負ったことはすぐにわかりました。骨折はしていませんでしたが、左スネは重度の骨挫傷だと診断されました。骨が挫傷するなんて初めて知りました。医師は一般的な鎮痛剤と抗炎症剤を処方して私を理学療法士へ紹介しましたが、理学療法をはじめて数週間すると痛みが悪化。ズボンやベッドシーツを持っただけで痛みを感じ、脚に風が当たるだけで辛いほどに痛みが増しました。

整形外科医を再診するとペイン・マネジメントの専門医を紹介されました。訪れるとその医師は、さらに驚く診断をしました。「反射性交感神経性ジストロフィー（RSD）／複合性局所疼痛症候群（CRPS）」――またも聞いたことのない病名でした。医師でさえ知らない人が多い珍しい病気だそうで、「例えれば脳から左脚までのすべての回路からプラグが抜け、その後誤ったコンセントに差し込まれている状態です」と説明を受けました。その結果、患った脚が絶えず痛み、痛みは慢性化していきました。

治療法はないと宣告されました。

まずは投薬量を増やされました。鎮痛剤も増え、ステロイドなど多くの薬が追加されました。11月には脊髄刺激装置の植え込みを勧められ、私はそれを了承しました。背中から交感神経束に電気リード線を植え込む手術と、外部からリモコン操作するための装置を腹部の皮下に設置する手術が必要でした。途中で痛みが右脚に移動し、しかもさらに痛みが増して装置の出力を上げても脳への信号が遮断されて痛みを止めることができなくなったために、それを調整する手術も必要になりました。結局、3か月間で3度の手術を受けました。

ところが、3度の手術を受けたにもかかわらず、ここから転がり落ちるように症状はますます悪化し、痛みは身体全体に広がりました。最悪だったのは右腕と首です。原因不明の腫れが生じ、激しく痛みました。今度はリウマチ専門医に紹介され、線維筋痛症と診断されました。またも不治の病……。さらに多くの薬が処方されました。1日に13種類もの薬を服用しましたが、どれも大して役に立ちませんでした。

私はもう、タオルを投げ入れる寸前でした。自殺なんて今まで考えたこともなかったのに、しょっちゅう頭をよぎりました。もちろん仕事もできませんでした。娘と義理の息子には平気なそぶりを見せたかったのですが、ソファから降りて遊んであげることはできませんでした。家の片付けも夕飯づくりも、シャワーを浴びることさえできず、再婚して1年半でしたが、結婚生活は言うまでもなく暗礁に乗り上げていました。

夫はテキサスに住む彼の友人に、私の病について相談しました。夫の友人はかかりつけ医に電話でアドバイスを求めてくれました。その医師はちょうど、キャロリン・マクマキンが登壇するセミナーに参加したばかりでした。「FSMが助けになるかもしれないから電話してみて」と勧められ、私はすぐに電話をかけました。そして、1週間もしないうちに私は両親のRV（キャンピングカー）でポートランドへ行き、2週間毎日キャロリンのクリニックへ通ってFSM（特定周波数微弱電流）療法を受けたのです。

初めてキャロリン・マクマキンのクリニックを訪れたときの痛みのスケールは、10段階中の9でした。施術がはじまるとすぐにリラクゼーションの大波がドドドと押し寄せました。施術を終えると約1年ぶりに痛みが消えていました。まるで奇跡のようでした。

キャロリン・マクマキンは私のすべてを施術してくれました。FSMだけで施術する日もありましたし、マッサージや他の微弱電流装置、温浴、理学療法が組み合わされることもありました。反射性交感神経性ジストロフィー（RSD）と線維筋痛症の症状がFSMで治まると、今まで気付かなかったけいれんや腰痛、股関節痛が露わになりました。キャロリンは内科医に予約を取り、それらを抑えるブロック注射の手配をしてくれました。

2週間後、私は痛みの消えた身体でアイダホの自宅に戻りました。鎮痛剤はいっさい必要なくなっていました。脊髄刺激装置の電源ももう入れていなかったので、しばらく経って全装置を取り外してもらいました。2週間で、「治らない」と言われたふたつの病気が治ったのです。

打ちのめされてボロボロだった肉体と魂でキャロリン・マクマキンのクリニックの門をたたいてから15年以上が経ちました。FSMの驚くべき効果も、キャロリンやスタッフの方々への感謝の気持ちも、まだ十分に伝えられずにいます。

――シャウナ・ハガティ

シンディ・パワー（重度外傷患者）

2005年4月18日、ユタ州での休暇中に自動車事故に遭いました。車が何度も回転し、腰だけのシートベルトが私の股関節と骨盤を粉々に砕きました。ベルトが緩むと、身体がベルトから抜けていきました。ひざがベルトに引っ掛かったため、皮1枚を残して、ほぼちぎれてしまいました。身体がベルトから完全に抜け出すと、頭が窓から飛び出しました。その上を、車が転がっていきました。頭蓋骨、眼球の外眼筋（眼を動かす筋肉）、顎がぺしゃんこになり、頸部を骨折しました。

神に感謝します。同行者に消防士がいたことが幸運でした。私は現場で素晴らしい処置を受けたあとラスベガスのユニバーサル病院に空輸され、薬で鎮静状態にされたまま40日間で8つの大手術を受けました。いったんカリフォルニア州オレンジ郡にある自宅に戻り、さらに2回の手術を受けました。頭蓋骨を骨切りして顔の再建術をおこなえる医師が見つかったためです。

私の家族に医師は、死に至るリスク要因が8つあると説明していましたが、その中を私は生き延びました。鎮痛剤と施術にまみれながらも、絶対に乗り越えると決めていたのです。けれども状況は厳しいままで、神経科医からは「右のひざから下の動きが回復する望みはありません。神経性疼痛が持続するでしょう」と断言され、理学療法士からは「足は変形治癒となるでしょう。壊死組織は軽石を使って取り除くように」と言われました。ペイン・マネジメント医を紹介してもらうと、「常習性が出ています。その鎮痛剤はやめましょう」と、別の鎮痛剤を処方されました。便秘がひどかったので、その薬も追加されました。次は何が起こるのだろう……私は自分の将来が険しいものに思えました。

そんな9月のある日、私は友人から素晴らしい電話をもらいました。友人はここロサンゼルスでキャロリン・マクマキン先生と打ち合わせを済ませた直後で、「彼女ならあなたを救える。2時間後にオレゴンへ帰ってしまうから、今すぐ行って。施術を試してもらえるわ」と教えてくれました。このとき1時間の施術を受けることができたから、望んでいた奇跡が起きたのです。厳しい試練をハッピーエンドに変える転機が、私に訪れたのでした。

早く治したくて、2006年1月、キャロリン・マクマキン先生のクリニックがあるポートランドへ飛びました。1週間毎日FSM（特定周波数微弱電流）施術を受けました。神経性疼痛を施術し、臀部と脚にあった瘢痕組織を溶解させると、痛みは引いていきました。1週間が終わるころには鎮痛剤が不要になり、杖を使えば歩けるようになりました。もっと良くなりたいという思いを胸に帰宅しました。

そして3か月後の4月にも、ポートランドを再訪。このときの1週間の成果はさらに満足のいくものでした。脚の瘢痕組織がさらに取り除かれて、動きも柔軟性も感覚も改善しました。声帯の瘢痕組織のせいで別人のようになっていた声も、瘢痕を溶解させることで本来の声に戻りました。感情表現を奪っていた顔の瘢痕組織も、除去されて顔が程よく調整されました。下垂足（かすいそく）［かかとを軸につま先だけを上げることができなくなってしまう症状。歩行にも影響が出る］にも悩まされていましたが、これも元どおりになりました。確か下垂足は、何度も外傷を受けると発症しうる疾患で、私は少なくとも3回受傷していたのです。それが元に戻り、杖なしで歩けるようになったのですから大きな改善でした。自動車事故から1年後、痛みも杖も手放して、私はシアトルをあとにしました。キャロリン・マクマキン先生の素晴らしいFSM療法のおかげです。

2回目の一連の施術後には「セルフケアをはじめてもいい」とマクマキン先生から言われていたので、以降は機器を購入して先生の指導のもと自宅でケアを続け、痛みのない状態を維持しています。怪我をして私の片脚は2・5センチメートル短くなりました。そのために背骨が曲がり、とりわけガーデニングをしたりペットフードを運んだりなどの大仕事はやりにくくてイライラするのですが、でも、できるようになっただけでも信じられないことです。ごくわずかに引きずって歩くものの、足は変形しなかったのですから。大仕事をした日は、就寝前にテレビを観ながらFSM機器を接続します。それだけで新しい1日を迎える準備ができ、良い目覚めが得られるのです。キャロリン・マクマキン先生の施術を受けてからというもの、薬はいっさい飲んでいません。

そして4年前、私は生涯の恋人と出会いました。前立腺がんと診断されて前立腺を摘出したばかりの彼に、自分のFSM機器で緊張性尿失禁と軟部組織外傷のプロトコルを実行したところ、すぐに機能が完全回復したのには本当に驚きました。FSMには、私の人生をさまざまに救ってもらっています。

FSMを、痛みや病に苦しむすべての人が使えるようにすべきです。術後の回復施術を受ける人々にも有効です。マクマキン先生と出会えた私はとても恵まれていました。みんなにも知っていただけたらと思います。

グレッグ・グッデール（慢性ＰＴＳＤ患者）

はじめにご承知おきください。医学的見地では、発症して2年以上経過した慢性のＰＴＳＤ（心的外傷後ストレス障害）は改善が期待できないとされています。イラクに衛生兵として派兵されていたこの患者は、11年にわたる慢性のＰＴＳＤを抱えていました。

※

２００４年にアメリカ陸軍の戦闘衛生兵としてイラクに派兵されて以来、私は暴力的な悪夢や偏執的妄想に悩まされてきました。突然大きな音に襲われれば不安に駆られ、怒りが湧き、自分を癒やすためにアルコールと大麻の力を借りていました。それが２０１５年12月、ＦＳＭ（特定周波数微弱電流）療法に出合い、週1回のＰＴＳＤプロトコル療法を開始すると、２週間で不安が消えはじめたのです。翌週には、妄想や不安、悪夢、怒りも、いつの間にか薄れていました。

コンカッション（震とう症）・プロトコルとＰＴＳＤプロトコルの実行中は、首と肩に変化を感じました。日常生活をよりリラックスして過ごせるようになり、昔のように人生を楽しむ自由も感じられるようになりました。愛する人たちが私の変化に気付いてくれることもまた、回復への希望となっています。

軍務で得た経験を誇りに思っています。私と同じ苦しみを抱えた退役軍人たちが、癒やしを得て軍務後のキャリアを快適に歩めるように、私のFSM経験が役立てばと願っています。

ベン・カトリ
クリーブランド・クリニック小児病院 理学療法リハビリテーションセンター

鍼治療の研修時に初めて微弱電流療法と出合いましたが、それは特定周波数を使った施術ではなかったので、私が勤めるセンターでは活用範囲が限定されてしまうと、導入には至りませんでした。

その後、FSM（特定周波数微弱電流）というユニークな療法の潜在能力を知って基礎コースを受講したのは、今から3年前です。ある医学会議で、私自身の慢性損傷をFSMで施術してもらう機会に恵まれたのがきっかけでした。FSMは私の診療を変えてくれました。このセンターにFSMを導入したのは私が初めてだったため、はじめは学ぶべきことがたくさんありましたが、おかげでたくさんの患者を救う機会に恵まれています。

今では当センターで毎年コースを開催するようになり、受講するスタッフもどんどん増え、全提携施設でFSM療法を提供できるようになりました。経験を積めば積むほど、リハビリテーション領域においてFSMが幅広く活用できることがわかってきています。

痛み以外にも効果があるため、気付いた効果を記録して実証しようと、現在、複数分野で研究を進めています。クリーブランド・クリニック小児病院の統合医療センターは、小児疼痛リハビリテーション・プログラムにFSMを取り入れ、入院患者や外来患者の施術にも利用して、事例を集めています。

入院患者のリハビリテーションにＦＳＭ技術を利用すると、痛みの症状に直接アプローチでき、投薬を少量に抑えつつ回復を早めることができます。脳損傷、熱傷、脊髄損傷、多発性外傷の他、医学的に複雑な症状の患者のリハビリにも有効です。痙縮やジストニアの症状も一時的に緩和しました。外来患者においても、慢性あるいは治療不可能と考えられていた外傷に、他に類を見ないほどの効果があらわれています。

非侵襲的［生体を傷付けないこと］であり、かつ特定組織に直接アクセスする施術戦略なので、複数のケア領域で利用できます。神経障害性疼痛や骨折後の慢性疼痛が軽減され、斜頸（しゃけい）［普段から首を傾けている状態のこと］や腕神経叢損傷による可動域も改善しました。経験を総動員して、私たちは今、摂食障害と注意欠陥多動性障害（ＡＤＨＤ）の研究もはじめています。

ＦＳＭ（特定周波数微弱電流）によって、これまで難治性あるいは治療不可といわれていた症状を治す扉が開かれたと感じています。経口薬の処方が確実に減りましたし、さまざまな症状の患者が生活の質を改善させました。

患者をどのように救うことができるか、仲間のプラクティショナーたちもＦＳＭで各々の創造力を発揮しています。患者はすぐに効果があらわれるうえ、侵襲も痛みも伴わないことに感謝しています。だから興味のある医療関係者にはぜひ、コースの受講を勧めたい。この種の療法が広まり、医療活動の向上につながることを願っています。

――ベン・カトリ、医学博士、クリーブランド・クリニック小児病院　理学療法リハビリテーションセンター

イーマ・スミス（患者）

２００４年、軽度のむち打ち症のような症状があったため、治療してもらおうと私はかかりつけ医を訪ねました。

しかし、その後、絶えず頭痛に悩まされるようになったのです。ひどい痛みに絶えず襲われるので、社会生活やスポーツ活動、仕事さえやめなければならなくなりました。しごく簡単な作業も多大な労力を要し、体重は激減。文字どおり痛みに苦しめられました。私が私ではなくなって、一時は生きる意志も失ってしまったほどです。けれども、２年以上が経って、やがて私は元の生活に戻る方法を見つけようと決心しました。25歳のときでした。

まずはアイルランドのコークで、慢性ペイン・マネジメントの専門医に相談することからはじめました。彼女を介してＦＳＭ（特定周波数微弱電流）プラクティショナーのデニス・カーティスを紹介され、そこでＦＳＭに出合うことになります。初回診療のことは決して忘れないでしょう。力を振り絞ってクリニックへ向かい、足を引きずりながら部屋に入った抜け殻のような私が、ガラリと変わったのですから。

周波数を1～2分間流せば効くかどうか明確にわかる点が、まず気に入りました。初回施術後は身体が軽く感じ、気分も明るくなりました。実際、トンネルの先に明かりが見えたような手応えを感じたのです。初診から数か月後、12回前後の施術を受けた辺りで全身の痛みのスケールが下がりました。

ＦＳＭは本当に素晴らしい技術です。施術できる病気、障害、損傷には限界がないそうです。

私の損傷は複雑化し、かつ慢性化していました。それがほぼ完治に近い状態にまで回復できたのは、偶然にもキャロリン・マクマキン先生に診察をしてもらえたからです。初めてＦＳＭの施術を受けたとき、ちょうどマクマキン先生がアイルランドに滞在していました。「ＦＳＭも、マクマキン先生の腕も人柄も信頼できる」と確信した私は、その後アイルランドからオレゴンへ飛び、３か月間彼女の施術を受けたのでした。先生は私のためにオリジナルの回復プログラムを開発してくれました。ＦＳＭとマクマキン先生のおかげで、私の人生は救われたのです。生活の質も仕事も、スポーツ活動も社会生活も、すべて取り戻すことができました。

ＦＳＭはパワフルなツールです。施術するのは思いやりと敬意をもって患者に接している、経験豊富で面倒見の良いプラクティショナーたち。さまざまな症状に使用でき、応用の可能性も無限です。勧めすぎるのは良くないので、この辺でやめておきますね。

とにかく私はＦＳＭにとても感銘を受けたので、《ホームケア》［患者の症状に合わせた周波数の組み合わせをあらかじめプログラムした自宅ケア用の機器］を購入しました。痛みを和らげるためだけでなく、気分を上げ、お肌や睡眠の質を改善するためにも使用しています。

今までに60人もの医師やプラクティショナーを訪れ、計１５００回以上の施術を受けてきました。試した療法は鍼治療から水療法まで25種類に及び、その中でももっとも効果があったのがＦＳＭだったというわけです。効果はパワフル、そして長く持続します。

昨日ダブリンを散歩しました。通りを下ると偶然にも国立トレーニングセンターの前に出て、あの日のことがたちまち思い出されました。「初めてＦＳＭを受けた場所だわ。デニス・カーティスとキャロリン・マクマキン先生にここで初めて会った……」。わずかに感情が揺さぶられ、一緒にいた新しいボーイフレンドに、私が体験した奇跡の旅について堰を切ったように話してしまいました。感謝の気持ちが押し寄せてきました。先生たちに会えたから、施術を受けた建物の外に立って昔話のように笑って話せる日が来たのです。振り返れば、私に起きたすべての出来事は幸せになるために必要なことだったのだと、心から感謝しています。

ミレーヌ・T・ヒューン（医師、公衆衛生学修士、統合医療医）
スティーブン・J・シャープ（医師、神経内科学者、統合医療医）
勤務先・負傷兵疼痛治療イニシアティブ ウォルター・リード米軍医療センター

２０１５年10月、親しい友人からキャロリン・マクマキン先生の著作『Frequency Specific Microcurrent in Pain Management（未邦訳：疼痛管理におけるＦＳＭ）』を紹介されました。アメリカ医療において微弱電流がどのように使用されてきたかという歴史が、１９００年代初頭にまで遡って詳細に記述されていました。量子物理学の観点から見たＦＳＭ（特定周波数微弱電流）の機能や、ＦＳＭ施術後のインターロイキン・レベルの変化についての客観的所見も説明されており、はじめの2章を読み終わった時点で、「この技術を学ばなくては」と確信しました。「この技術を使えば、傷付いた兵士たちにより良いケアを提供できる」と思いました。

２０１６年1月、猛吹雪が舞う凍えるほどの寒さの中、クリーブランド・クリニックで開催された基礎コースに参加しました。はじめに、３か月以上前から四十肩に苦しんでいた同僚のひとりがデモンストレーション療法に志願しました。微弱電流をごくわずかな時間流しただけで、痛みのレベルは50パーセント減少し、可動域も75パーセント改善しました。20代前半の男性患者の施術も印象的でした。数年前、歩行中に車に轢かれて重度の外傷性脳損傷を負った彼は、足取りが不安定で、腕の協調運動がうまくできず、強い企図振戦（きとしんせん）［何かをしようとすると起こる手足の震え］があり、発語にも苦戦していました。ところが2回の施術で、このすべての症状が著しく改善したのです。実際翌日には、「事故後初めて水筒を手に持って自分で飲むことができた」と、彼の母親から報告がありました。

私たちは陸軍旗艦病院の統合医療医ですから、私たちのもとに来る患者はほとんどが、過酷な兵役や外傷から慢性疼痛を患っています。鍼治療を希望する人が非常に多く、にもかかわらず予約枠が十分にないのが大きな課題でした。だから私たちは鍼治療の補助となるような、それでいて効果が持続し、なおかつ幅広い施術に使えるツールを探していたのですが、ＦＳＭを使いはじめると、これこそがそのツールとしてふさわしいことに気付きました。何より、疼痛管理だけでなく、創傷治癒、神経障害、複合性局所疼痛症候群、逆流性食道炎など、慢性疼痛を伴う症状の多くに役立つのです。尿失禁にさえも有効です。施術の最初にコンカッション（震とう症）・プロトコルを流すと、ほぼすべての患者が「トラウマ的な経験が《リセット》され、癒やされる」と言うので、ＰＴＳＤ（心的外傷後ストレス障害）患者の施術にもＦＳＭを試しています。プロトコルが長いため反復施術が難しく、効果を測定することができないでいますが、患者からは非常に前向きなフィードバックが寄せられています。鍼治療と組み合わせた場合でも、鍼を好まない患者にＦＳＭを単体で使用した場合でも、総じて高い評価です。

ＦＳＭによる施術に初めて成功して以来、脳損傷や慢性疼痛に苦しむ患者をケアする統合医療アプローチに、周波数療法を積極的に加えています。将来はＦＳＭの成功例を文書にまとめ、負傷兵を含む疼痛患者に、より幅広い医療選択肢を提供していけたらと思っています。

※ここに記載する意見・主張は個人的見解であり、公的なものでも米国空軍・陸軍・海軍や国防総省の見解を反映するものでもありません。

ロジャー・ビリカ（医師）

「もしクリニックが火事に遭い、持って逃げられる物がひとつだけだとしたら、ＦＳＭ機器を――」。私は数年前、スタッフに対して大真面目にこう伝えました。なぜならＦＳＭ（特定周波数微弱電流）は驚くほどに使い道が多く、これさえあれば、いつ何が起きてもクリニックを再建できると知っているからです。

ＦＳＭには幅広い種類の疾病や怪我に使用できる潜在性があると確信し、私たちの統合医療施設ではすべての施術の中心にＦＳＭを据えています。スポーツ障害や骨折、その他理学療法を必要とする状況において、ＦＳＭが組織の不調を正す技術として圧倒的に優れていることはわかっています。しかし当院は機能性医学を提供するクリニックです。主に慢性疾患、不健康な加齢、変性疾患の成人・小児患者が来院するため、こんなふうにＦＳＭを取り入れています。

○関節炎や感染症による炎症と痛みを軽減させる
○がん患者、自己免疫性疾患患者、アレルギー疾患患者の免疫系を支援し、バランスを是正する
○感染症や環境有害物質による影響と毒性を軽減させる
○脳卒中、外傷性脳損傷、脳震とう患者の脳機能を回復させる
○疲弊した副腎の機能回復を支援しつつ、不安症やストレス症状を軽減させる
○電磁波からの悪影響や複数の化学物質過敏症を抱えた患者をケアする
○高齢のパーキンソン病患者や薬物中毒患者、若年のＡＤＤ／ＡＤＨＤ（注意欠陥多動性障害）患者のドーパミンレベルを調節する

私たちは、栄養学、点滴療法、デトックス、高圧酸素、サプリメント、医療機器などを戦略的に用いた統合医療を提供しています。ＦＳＭは、そこに心身の癒やしをサポートするツールとして定期的に加えています。しかし、他の療法では解決できなかった厄介な症状をＦＳＭが単独で解決してくれることも、数多くあります。

○ひどい頭痛に何年も苦しめられ、国中の有名クリニックや専門家を訪ねても改善せずに慢性疼痛の薬を常習的に使用していた女性患者が、ＦＳＭでウイルスによる硬膜（脳を覆う線維性被膜）の慢性炎症を中和すると、あっという間に解消された。
○慢性間質性膀胱炎（膀胱の炎症）患者数名に、ＦＳＭがその効果を証明。絶え間ない痛みに人生を

破壊され、回復の望みがないと嘆いていた人々に、完璧な問題解決をもたらしてくれた。
○術後患者に麻酔の後遺症を除去するＦＳＭプロトコルを使用。組織治癒を早め、腫れや炎症を軽減し、痛みも最小限に抑えた。あらゆる手術の術後回復療法として、ＦＳＭを推薦する。
○急性帯状疱疹患者にはだれでも、驚くことに毎回2～3日で帯状疱疹が消える。

他にもたくさんの成功例があります。だから私は「クリニックが火事に遭ったら、真っ先にＦＳＭ機器を取りに行く」のです。

メアリー・エレン・Ｓ・チャルマース（歯科医）

私が初めてＦＳＭ（特定周波数微弱電流）療法を体験し、その効果に目を見張ったのは、２００６年7月、サッカーで怪我をした娘のクリステンを、東洋医療医のサンドラ・マギン先生に施術してもらったときのことでした。歯科医療にも応用できるだろうとマギン医師からコースの受講を勧められ、同年の12月に、私は歯科医として初めて基礎コースを受講。そこでＦＳＭの幅広い用途を知り、数々の深淵なる効果を体感しました。日曜日のランチではキャロリン・マクマキンの隣の席に座りました。「ＦＳＭで顎関節症を施術するつもりなの？」と質問され、私は答えました。「キャロル、私が顎関節症の施術にしか使わないなら、あなたの時間を無駄にすることになる。歯科医療の可能性も失うわ」

私はその場で卓上型診療装置《オートケア》を購入し、事前に組み込まれているプロトコルを手動で削除して歯科医療用にカスタマイズする方法を、キャロリンから教えてもらいました。そしてクリニックに戻り、リード線につないだワニ口クリップを約10センチメートル四方の湿ったガーゼで挟んで口の中に入れ、患者のそばに座り手動で周波数を入力して使用しました。初めてＦＳＭを施した患者は歯科インプラントの手術患者でしたが、素晴らしい効果をあげました。この患者の姉が前の年にインプラント手術を受けたときは、手術による腫れと内出血痕がひどく、痛みも生じていたのですが、ＦＳＭ口腔外科プロトコルを術後４時間以内に実行したところ、腫れとあざが完全に消え、術後疼痛が劇的に減少したのです。切開と縫合の手術跡以外、施術の痕跡も残りませんでした。彼女の夫も感銘を受け、「その技術で私の競走馬も助けてほしい」と依頼してきたほどです。

次に顕著な効果を見たのは、私のもうひとりの娘、ジャッキーの矯正施術時でした。全歯列矯正施術は、はじめが辛いものです。装置をつけた最初の数週間と、その後におこなう調整の後の1～2日は、特に強い痛みを伴います。ジャッキーは装置をつけて数時間後、試しに《ホームケア》で《新鮮損傷》プロトコルを実行してみました。すると痛みや不快感がゼロになったので、彼女はその後1週間、毎日1回同じプロトコルを使用しました。２週目以降は時々になりましたが、数か月間プロトコルを使用し続けました。装置をつけて6週間後に予定されていた再診は休んでしまったため、クリニックを再訪したのは2か月半後でした。再診した矯正医は、「ジャッキーの経過はとても素晴らしい。翌月には矩形ワイヤーに変えられるわ。早くも6～9か月後の状態よ」と言いました。帰り際にそう告げられてびっくりしましたが、私は矯正医に向き直り、ＦＳＭの話をしました。ジャッキーがどのようにＦＳＭを使用していたか、そしてＦＳＭのおかげで痛みもなく、歯の矯正移動が速かったのだろうということを彼女に説明しました。

「それは理屈に合わないわ。炎症が起きなくては歯は移動しない」と彼女は言い、「でも、炎症は起きなかった」と私は返しました。ジャッキーは、通常は2年かかる矯正施術を15か月で完了しました。調整後に1回だけFSMを使用しなかったことがあり、痛みを味わったのはそのときだけです。この素晴らしい技術に出合えて、とても幸せに感じています。患者を救うことができますし、診療の質も向上しています。

――メアリー・エレン・S・チャルマース、歯学博士、機能性医学研究所認定プラクティショナー

ジェニファー・ソスノフスキ（患者、医師）

FSM（特定周波数微弱電流）療法は文字どおり私の命を救ってくれました。私がキャロリン・マクマキン先生に初めて会ったのは2010年5月、機能性医学研究所（IFM）の学会のときでした。そのときの私は常時片頭痛に苦しんでいました。2004年半ばから6年間ずっと続いていて、私も地域診療医ですからいろいろと試していたのですが、対症療法ではうまくいかず、慢性疲労、ブレインフォグ［頭にもやがかかる症状］、うつ、そして片頭痛を伴う線維筋痛症を発症していました。頼った医師たちが皆しようとしたのは、薬を増やし、あるいはボトックスと呼ばれる神経毒注射を施す療法でした。しかし、すでに思うように働いてくれない脳に投薬したところで何になるでしょう？

3年間さまざまな選択肢を試し、薬を大量に服用した結果、痛みはある程度和らいで、毎日出勤で

きるようになりました。でも根治したわけではありませんでしたから、２００９年9月に機能性医学に出合ってからは、グルテンと乳製品を除去した生活をはじめました。しかし、開始して5日後に問題が起こりました。明らかに大きな問題でした。片頭痛は消えるという私の予想は裏切られ、症状が変化したのです。時間を問わずあらわれていた痛みは、午前中に集中するようになりました。それはスケール8の鋭く刺すような痛みで、キャロリン・マクマキン先生に初めて会った5月の朝は、処方された薬をすべて飲んでも治まらない割れるような頭痛を抱えながら、カリフォルニアの海岸沿いをＩＦＭの学会へ向かって車で走っていました。苦しみのあまり、自殺することも考えました。ここまでの精神状態になったのは2度目でした。「このまま崖へ突っ込んだら、痛みから解放される。ずっとこんな苦痛を抱えて生きるなんて……」。私は自分自身と格闘していました。

正午にキャロリン・マクマキン先生に会いました。学会で発表していた彼女は、壇上から「ご希望の方に、無償で微弱電流療法をします」と志願者を募集しました。本当に効くかどうかは半信半疑でしたが、少なくとも痛みは和らぐかもしれないと思い、私は万が一の可能性に期待して志願しました。キャロルに今までの経緯を話すと、彼女はすぐに言いました。「頸部外傷に起因する線維筋痛症ね。それを治す方法なら知ってるわ」

「でたらめよ。そんなの何度も言われたわ」と、心の声がささやきました。でも彼女は正しかったのです。45分～1時間ＦＳＭを流してもらうと、その日は何の変化もありませんでしたが、翌朝に目が覚めたとき頭痛は消えていました。

6年以上ぶりに頭痛が消え、その状態が1週間続きました。それはＦＳＭのおかげであって、機能性医学研究所（ＩＦＭ）の学会で学んだこととは無関係だと思っていましたが誤りでした。１週間後に親戚の家でグルテンや乳製品、砂糖など、片頭痛を刺激するものがたっぷり入った夕食をとると、翌朝、見事に再びの片頭痛に襲われたのです。

そう――私には機能性医学と微弱電流療法の両方が必要でした。私は地域のプラクティショナー数名から数か月間施術を受け、ＦＳＭのクラスに参加してセルフケア法を学び、業務用を含めて数台の装置を購入しました。そうして２０１０年10月、ＦＳＭを知って約半年後、私は２００１年より前の私に戻ることができました。活発で気力に満ち、高水準の医療をおこなう医師に……。２０１１年２月には、夫が４か月の海外赴任から帰国して１か月も経たずに予想外の妊娠をしていました。42歳にして初めての妊娠です。キャロルとＦＳＭに出会えなければ起こり得なかった奇跡でした。

その後もうひとり子供に恵まれ、今は素晴らしい夫とふたりの子供たちと家族４人で暮らしています。《すべての人に微弱電流療法を》を掲げてＦＳＭ診療を提供し、奇跡の癒やしを日々起こしながら忙しく過ごしています。マクマキン先生に感謝を。すべて、あなたとＦＳＭのおかげです。

キム・ピティス（スポーツ医学プラクティショナー）

家庭用微弱電流機器《カスタムケア》との出合いを忘れることはないでしょう。自らの手で軟部組織症状を施術するよう訓練されている手技療法士という人種は生来、どんな大きさや形状の医療機器にも難色を示します。私も電気療法が嫌いで、だから理学療法とは対照的な手技療法［簡単にいえば手で行うマッサージで、筋肉・関節・血管・神経・リンパなどを刺激し、症状を改善させる療法」を選択しました。数年前に大きな自動車事故に遭ったとき、そのリハビリ中、部屋にＴＥＮＳ装置だけが置かれ、ひとりポツンと残されたことも非常に嫌だったのです。この小さな《カスタムケア》の存在は、あるスポーツ選手が使っているので知りました。トレーニングで疲労した脚の回復やリハビリを促進すると言うので、「あり得ない。あんな小さな装置がプロの私の手に代わることなどあるものか。無駄なことを……」と思いながら、私は装置を横目に立ち去りました。

しかしその数か月後のことです。ある施設で一流のプロホッケー選手たちを施術する機会がありました。以前から尊敬していたスポーツカイロドクター／手技療法士と一緒でした。そこにも小さな《カスタムケア》が置いてあり、「インチキ魔法みたいな機械にお金を払ったのはだれだ？」と可哀そうな魂を探そうとしたまさにそのとき、そのカイロドクターが言ったのです。「すごい機器だから買ったんだ」と。私は口を閉じ、発しようとしていた言葉を飲み込みました。耳を疑いつつも目を見開いて、彼がグローブをはめ、痛みや可動域の制限といった頚椎脳震とう後の諸症状に悩まされていた男性選手の首を施術する様子を観察しました。選手はリラックスして目をとろんとさせ、数分後には眠ってしまいました。直接触れて手技を施した組織はゼラチン状の塊に変わっていました。このときの私は目の前で起きたことを信じられませんでしたが、今ならよくわかります。手技療法にＦＳＭ（特定周波数微弱電流）療法を組み合わせると素晴らしい効果がもたらされるのです。

帰宅して、ＦＳＭセミナーについて調べました。人生がガラリと変わる予感がしました。全くそのとおりで、手技施術をはじめて17年経ちますが、正直に申し上げてＦＳＭを取り入れてからのほうが、プロとしての誇りをもって最高の日々を歩んでいます。患者を癒やし、施術し、リハビリを施し、絶望していた人々に希望を与えることができますから。通常ならあり得ないことですが、数秒で組織が変化するのです。それは手で感じることができます。脳震とう後の患者は、施術によって数か月ぶりに笑顔を取り戻しました。怪我をしたスポーツ選手たちは、通常より数週間も早く愛するスポーツに戻ることができました。慢性疼痛患者は、あらゆる鎮痛剤が不要になり、人生を取り戻しました。サクセス・ストーリーはたくさんありますが、どれもＦＳＭがなければ生まれなかった現実です。

手技療法やリハビリテーションについて今まで信じていたことが、ＦＳＭによってすっかり書き換えられてしまいました。施術家としてＦＳＭプラクティショナーとして、これからも療法を実践し、ケーススタディを見聞し、あらゆる体験を通じて学び続け、成長し続けていきたいと思います。ＦＳＭをより良いものにするためにできることは何でもやる。それが私の使命であり、人生の旅なのだと心から感じています。情熱と共に、伝えるべき人にＦＳＭを伝えていきます。

ダン・ナフジガー（理学療法士）

先天性脊髄係留（けいりゅう）症候群と診断された15歳の女の子の物語です。彼女は12歳のときに脊髄の係留［癒着などにより引っ張られている状態］を解除する手術に成功して病から解放され、回復して人生を前向きに過ごしていました。ただ、脊柱の自動運動での可動域（ＡＲＯＭ）は、まだ少ししか改善されておらず、痛みもあり、背中全体に筋性防御性のけいれんも続いていました。それでも民族的な理由で、彼女はタヒチアンダンスの競技会を目指さなくてはなりませんでした。どんな動きをしても背中全体の可動域が制限されて脊柱が痛くなるので十分な時間は取れませんでしたが、彼女は練習を続けていました。

そんな状況のまま15歳を迎え、彼女は交通事故に巻き込まれてしまいます。痛みは複雑化し、可動域の制限などの諸症状はますます悪化して、ダンスの練習をするのも出演をするのも、ほぼ不可能となりました。

女の子は自宅近くの理学療法施設を紹介されましたが、運動中心の療法が問題に輪をかけてしまい、痛みはさらに増大……。そうして彼女は私のところにやってきました。私はまず、一般的な機器を使って整骨医のラリー・ジョーンズが開発したストレイン&カウンターストレイン（ポジショナル・リリース・セラピー＝楽なポジション［姿勢］を保持することで、筋肉の緊張をリリース［解放］する療法）をはじめとするオステオパシー的療法を試しました。少し改善しましたが、全く十分ではありませんでした。彼女の問題解決には特別な方法が必要だと感じました。

神経根に神経学的な問題があり、それが原因だと考えた私は、ＦＳＭ（特定周波数微弱電流）で硬膜を施術する周波数プロトコルを実行しました。電流は正分極とし、波傾斜は中間にして２００マイクロアンペアを使用しました。神経の炎症を軽減する周波数を5分、一般的な炎症を軽減する周波数を5分、神経と筋膜の瘢痕を減少させる周波数を5分ずつ流した後、硬膜、脊髄、神経の瘢痕を減少させる周波数も各3分実行しました。

首まわりと足裏にリード線をつなげて硬膜と脊髄の瘢痕を減少させる周波数を実行しているあいだ、女の子は座ったまま脊柱の可動域運動をはじめました。きついと感じるまで前屈し、身体を起こしてニュートラルに戻し、再び前屈。体幹を限界まで横にねじり、正面に戻る動きも試していました。回数を重ねるたびに可動域は増していました。

そうして、最大で11度しか前屈できなかった状態から、施術を開始して45分後には、太腿に胸が楽に付くまでに改善したのです。

仕上げに彼女を仰向けに寝かせ、神経の炎症を軽減する周波数と全身の炎症を軽減する周波数（40／396、116）を各10分間実行して、私は施術を終了しました。ひざに胸が触れたときの私たちを想像してみてください。15歳の女の子が、人生で初めて普通の人と同じことができたのです。彼女も、彼女に付き添って来た祖母も、そして私も、感動に胸を震わせました。

拡大した可動域は、時間が経っても施術前の状態に戻ることなく維持されました。女の子は心身共に回復していきました。その当時で理学療法士としてすでに35年以上のキャリアがありましたが、このプロトコルの威力には心底驚いたものです。私の目の前で状態がガラリと変わり、それが半永久的に持続するのですから。ＦＳＭのおかげで、私は私の患者を助けることができます。心から感謝しています。

Ｓ・Ｊ・サットン（坐骨神経痛患者）

じめじめとした寒い12月の午後、私は急患予約を依頼して、ミズーリ州ウェスト・プレーンズにあるバッド＆サンディ　エナジー・ウェルネス・センターに駆け込みました。身体のあらゆる部位が桁外れに激しく痛み、危機的状況に陥っていたのです。４日前に坐骨神経痛が発症して以来痛みが止まらず、しかもその痛みは1時間ごとにエスカレートしていました。あまりの痛みに、前屈みになったまま上体を起こすことができませんでした。まるで有刺鉄線でぐるぐる巻きにされてぎゅっと締め付けられたような……想像を絶する痛みを、言葉で説明することはできません。深呼吸すると少しは和らぎましたが、その後は痛みが前よりもひどくなって戻ってくるのです。昼も夜も、座っていても横になっていても立っていても、痛みは警告もなく猶予もなしに襲ってきました。

私の身体機能は数年前からゆっくりと低下していました。「老化プロセスの一環だ」と口をそろえていた医師たちは、坐骨神経痛の痛みがスケールを超えてコントロールできなくなると「手術するしか方法はない」と言いました。しかし坐骨神経手術はリスクが伴います。失敗して麻痺の副作用が出たケースも報告されていましたから、私にとって手術は絶対に実行したくない選択肢でした。

坐骨神経痛は以前から度々発症していて、一度発症すれば数日間、右腰と右脚に痛みが出ました。発症すればすぐにわかりました。あなたも一度経験すれば「おなじみの徴候が来た」とわかるでしょう。けれど、このとき発現した症状は複雑で、全身が痛みました。直立できないので、腰を前に曲げたまま2本の杖に頼らなくては歩けず、あるいは車椅子を使わなければ移動できませんでした。捕らえられ、逃げられない気分でした。痛みと悲しみにとめどなく涙があふれ、味わったことがないほど心身は混乱していました。私は代替医療の施術家として、肉体的・精神的苦痛を抱えた患者をこのときで20年以上も診療していましたが、過去に診たどの患者より混乱していたと思います。

代替療法の博士号を持っている私が、知るかぎりを試したのに、進行を止められなかったことも驚きでした。非常にゆっくりと機能低下していたので完全に衰弱するまで気付かず、手遅れだったのです。
そんな状態だったのに、バッド＆サンディ エナジー・ウェルネス・センターで緊急療法を受けると、1回の施術でベッドから降りて直立することができました。私を動けなくしていた痛みが消え、身体や感情のシステムがあるべき姿に戻る奇跡に、私は驚き歓喜しました。ただ、「坐骨神経痛は厄介なため、完治には時間がかかるだろう」とバッド・ヘイヴンは言い、彼の予測どおり、痛みは這うようにゆっくりと、坐骨神経に戻ってきました。バッドから施術の流れについて説明を受け、私は回復状態を持続させる施術に取り組みました。

バッド・ヘイヴンがアレンジしてくれた私専用のFSM（特定周波数微弱電流）プロトコルによって、症状は徐々に消えていきました。6週間かけて坐骨神経痛療法プログラムの一連の施術を2回実行すると、坐骨神経痛は解消されました。先天的な問題が数多く明らかになったので、今は心臓、膵炎の傾向を伴う糖尿病、肝機能障害、片方しか機能していない腎臓を長期施術中です。

バッド＆サンディ エナジー・ウェルネス・センターは私の人生を修復してくれました。これからも、私が新しい人生を歩む手助けをしてくれるでしょう。バッドとサンディに学びながら、私のクリニックでもFSMプロトコルをアレンジして追加していきたいと思っています。外科手術や薬物療法をせずに、患者のみなさんが不要な痛みから永久に解放されることを願って。

マーガレット・テイラー（プラクティショナー、患者）

コネチカット州に住んでいた私は、ライム病の存在は知っていても、1匹の小さなダニがこれほどの病を引き起こすとは認識していませんでした。1999年、私は突然厳しい現実を突き付けられました。息子がライム髄膜炎にかかり、文字どおり一夜にして重症に陥ってしまったのです。しかも、慢性疲労症候群、線維筋痛症をも、続けて発症してしまいました。

人生がガラリと一変しました。慢性疾患の影響を受けるのは患者だけではありません。苦しんでいる子供を見なくてはならない親の気持ちをおわかりいただけるでしょうか。医師たちには恵まれましたが、体制的で融通の利かない学校とは闘いましたし、保険会社には上訴もしました。普段どおりの生活を続けている親戚や友達を横目に、私たちの家族は崩壊状態でした。

強いストレスにさらされていたためでしょう。42歳になったころから老化を感じるようになりました。発症の日が徐々に近づいていたのでしょうが、症状が襲ってきたのはある日突然でした。全身が痛み、とてつもない疲労感に見舞われたのです。どこか悪いの？　私もライム病に……？　枕から頭を持ち上げることができないほどですから、ただの疲れではありませんでした。私はフルタイムで働きながら身体障害者の息子と老いた母親を世話する生活を続けていました。一度の外出で薬局とスーパーの両方に行っていたのが、どちらか片方を選ばなくてはならなくなり、ついには完全に動けなくなりました……。この状況を救ってくれたのは前向きな自分でした。決してあきらめない姿勢が、私をＦＳＭ（特定周波数微弱電流）療法へと導いたのです。

持続性ライム病、慢性疲労症候群、線維筋痛症患者の治療経験を持つ医師を何人か見つけて問い合わせると、ひとりの思いやり深いリハビリテーション医が電話をくれました。彼は私の話に耳を傾けながら丁寧に話し、私に勇気を与えてくれたので、私は彼に治療をお願いすることにしました。

そのリハビリテーション医は理学療法士と共にＦＳＭという代替療法の機器を使って施術をしていました。素晴らしい効果があると言って、「使用経験はまだ少ないが、あなたの施術でも使いたい。正電流と負電流のリード線を湿らせたタオルで包み、首まわりと足まわりに接触させて機器の電源を入れるんです」と療法を説明されました。「よくわからないわ。あなたがやって見せて。施術後にあなたが生きていたら考える」と答えたことを、私ははっきりと覚えています。そして彼は自らを施術し、死ぬことはありませんでした。

ＦＳＭで、私の健康状態は劇的に改善しました。フルタイムの仕事に復帰できただけでなく、マッサージ療法士のライセンス取得のために3年間で計20か月間学校に通ったときには夜勤さえ追加することができました。ライセンスを取得すると、ＦＳＭのコースを受講し、さらには認定ＦＳＭインストラクターの資格も取りました。

そうしてコネチカット州開発サービス局を早期退職して29年間のキャリアに幕を閉じ、今はプライベートサロンを開いてパートタイムでＦＳＭ療法を提供しています。お客様の多くがＦＳＭの恩恵をじかに体験し、ＦＳＭの熱烈なファンになってくださるので、サロンも盛況です。従来医療では解決が得られない症状も、ＦＳＭなら回復への希望を与えてくれるからです。

リハビリテーション医のランディ・トローブリッジと理学療法士のメアリー・マロニーへの感謝の

気持ちは、一生忘れないでしょう。知識と思いやり、ユーモアをもって、私が健康へと戻る闘いを、粘り強く支えてくれました。そして、彼らのおかげでキャロリン・マクマキンとも出会えた——。FSMの深淵さを学び、新しいキャリアを見つけることができたのです。仕事をしていると感じることのない、ワクワクするキャリアを。

マーリン・ランス（プラクティショナー）
パーソネイジ・ターナー症候群（神経痛性筋萎縮症）の症例報告

パーソネイジ・ターナー症候群は、肩や腕の激しい痛みにはじまり、その後、筋力低下やしびれが発症する疾患です。病に冒された筋肉は衰弱して萎縮し、さらに進行して麻痺に至ることもあります。「神経学において、もっとも強い痛みを伴う」と考える神経科医もいるほど患者を消耗させ、時に影響が長引く場合もあるものの、年齢によりますが、ほとんどが通常18〜24か月で良好に自然治癒します。

かかりつけ医に紹介されて治療を受けに来院したのは、野球の試合での怪我が数日後にパーソネイジ・ターナー症候群に発展してしまった12歳の少年でした。夜は短い時間しか眠れず、絶え間ない痛みのために学校へ行くこともできませんでした。整形外科医から「治療法はありません。痛みが自然に消えるまで1年、長ければ成長して自然治癒するまでは痛みと共存しなければならないでしょう」と言われた彼の母親は、言うまでもなく激怒して、セカンドオピニオンを求めたのでした。

耐えがたい猛烈な痛みが、右肩甲帯（たい）から指先まで生じていました。可動性を失って完全麻痺に進行しており、彼は右腕を左手で支え、触れただけで生じる激しい痛みに必死で耐えていました。肩から右肘までの筋肉に顕著な萎縮も見られました。

まずはＦＳＭ（特定周波数微弱電流）療法を施し、肩や肘が訓練に耐えられる状態になったら他動的関節可動域訓練をゆっくりとはじめていくことを提案しました。母親が施術の準備を手伝ってくれました。湿らせた導電性タオルを彼の肩まわりと手首まわりに慎重に巻いてもらい、次いで患部の右側を注意深く支えてもらいながら、私たちは少年の身体を、左側が下になるようにゆっくりとソファに寝かせました。

身体が小さいので電流レベルを下げ、はじめに標準的なコンカッション（震とう症）・プロトコルを実行しました。それから神経性疼痛と神経炎症の周波数、最後に感情のリラックスとバランスの周波数を流して初回施術を終了しました。夜も水分補給を怠らず、就寝時まで可能なかぎりゆったりと過ごし、何らかの副作用が発生した場合は私に電話するよう母親に伝えてふたりを帰しました。

施術2日目の朝、少年は昨日より気分が良いように見えました。母親によれば「夜は9時ごろに就寝し、翌朝9時まで寝ていた」ということでした。可動域も、痛みなしにわずかに拡大していました。回復基調にある息子の様子を見て、母親は興奮していました。神経炎症プロトコルと、感情のリラックスとバランスの周波数を実行しました。翌朝の予約も取ってもらいました。

施術3日目の朝、少年は遅刻して来院しました。「とてもぐっすり眠っていたので、起こしたくなかった」と母親は言いました。この日も、2日目と同じ施術をおこないました。

施術4日目の朝は顕著に回復した姿を見せてくれました。私の施術室へ向かって、少年はゆっくり、

ゆっくり、廊下を歩いていました。悲しそうな顔をつくって右腕を抱えていましたが、私を見つけると立ち止まり、笑いながら腕を可動域全体に大きく広げました。目を丸くした担当医が、施術室から飛び出して叫びました。「信じられない！　奇跡だわ。ここに来てまだ5日よ。パーソネイジ・ターナー症候群は治癒までに18～24か月かかるはずなのに！」

母親も喜びのあまり取り乱していました。痛みは消え、可動域はフルレンジとなりましたから。良質な睡眠がとれるようになり、食欲も回復したので、私たちは神経と軟部組織の周波数を流して施術を完了しました。1か月後のフォローアップ診療には、少年は自転車に乗ってやってきました。理学療法が完了し、体重も増え、次の野球シーズンを楽しみにしていました。「ＦＳＭのイメージキャラクターになれるわ」と母親は言いました。

施術から半年経った現在も、痛みはもちろんのこと、筋力低下や筋萎縮といったパーソネイジ・ターナー症候群に見られる症状は、いっさい再発していません。

タミー・ウォーラー・リー（カイロドクター）

私は１９９９年にカイロプラクターとなり、２００６年からＦＳＭ（特定周波数微弱電流）技術を使っています。当時の雇用主が「患者のために施術ツールを増やしたい」と言って最新技術を探していたとき、一緒に仕事をしたジェフ・スペンサーから勧められ、一見の価値があると感じて私たちはコースを受講しました。ＦＳＭ療法は非常に簡単で、コースからは大変大きな収穫が得られたので、忙しいさなかでしたが、新しい機器を早く試したくてたまらなかったことを覚えています。

初めて試したのは、コースから数週間後に来院した帯状疱疹患者に対してでした。帯状疱疹の施術自体初めてでしたが、学生時代に教授のひとりが「つねに自信をもって施術を。患者に話す言葉をあなたも信じなさい」と言っていたことを思い出し、「大丈夫です。毎回すごい結果が出ています」と、私は患者に伝えました。そして、うまくいくことを祈りながらＦＳＭ機器を接続しました。従来医学では、神経性疼痛を抑える薬はあっても、帯状疱疹を一掃する薬はありません。

翌日、患者から「症状がほとんど消えた」と電話がありました。フォローアップ施術を受けることを勧めて電話を切ると、私はうれしさに踊り出してしまいました。

以来、私たちは帯状疱疹患者の施術に多数成功しています。帯状疱疹の他にも、ＦＳＭのおかげで施術できる疾患が増えました。どの施術も、とても簡単です。

ＦＳＭは人生を変える《ライフ・チェンジャー》だと思います。患者の状態を改善すると同時に、プラクティショナーの生き方を変える機器です。有料広告を出して集客する必要がなくなりましたし、さらに素晴らしいのは、患者に家庭用微弱電流機器《カスタムケア》を購入してもらえば、疼痛管理プログラムを個別にカスタマイズして提供できる点です。ほとんどの慢性患者は週に2、3回の通院が不要になり、治癒も早まります。満足した患者のみなさんは、私を周囲に推薦してくれます。

ＰＴＳＤ（心的外傷後ストレス障害）も施術していて、これも十分な結果が出ています。軍人だけでなく、どんな身体的喪失や外傷を経験した患者にも効果があるようです。症状が改善しない場合は概して他の原因が隠れています。家族の死、虐待、育児放棄、慢性疼痛……そういった根本的な原因を見つけて対処しなくてはなりません。さまざまな施術を受けても治らずに私たちのクリニックにたどり着いた患者に対しては、私たちはこれらを探ることからスタートしています。

ＦＳＭには害となる副作用はありません。効果があるか、ないか――それだけです。施術にふさわしい、正しい周波数を探すのに少し時間がかかりますが、正しい周波数の組み合わせが見つかれば慢性疼痛もすぐに好転します。繰り返しますが、ＦＳＭ療法はとても簡単なのです。

あえて言えば十分な水分補給が必要ですが、そうすれば効果はてき面にあらわれます。子供たちもＦＳＭが大好きです。映画を観ながら施術を受けることができますし、ショックや痛みもないので、赤ちゃんや小児患者も手がかからずに施術できます。今やＦＳＭは、私にとって不可欠なツールのひとつです。

最後に、あるスタッフにお気に入りの周波数を流したことを告白します。彼女はいつも少しばかり怒りっぽくて、チームプレーが得意ではありませんでした。彼女が首の痛みを訴えた日、機器が数台空いていたので、私は首などの周波数に加えて《幸せのジュース（感情の周波数）》も彼女に流してみました。本人にも他のスタッフにも黙って、遊び心で少しだけ。施術後すぐに彼女は満面の笑みを浮かべて洗濯の手伝いをはじめました。数名のスタッフからいったい何をしたのかと訊かれるほど、彼女は元気いっぱいになり、仕事熱心になりました。毎日できるといいなと思ったくらいです。ＦＳＭは、簡単に使える特効薬です！

ローリ・シュルツ（術後患者）

2014年2月、6年ぶりに乳がんが再発し、両乳房を切除しました。私はタミー・ウォーラー先生を頼り、手術から1週間もしないうちにFSM（特定周波数微弱電流）療法を開始しました。すると入っていた管（ドレーン）もすぐに抜けるくらい早く回復し、外科医からもとても驚かれたのですが、約6週間後、術後に内服をはじめたタモキシフェンが影響して、泌尿器系と婦人科系に合併症を発症してしまいます。7か月間で3回の手術を受け、合併症に1年間さいなまれ、私の身体は衰弱していきました。

けれどもこの危機もFSMが救ってくれました。

体力と持久力を付けるために、私は今でも毎週タミー先生からFSM療法を受けています。「先生が土曜日に応急処置をしてくれるから、私は1週間を乗りきれますね」と、いつも話しています。もしタミー先生がおらず、FSMに出合っていなかったら、今ごろ私はどうなっていただろうといつも考えます。タミー先生とFSMに、心からの感謝を。ありがとう。

ダナ・プレッチャー（カイロドクター、プラクティショナー）

レイノー症候群

想像してみてください。小学生の男の子ふたりを持つ若い母親が、気温が10度を下回る予報が出た日は外に出られないという状況を。一歩外に出れば手足が刺すような痛みに襲われ、手足の色が赤く、白く、青く変わってしまうのです。

シンディは7人の医師からレイノー症候群と診断され、助けを求めて私のクリニックにやってきました。すでに一生涯、痛みと共に生きる運命を受け入れていましたが、それにしてもイリノイ州での生活はレイノー症候群患者には過酷なので、シンディは彼女の夫が会社から再び転勤の辞令を受け、故郷のカリフォルニア州に戻れることを祈っていました。彼女は死ぬまでずっと、1年のうちの9か月間は分厚い靴下と手袋で温かくして手足を守らなくてはならない状態でした。靴下も手袋も、芸術家として成功していたシンディにはふさわしくない、松葉杖のように不格好な支えでした。

私はシンディに、医師たちの診断は正しく、従来医学には治療法がないと伝えました。彼女の身体は寒さを危険なものであると判断して、《アレルギー的な》反応を起こしていました。ピーナッツアレルギー患者の気道が発作時に狭窄して空気が通りにくくなるのと同じように、交感神経系が寒さに過度に反応して闘争・逃走反応を起こし、手足の血管を収縮させ、血流を妨げていたのです。

ただ、FSM（特定周波数微弱電流）療法には、神経や血管を対象とするさまざまな周波数があります。「効く可能性はあっても、害を与える可能性はない療法よ。試してみては？」。お決まりの文句でシンディにもFSM療法を勧め、私たちは施術を開始しました。7回目の施術を終えた秋には分厚い手袋と靴下がほとんど要らなくなっていました。最後となった21回目の施術は真冬のころでしたが、それまでには症状がすっかり消えていました。彼女はふたりの息子たちと、庭で雪合戦や雪だるまづくりを楽しむことができました。彼女にとって、そんな経験は成人して初めてのことでした。

再発はなかったかと気になるでしょうが、あれから3年経った今も、レイノー病はぶり返していません。夫が不在のときは彼女自ら私道の雪かきをしているそうです。また、最後の施術をして3か月後に、彼女が3人目の男の子を妊娠したことも特筆すべきでしょう。それまで2年間、子供をつくろうとしてもできなかったそうですから、FSMと無関係ではないと、彼女も私も思っています。

寒さへの《アレルギー的な反応》を鈍化させる施術をしたことで、彼女の免疫系は落ち着き、バランスを取り戻しました。免疫系が落ち着き、過度に警戒していない状態でなければ妊娠はできません。結局のところ赤ちゃんは外から来る異物の組織です。免疫系が過敏だと受精卵は正常に着床できず、あるいは流産してしまいます。彼女がフェイスブックに作品を投稿するのを見たり、2歳になったばかりの3番目の男の子を見かけたりするたびにFSMが成した奇跡への畏敬の念が湧いてきます。

FSMと共に、前人未到の経験を積み重ねていると感じます。FSMに出合うまでは「治療できない」と帰さなければならなかった患者を助けることができるのですから。FSMは不可能だったことを可能にするので、物の見方もすっかり変わりました。この療法を開発し、共有してくれたキャロリン・マクマキンに、心からの感謝を伝えたい。あなたには一生頭が上がらないでしょう。同僚のジェフ・ワトキンと私たちのスタッフにも、ありがとう。

フィル・ウェイド：症例報告

ケース１：ショイエルマン病（脊柱疾患）

9歳のころからショイエルマン病と付き合ってきた、48歳の男性の症例です。彼は約5年前に4、5番腰椎プレートを埋め込み、2週間前には2、3番腰椎を骨折した状態で初回来診しました。これ以上の手術は避けたいと願っていたものの、「妻に言われて」私のクリニックにやってきました。椅子に座って問診に答えてもらっているあいだ、彼は痛みで不随意にけいれんを起こし、身体をひきつらせていました。顔からは血の気が引いており、痛みのスケールは本人いわくもっとも強い「10段階中の10」でした。男性は、薬剤師で自然療法家である私が自分を救えるとは思っていませんでした。のちに言っていましたが、有益な効果が出るとは期待していなかったそうです。それでも来院したのは《何でもいいから試さずにはいられないほど必死》だったからです。彼は知性豊かで心が広く、率直な人柄を有し、大企業の社長として非常に成功していましたが、座っていても立っていても、仰向けでもうつ伏せでも、つねに痛みと共にありました。ふたりの息子たちもショイエルマン病の遺伝子を受け継ぎ、すでに症状が発現していました。

約40分間、痛みのスケールを確認しながらMFP（筋膜性疼痛）プロトコルを実行しました。20分後には痛みのスケールは0になっていましたが、プロトコルは最後まで流しました。彼は痛みが消えた身体で施術ベッドを降りました。顔色も正常になりました。私は施術の補助としていつもサプリメントを併用しているのですが、彼には石灰化、感染、炎症を軽減するサプリメントを処方しました。

1週間後に痛みのスケールは4に戻りました。その後も3回のＦＳＭ（特定周波数微弱電流）療法を実施し、痛みのスケールは1から4を行ったり来たりしていますが、それでも男性は、控えめに言っても大喜びしています。「ＦＳＭが人生を変えてくれた」と、御礼も言われました。役職に就きながらも個室の中で同じような健康状態に苦しんでいるビジネスパーソンたちが、彼の周囲には大勢いるからです。関心と期待をもって彼の施術結果を見守っている人々は、彼の状態が改善したのに気付いて「物腰も振る舞いも大きく変わった」と言葉をかけてくれたそうです。

ケース2：強直性脊椎炎

このショイエルマン病患者から最初に紹介された患者は彼の同僚で、子供のころから強直性脊椎炎に苦しんでいる52歳の男性でした。身体はバナナのように曲がっていて、症状はゆっくりと悪化していました。四肢の関節も患っており、最近では杖なしでは海外出張ができませんでした。

やがて車椅子生活を余儀なくされるだろうというのが、医学的見解でした。強度の痛みも抱えていましたが、ＦＳＭ（特定周波数微弱電流）療法を施すと初回施術で痛みのスケールは4に低下。彼はこれだけでも満足していましたが、その後かなり動きやすくなったことにも気付き、2回目の来院時にはその喜びも報告してくれました。検査の結果、重度の腸漏出症候群であることも判明したため、サプリメントを処方すると、彼は内側からも回復しはじめました。

さらに2回FSMを実施すると、痛みはほとんど消失しました。彼もまた心の底から喜んで、「人生を変えてくれた」と最大の感謝を示してくれました。現在は、行くことをあきらめていた出張へ行っています。帰ってきた後、再診に来院する予定です。

ケース3：すべり症

FSM（特定周波数微弱電流）療法が注目を集めはじめたころ、FSMをオーストラリアに初めて輸入したメタジェニックス・オーストラリア社から、ひとりの女性患者を紹介されました。レーン・コーブにある私のクリニックから北に約250キロメートル離れたニューキャッスルに住む女性でした。彼女はスケールが10の痛みに体をひきつらせながらも、おめかしをして、娘に助けを借りながら慎重に歩き、診察室に入ってきました。年齢は55歳で、約10年前からこのような痛みを抱えていました。座っていても立っていても横になっても、どんな姿勢であっても決して痛みから逃れられず、けれど手術には抵抗を示していました。

女性の娘とふたりで苦労して彼女を施術ベッドに寝かせ、FSMで施術をはじめました。約15分後に痛みのスケールを訊いてみると、驚くことに彼女は《0》だと答えました。プロトコルを流したまま、「施術ベッドから降りるころには痛みが戻ってくる。何度も施術を重ねなければ治らない可能性が高い」と説明しました。しかし施術を終えると、彼女は自力でベッドから降り、痛みのスケールを訊いても《0》だと答えるのです。私は目と耳を疑いました。クリニックを去ったときも、《0》のままでした。

7日後の再診時も《0》のままでした。別のFSMプロトコルを流しましたが、施術中はもちろん施術後も、スケールが上昇することはありませんでした。女性から電話があり、次の予約をキャンセルされました。少しムッとしたので折り返して理由を尋ねると、「治ったみたい。これ以上の施術は不要だと思うの。必要になったら電話するわ」と言うのです。そうして彼女は、友達や周囲に尋ねられるままFSMの話をしています。

ケース4：ロシア人の元サッカー選手

娘から勧められて、55歳の男性がロシアから飛行機でやってきました。私の患者で、フィジーから施術を受けに来ていたラリサの父親でした（ラリサは高収入であったにもかかわらず旅行コンサルタントの仕事を辞め、医療マッサージを学んでFSMプラクティショナーに転向。今はゴールド・コーストで診療をしています）。男性は若いころにサッカーで怪我をして、ロシアで長年をかけて計3度の手術を受けていましたが、どれも失敗に終わり、左ひざに重度の感染症と痛みを抱えていました。彼は優れた技術研究者で、地域にとって不可欠な存在でした。医師からは脚を切断すれば痛みは軽減されるとして手術を勧められていましたが、彼は切断を望んでいませんでした。

オーストラリアに滞在できるのは3週間のみでした。私はすぐに集中施術を開始し、1日おきにFSM（特定周波数微弱電流）を流しました。徐々に改善していましたが、2週間が過ぎても完治には至っていませんでした。3週目に彼らは、メルボルンを経由してアデレード、それからクイーンズランド州のゴールド・コーストと、オーストラリア国内を巡るツアーを予定していました。そこで私は、旅行中にも各都市でFSMを受けられるよう手配し、各都市のプラクティショナーたちに、男性の症状に効果的な周波数と実行時間を伝えました。そして旅行を終えたら、私のクリニックで最終施術をおこなって帰国するという段取りを整えました。

オーストラリア滞在の最終日、男性がツアーから戻ってきました。顔をしかめ、脚を引きずりながら部屋に入ってきたので、私の血は凍り付きました。施術はすべて無駄だったのだろうか――？　しかし次の瞬間に彼は微笑み、杖を捨て、調剤部まで大股で歩いてきたのです。そして健康的な足取りで私の前へやってくると、「痛みのスケールが0になった」と言いました。ほとんど施術の必要がなかったので、最終日の代金は受け取りませんでした。彼と、彼の皮肉屋の元妻が言葉と態度で示してくれた感謝は、お金よりはるかに価値があるものだったからです。

ビッキー・バーツ（プラクティショナー）

耳管狭窄症

人生を変えたストーリーを体験したのは私ではなく、私の息子です。14歳のとき、息子は耳管狭窄症を患いました。「もう2週間近く、ママの言うことが聞こえない」という息子の訴えで発覚しました。自然に治るものではなく、症状は進行するばかりだとわかり、私はトッド・ロビンソン医師が開発した療法をもとに耳管の周波数プロトコルを実行しました。

約2時間後、息子が2階から叫びました。「ママ！　耳が開いたよ！」。14歳の息子の生活の質は、格段に向上しました。

J.W.（疼痛、うつ病患者）

トラブルだらけの困難な幼少時代を過ごしたせいで、成人して以降の私はPTSD（心的外傷後ストレス障害）とうつ病に苦しみ続けました。パニック発作やパラノイア、不安症が定期的に襲ってきて、情緒は不安定。抗うつ剤を服用して何年間もこれらの症状と闘っていましたが、効果はほんのわずかで、かつ限定的でした。

娘を妊娠すると、妊娠中毒症（妊娠高血圧腎症）の諸症状を数多く経験し、臨月のあいだは不眠症に悩まされました。出産も難産で帝王切開となり、産後は妊娠中に発症した諸症状からなかなか解放されませんでした。出産直後の身体はむくみ、産後うつになる始末……。出産して数日後、そんな私に、かかりつけのカイロプラクター、トム・パターソンが勧めてくれたのがFSM（特定周波数微弱電流）療法でした。

数回の施術で、むくみが急速に、そして着実に消えていきました。不眠症も産後うつも徐々に治まっていきました。精神状態も管理しやすくなり、「困難を克服できる！」と自分の価値を以前よりはっきりと認識できるようになりました。

2年も経たずに今度は自動車事故に遭い、別のカイロプラクターからFSMとカイロプラクティックを組み合わせた療法を提案されて再びＦＳＭを経験。時間がかかると言われていましたが、私は6週間弱で回復し、夫は回復に3週間もかかりませんでした。

ＦＳＭに出合って8年が経ちます。いつも信じられないほどの効果を体験し、大いに助けられています。

ドリー・エリクソン（プラクティショナー）

２００2年に基礎コースを受講。青い機器を購入して、クリニックでの診療にＦＳＭ（特定周波数微弱電流）を使いはじめました。地域医療医として、アレルギーと過敏症の施術をメインに、この素晴らしいＦＳＭ技術をさまざまな方法で活用しています。

筋肉に潜伏する単核球ウイルスや顎関節痛の施術時を含め、その他多くの組織において、完璧に正しい周波数を見つけて流せば組織が温かくなり、状態が鎮静化するのを感じます。若い男性患者の折れた鎖骨も、あっという間に治癒しました。すでにＦＳＭの効果を知っていた彼は、骨折をしたその週に、サーフィンやレスリング、庭の草刈りを再開する予定を組んでいました。反射性交感神経系ジストロフィー（ＲＳＤ）と診断されて必死で助けを訴えていた10代の患者に驚くべき効果を見せたときは、ＦＳＭの力を改めて確信しました。2回の施術で症状が消え、彼は手をぐるぐると回すまでに回復したのです。

分娩においても、素晴らしい経験が得られています。ＦＳＭを使用したおかげで7人の孫はするりと生まれ、母親たちは第3度の会陰裂傷（肛門括約筋に達するもの）からびっくりするほど速いスピードで回復しました。帝王切開分娩のクライアントも、術後にＦＳＭを流すと痛みが緩和。不思議そうな顔で通常生活に戻っていきました。

今では、どの施術もＦＳＭなしではうまくいかないのではないか、と考えてしまうほどです。

ダニエル・クネーベル（ドイツ人スポーツ療法士）

２００８年、ドイツはブッパタール出身の理学療法士、バウク・フォン・デア・フェルデンから、私はＦＳＭ（特定周波数微弱電流）を紹介されました。最初はオートプログラム［あらかじめ症状別にプログラムされたプロトコル］しか使っていませんでしたが、それでもその結果には非常に驚かされていました。ひざの痛みや肩の痛み、坐骨神経痛などに使用しましたが、この素晴らしいエネルギーの影響で、ほぼすべての症状が改善していたのです。

２０１５年4月、ジムにいたときに妻からの電話が鳴りました。キャロリン・マクマキンが5月にドイツのフルダに来るというのです。私の誕生日は5月2日です。私は、フルダへ行ってＦＳＭを学ぶという人生で最高のプレゼントを受け取りました。

当日は少し遅れて到着したので、コースはすでにはじまっていました。参加して15分で、キャロリンの話すスピードと情報の密度に通訳者が追い付いていないことに気付きました。休憩中にＦＳＭ専門家の紳士、ハインツ・ラインヴァルトが私のところにやってきて言いました。「キャロリンの通訳をやってみてくれないか?」と。とても光栄なことでした。私は以前に通訳の研究をしていたことがあり、フィジカルトレーナー、チャールズ・ポリキンのセミナー通訳も、数多く経験していました。

そうして彼女の通訳をはじめたのですが、その感想は、ただただ素晴らしかったとしか言いようがありません。キャロルは学識が高いだけでなく、謙虚で親切な人……立派な方です。私たちの息はぴったりでした。デモンストレーション施術も通訳で支援したので、私は驚く速さで情報を習得することができました。

コースが終わっても、FSMのことしか考えられませんでした。まずは自分自身を施術してみました。昔サッカーで怪我をして右ひざのACL(前十字靭帯)と半月板を損傷し、私は右ひざを完全に曲げることができなかったのですが、一度の施術で改善を感じました。立ち上がると、ひざが正しい位置に戻るような音が聞こました。以来、痛みはなく、正座も支障なくできています。

次に、肩の腱板筋群を完全断裂していた患者にFSMを施しました。術後すぐにFSM療法を開始すると、彼は8週間で肩を完全に動かすことができるようになりました。医師たちからは「頭上まで腕を上げることは一生できない」と言われていたのに、彼はいまテニスを楽しみ、時速136キロメートルのサーブを打っています。

帯状疱疹患者は、2回の施術で病変も痛みも消えました。通常なら、薬を服用しても耐えがたい痛みに苦しむ疾患です。28~56日は激痛に見舞われるものですが、FSMは2日でヘルペスウイルスを死滅させました。

あるサッカー選手は、肩関節の関節唇(しん)を手術して以来、腕を十分に動かすことができなくなったと訴えていました。肩の曲げ伸ばしも、外側へ開く動きも内外に回転させる動きも、可動域が大幅に制限されていましたが、40分間のFSM後に立ち上がった彼は、あらゆる方向に十分に肩を動かしていました。彼の施術前と施術後の様子は映像に残しています。

若い女性患者が悩まされていた背中の重度のニキビは、3回のFSMで消失しました。私は多くの場合、ホリスティック（包括的）な施術アプローチをとっています。彼女にもサプリメント、栄養指導、指圧療法を併用しました。

ある有名サッカーチームのマネージャーは、背中から地面に落ちて股関節を脱臼し、それ以来2年間、左ひざを上げることができない状態でした。FSMを40分間流した後、身体を起こした彼に「左ひざを上げてみて」と言うと、左脚は耳まで持ち上がりました。彼は驚きすぎて、施術ベッドから転げ落ちそうになりました。

マネージャーのパートナーも来院しました。頸椎手術後、どの方向にも首が動かしづらくなったそうで、痛みも生じていました。45分間の施術を終えて立ち上がると、あらゆる方向に痛みなく頸椎を動かすことができました。彼もまた、非常に感銘を受けていました。

また別のサッカー選手は、腰を自由に回転させることが左右共にできませんでした。医師からは生まれつきのものだと言われていましたが、FSMで1時間施術すると腰が正常に回転するようになりました。

外反母趾を矯正するために片足の親指を手術した女性患者は、施術を開始して4週間後にジョギングができるようになりました。通常なら回復まで3か月かかります。続いて彼女はもう片方の足の手術も受けましたが、そのときは家庭の事情で術後にFSMを流すことができませんでした。その結果、足は完治せず、再び手術をすることに——。この違いがFSMにあることは明らかです。

オーストリア出身のビーチバレー選手、ロビン・ザイドルは、ゴルフ肘の施術に来院しました。ゴルフ肘は、円回内筋腱にわずかに断裂が生じて起こる障害です。2日間の施術でかなり改善し、リオオリンピックの会場から、素晴らしい回復だと感謝の電話が入りました。FSMを取り入れた私のトレーニング体系で、彼のジャンプ力は4週間で約10センチメートルも上がったのです。

手に金属棒が当たり、指の腱が腱に沿って縦方向に切れた重傷患者も施術しました。非常にまれで、複雑な怪我でした。手術の傷跡が赤く腫れ、彼は指を動かすことができませんでした。ところが2回FSMを流すと腫れは引き、指をすっかり動かせるようになりました。

クライアントが、椎間板ヘルニアによって左後ろ足が完全麻痺の状態となってしまった犬を連れてきたこともあります。その犬は1回のFSM施術で、再び左後ろ足を使って走れるようになりました。

これらはほんの一例です。FSMを使って私たちができることは、まだたくさんあります。ただ、FSMは基本的にどんな症状も改善させることができますが、体組織はすべてが相互に作用しているので、私はホリスティックな施術体系を用いています。例えば姿勢が悪いと、神経や臓器の機能に影響が及びます。リハビリをする際は、適切な運動と栄養摂取を遵守しなければ、FSMだけで元の正常な状態に戻すことはできないでしょう。私は、バランス機能検査、スポーツ測定、バイオシグネチャー調節、エンドバランスのサプリメント、機能性医学、指圧、筋膜リリース・テクニック（ART）などを、いつも併用しています。

すべての人にFSM技術の習得を強く勧めたいですね。FSMは魔法のような効果がありますから。難治性といわれてきたさまざまな疾患に改善をもたらし、苦しんでいる人々にとてつもなく大きな変化を与えてくれます。

ローリ・シェイキン（整骨医）

黄斑変性症施術におけるFSM（特定周波数微弱電流）

ヨットで世界中を航海することを夢見て、A氏は自力で成功者に上り詰めましたが、ひとつだけ問題を抱えていました。片眼を黄斑変性症と診断され、眼科医から眼球への注射を勧められていたのです。黄斑変性症について調べたA氏は、FSMなら効果を期待できると書いた私の研究論文を見つけてクリニックへやってきました。彼は眼科医からもらった資料を携えていました。網膜層を分離させ、視力低下を引き起こしている滲出液（しんしゅつえき）を写した画像でした。

A氏の左眼の視力は0・5に低下していました。まだ黄斑変性症の初期段階だったため、眼球注射前の状態に微弱電流を試す絶好の機会でした。OCTイメージング（光干渉断層計）分析の後、私は疾患の進行に関与する組織を標的とする特定周波数を選択し、オリジナルプロトコルを開発しました。そして、A氏は通院に約2時間かかる距離に住んでいたため、1か月間そのプロトコルを組み込んだ機器を貸し出すことにしました。自宅でセルフケアをしてもらうことが最善だと判断し、眼の上下の骨に沿って小さなゲル電極を乗せるなど、私は正しい使い方を彼に教え、週に5日、1日に30分間プログラムを実行するよう伝えました。

1か月後、A氏は眼科医が新たに撮影した画像を持参して再診にやってきました。眼科医の驚いた反応についても話してくれました。「いったいどんな施術をしたのか」と医師に訊かれて、A氏はFSMの話をしたそうです。FSMを実施する前に撮影された画像には、網膜層を分離させている滲出液の層が写っていました。一方、3週間のFSM施術後に撮影した新しい画像には、滲出液がほとんど写っていませんでした。左眼の視力も0・8に上がっていました。

4か月経った今も、網膜の状態は非常に良好なようです。眼球注射は見送りになり、視力も正常に戻りました。A氏は心から安心し、今もFSMを流し続けています。ヨットも買いに行くそうです。

最後に

この他にもここでは書ききれないほどたくさんの症例や回復事例が報告されています。レゾナンス・エフェクトの物語をもっと知りたい方は、ホームページ（https://frequencyspecific.com）をご覧ください。

謝辞

本書を、新しい療法を試みて自らの世界を変えた勇気ある患者とFSMプラクティショナーに捧げる。愛と忍耐をもって支えてくれたジョージとウェンディ、アダムにも感謝を。

推薦の言葉

「ＦＳＭ（特定周波数微弱電流）と出合ったのは２００９年です。私は慢性重症患者の施術を専門としていますが、ＦＳＭがこうした患者に救いと治癒をもたらす類いまれな技術であることは明らかです。頸部外傷に起因する線維筋痛症、甲状腺腫大、ＰＴＳＤ、帯状疱疹、平衡失調、毒性症状といった数多くの症状が、私の目の前でＦＳＭに著しく反応し、状態を変化させました。本書『レゾナンス・エフェクト　画期的なＦＳＭ〔特定周波数微弱電流〕療法の世界』は、著者による科学的発見の旅の物語です。慢性疾患に苦しみ、従来治療では改善が見られないという人は、彼女と共に旅を」――ニール・ネイサン医師、『Healing is Possible and Mold and Mycotoxins（未邦訳：カビとカビ毒は治療できる）』著者

「ＦＳＭ（特定周波数微弱電流）は未来の波動です。スター・トレック時代の医療が現代に到来したのです。『レゾナンス・エフェクト』はＦＳＭ療法の開発物語です。科学と直感が織り成す奇跡を、私も喜びに胸を震わせながら読み進めました。本書は私の宝物です。語りかけられる言葉たちは、あなたの心とも共鳴するでしょう」――デヴィン・スターラニル医師、『Fibromyalgia & Chronic Myofascial Pain（未邦訳：線維筋痛症と慢性筋膜性疼痛）』著者

「約15年前に初めてＦＳＭ（特定周波数微弱電流）を体験。あっという間に痛みが著しく緩和されたので、疑いの心は消えてしまいました。ひどく悩まされていた腕の慢性疼痛が、キャロリン・マクマキン医師によるたった一度のＦＳＭ施術で永久に取り除かれたのですから当然です。以来、私の整骨療法では対処できない痛みや機能障害を抱えた患者にＦＳＭを紹介し、公私にわたりＦＳＭを活用しています。損傷し痛みを生じた組織が、ＦＳＭを使えば迅速かつ効果的に修復され回復しています。マクマキン医師の強い熱意が、私にも伝染しています」——レオン・チャイトー自然療法医、整骨医、英ロンドン・ウエストミンスター大学名誉会員、*Journal of Bodywork and Movement Therapies* 誌（ボディーワーク＆ムーブメント・セラピージャーナル）編集長

あとがき

ＦＳＭ療法の目標

○助けを必要とするすべての患者にＦＳＭ療法を提供すること
○ＦＳＭ療法ができるプラクティショナーを育成すること
○ＦＳＭ療法が存続し繁栄するような実践、宣伝、指導、研究、執筆活動をおこなうこと

レゾナンス・エフェクトにより、これまでにおそらくは数百万人の病や痛みが解放されています。治療法はないと言われて絶望していた多くの患者たちが、希望を再び胸にしました。ＲＳＤ（反射性交感神経性ジストロフィー）と線維筋痛症から回復したシャウナ・ハガティもそのひとりです。シャウナが治癒をしてクリニックを去ったときに思いました。「再び大学で学ぶようにという声に40歳の私が《イエス》と答えたのは、彼女に周波数療法を提供するためだけだったかもしれない。でもそうだとしても、長年をかけて学び、出張や施術に時間を費やした甲斐はあった」と。その後の施術機会は皆、ご褒美として受け取った最高のボーナスだと思っています。この先の取り組みも、周波数プロトコルが次世代の医師や療法家に確実に利用してもらえるなら本望です。

ＦＳＭは、子供たちの施術にも使われています。聖マリア病院でのセミナー後、スタッフと夕食をとっ

ているときに、マイク・アンダーの天使のような6歳の息子が私のもとに歩いてきて言いました。白いシャツに青いベスト、クリップオン式のネクタイをつけて大人びた様子で、「FSMを開発してくれてありがとう。すごく助けられたから御礼が言いたかったんだ」と、大真面目に。私も真面目に返しました。「どのプロトコルがいちばん好き?」

しばらくのあいだ真剣に考えて、マイク・アンダーの息子は言いました。「いろんなプロトコルに助けられたけど、お気に入りは《コンカッション(震とう症)・プロトコル》と《感情のリラックスとバランス》かな。テスト前で緊張しているときは、登校前に《感情のリラックスとバランス》を流すとすごく落ち着くんだ。学校で大変な1日を過ごした日は、夜眠る前に《コンカッション・プロトコル》を流すと、ぐっすり眠れるよ」

私は込み上げるものを懸命にこらえ、「教えてくれてありがとう」と伝えました。このとき6歳だった男の子は、今年、大学生になりました。

NFL6チームのトレーニング・ルームで採用されている傷害回復プロトコルは、少年サッカーチームでも使用されています。クリーブランド・クリニック小児科病院でも、療法家たちがFSMを導入し、子供たちの生活の質を向上させています。FSMでクローン病から回復した少女と、歯列矯正装置の痛みの緩和にFSMを利用した少女は、ふたりとも医学部に進学しました。将来は診療にFSMを取り入れたいそうです。FSMに寄せる期待も使用する装置も異なるでしょうから楽しみです。

保証された明日などありません。私はそれを自分自身の経験から痛感しています。ストレステストをしなかったためにステントを留置しましたし、その3年後にはバイパス手術もおこないました。さらに言えば、手術中、私は仮死状態に陥りました。戻ってきた世界は、以前とは違っていました。死んだときに訪れた場所は、ハリーとの瞑想中に開かれたワンネスの場所と同じでした。今いる場所や仮死状態から生還した後の人生が現実かどうかの問題は、ここでは置いておきます。

大切なことは、光と喜びに満ちた穏やかな自分に目覚め、その状態が永遠に不変であると確信を持つことです。それは現実であり、決して変わることはありません。あなたと、あなたの本質であるエネルギーとのあいだに分離はありません。宇宙の星々を満たす本質が、あなたの内側からあなたの人生を照らしているのです。私たちの本質は、エネルギーとレゾナンスです。

あなたの身体とあなたの人生に変化をもたらす周波数のレゾナンス・エフェクトは、あなたの心からの願い、心のもっとも奥底にある魂の叫びにもつながっています。

さあ、耳を澄ませて。

ハリーの祈り

ハリー・ヴァン・ゲルダーは生涯で数冊の本を執筆しています。その1冊に書かれたこの詩を読んで、私たちは毎年、ＦＳＭアドバンスコースをスタートさせます。本書の最後にもふさわしいようです。あなたが、素晴らしいレゾナンスの旅を歩めますように。

闇を投影しない光がある

耳では聞こえない音がある
目では見えない光景がある
生産を必要としないエネルギーがある
この光があなたの頭上に輝き
いつもあなたを照らしますように
この音があなたの内側にも
外側にも広がり
あなたを開放しますように
この光景があなたを喚起し
あなたの内側やあなたの大切な人々に
永遠の至福をもたらしますように
このようにエネルギーが流れれば
あなたはいつも元気でいられるのです

付録：考え方のエクササイズ

前向きな言葉は、脳機能の特定部位を修正する働きがあると考えられています。

この「前向きになれる言葉のリスト」を28日間、1日に2回、10分間読み続けてみましょう。黙読でも、大きな声で音読しても、どちらでもかまいません。寝る前の習慣にすると、続けやすいでしょう。もし《私にとっては前向きとは言えない》と思う単語があればリストから除外してください。回数や時間を少なくすることはお勧めしませんが、複数回読んでも、10分以上読んでも、増える分にはよいでしょう。読む時間帯に制約もありません。読みながら考えてしまう言葉があれば、気の済むまで何度でも読んでみてください。気が済んだら、元の回数に戻しましょう。単語の意味がわからない場合は、調べていただいても結構ですが、知らなくても大丈夫です。暗記をしたり暗唱して大きな声で読んだりする必要もありません。順番も重要ではありません。復唱、暗唱、暗記の強要はしませんし、してはいけないやり方もいっさいありません。ただ、日中、ネガティブな考えや経験に襲われたときに、いつでもこのリストを思い出してください。お気に入りの言葉があれば追加を。28日が経過しても、必要と感じたらリストを読み続けましょう。すべてでも、一部だけでも。

D

delighftful（愉快）
delicious（おいしい）
dreamy（夢のよう）
delighted（うれしい）

E

enjoyable（楽しい）
ecstatic（恍惚）
elegant（優雅）
exciting（面白い）
enchanting（魅惑的）

F

fine（洗練されている）
frisky（快活）
frolic（はしゃぐ）
freedom（自由）
flexible（柔軟）
fair（公平）
fondly（愛情を込めて）
friendly（友好的）
friends（友達）
full（充実している）
fidelity（忠実）
fancy（夢）
fun（楽しい）

A

alive（生きている）
aligned（つながっている）
alert（きびきび）
assisted（助けられている）
angelic（天使のような）
amused（面白そう）
agreeable（好みに合う）
amazing（素晴らしい）
agreed（同感）

B

buoyant（明るい）
blessed（祝福されている）
bright（快活）
brilliant（輝いている）
bubbly（活き活き）
bliss（至福）

C

cherish（大切にする）
cherished（大切にされている）
clarity（鮮やか）
cheery（上機嫌）
colorful（カラフル）
calm（穏やか）
clever（賢い）
charming（魅力的）
contented（満足している）

J

joy（喜び）
joyful（楽しい）
jolly（素敵）
jovial（気持ちの良い）

K

kissable（キスしたくなる）
knightly（高潔で勇敢な）
kite（高く舞う）

L

laugh（笑う）
lustrous（艶やか）
lifted up（高揚する）
light（光）
lyrical（詩的）
limitless（限りない）
lucky（幸運）
luscious（甘美）
lovely（愛らしい）

M

magical（魔法のよう）
melodious（音楽的な）
mellow（甘く熟している）
magnificent（堂々としている）

G

gratitude（感謝）
grateful（ありがたい）
good（良い）
glad（うれしい）
gladly（喜んで）
glorious（輝かしい）
gorgeous（豪華）
grand（壮大）
great（偉大）
gleeful（大喜び）
grace（恩寵）
gracious（恵み深い）
graceful（しとやか）
gleaming（ぴかぴか）

H

hope（希望）
hopeful（希望に満ちた）
holiday（休日）
happy（幸福）
hilarious（陽気）
hospitality（おもてなし）

I

incandescent（光り輝いている）
iridescent（虹色）
infinite（無限）

R

radiant（光を放つ）
rollicking（はしゃぎ回る）
restful（のんびり）
rhapsody（自由奔放）
rich（豊か）

S

sweet（優しい、かわいい）
super（すごい、一流）
superb（最高）
saintly（聖人のよう）
supportive（応援）
supported（支えられている）

T

tasty（美味しい）
treat（もてなし、ごちそう）
titillating（刺激的）
thrilling（ワクワク）
thoughtful（思慮深い、思いやりのある）
triumphant（勝利を収めた）

U

unlimited（制約を受けない）
unrestricted（無制限）
up（上昇している）
uplifted（高揚する）

N

nice（良い）
nifty（洒落ている）
notable（注目に値する）

O

opportune（適切）
optimistic（楽観的）
opulent（裕福）
open（率直）

P

positive（前向き）
plenty（十分）
plentiful（あり余るほど）
perky（活発）
pleased（喜ばしい）
pleasing（満足して）
pastoral（のどか）
pleasant（心地よい）

Q

quiet（穏やか）
quick（迅速）
quartz（クオーツ）

V

validated（有効）
victorious（勝利を得た）
virtuous（高潔）
vivacious（快活）
vivid（鮮やか）

W

winning（勝利）
winsome（愛嬌がある）

X

xylophone（木琴）

Y

yummy（美味しい）
yes（イエス）

Z

zounds（ワオ！）
zing（元気）
zoom（急上昇）

訳者あとがき

人間は電磁気的存在である。すべての物質がそうであるように人間の身体も固有の振動数を有し、周囲と影響を及ぼし合っている。著者のキャロリン（キャロル）・マクマキンは「車のリモコンキーから送る信号は対応する特定の車1台のドアロックのみ開錠する」という身近な例で説明しているが、私たちの身体にも同じように、「自分と同じ振動数の周波数が送られると、共鳴（レゾナンス）して状態が変化する」というレゾナンスの原理が働いている。

FSM（Frequency Specific Microcurrent＝特定周波数微弱電流）療法は、この共鳴効果（レゾナンス・エフェクト）と微弱電流効果を利用した療法である。問題が起きている《組織》の周波数と、その組織の《状態》を中和する周波数とを微弱電流機器から患者に流す。微弱電流には細胞内のエネルギー産生量を500パーセント近くまで増大させる力があるため、併せて流せば損傷した組織に自己修復エネルギーを与え、あるべき姿に戻す後押しをしてくれる。正しい周波数が設定されていれば、レゾナンス・エフェクトと微弱電流効果によって組織は正常な状態に戻り、患者の症状は消失していく。

40歳で医学の道を志した著者は、入学したカイロプラクティック・カレッジで運命の周波数リストに出合った。ただ、運命と書いたもののリストには身体の各《組織》の周波数と《状態》の周波数が書かれているのみで、これらをどう使えばいいかという具体的な方法まで書かれていたわけではない。

キャロルはパートナーのジョージ・ダグラスと共に施術と観察を繰り返し、FSM療法を確立させていった。本書は、このFSM療法の開発に情熱を注いだキャロルの自伝的物語である。

興味深いのは、「レゾナンス・エフェクトに教わった」とキャロルが述べている点だ。症状の原因と正確に一致する周波数でなければ患者の身体にレゾナンス・エフェクトは出現しないからである。反応が起きればそれが正しい周波数であり、反応がなければキャロルは別の周波数を探った。そして、どの《組織》がどのような《状態》になっているから症状が起きているのかを診断する際は、自分の内側のレゾナンス・エフェクトに頼ったという。キャロルは自らの知識、経験、直感が共鳴した感覚に従って周波数を試していった。つまり本書で紹介されている周波数プロトコルは、キャロルやFSMプラクティショナーたちが、このようにしてふたつのレゾナンス・エフェクトで答え合わせをしながら根気強く開発したものなのである。

プロトコルは再現性があり、難治性の疾病にもつねに効果を発揮するため、評判は瞬く間に広がっていった。しかし第8章で詳述されているとおり、せっかく好転しても「患者が《健康な自分》のイメージを明確に描けていなければ《健康な自分》とレゾナンスできず、効果は一時的なものとなってしまう」点にも言及しておきたい。これもまた、レゾナンスの妙だろうと思う。

「魂が共鳴したなら、それはあなたが今生でやるべきこと」という牧師の言葉に背中を押されて医学の道に足を踏み出し、自分の内側のレゾナンスを感じながら周波数プロトコルを開発してきたキャロリン・マクマキン。単なる医学書ではなくレゾナンスの神秘に触れたストーリーだからこそ私も本書の翻訳を引き受けたわけだが、キャロルの直感的な文章を訳出するのは正直苦労もした。辛抱強くキャロルの文章を見つめ、キャロルが何を言いたいのかがようやくわかった瞬間は、私もキャロルにレゾナンスしたということだろうか。

昨今はさまざまな波動機器が登場し、声や音叉、クリスタルボウルといった音の波動療法への認知も広がりつつある。監修者の寺岡里紗氏から「医療従事者だけでなく、波動療法に関心を持っている人にも読んでいただきたい」と依頼を受け、専門的な内容も読みやすく嚙み砕くことを心掛けたつもりだ。本書を手に取ったすべての方に、レゾナンス・エフェクトを知っていただき、自身の生活に取り入れていただけたら幸いに思う。私たちが気付いていないだけで、レゾナンスは日常にあふれているのだ。キャロルの言葉を引用してあとがきを締めくくる。

「日々の生活の中でインスピレーションや直感をもたらし、幸運を引き寄せているのも、このレゾナンスではないでしょうか。最高のタイミングで右に曲がることを選択して幼なじみにバッタリ会ったとか、いつもは行かないお店に入ったら理想的なセーターがセールになっていたとか、そんなときはなぜか、そうすることが《正しい》と感じているはずです。正しいと感じたことを実行したら、ラッキーなことに出合えた――。つまり、《正しい》と感じるからこそ、あなたは人生をより良くする選択をします。数学的な方程式はありませんが、すべてレゾナンスがもたらすものだと私は確信しています」

医学的見地から数多くの助言をくださった幸島究医師、一般にもわかりやすくするために腐心してくださった編集の高橋聖貴氏に感謝を伝えたい。翻訳の機会を与えてくださった寺岡里紗氏とナチュラルスピリット今井社長にも、心より感謝申し上げます。

２０２２年９月　南見　明里

◉ 著者略歴

キャロリン・マクマキン

1994年、カイロプラクティック大学を卒業。1996年より特定周波数微弱電流（FSM）療法を開始し、1997年以降は臨床診療のかたわらアメリカ、オーストラリア、ヨーロッパ、中東の各地でFSMセミナーを開催している。臨床研究論文は８本執筆。米国立衛生研究所をはじめ、アメリカ、イギリス、アイルランド、オーストラリアの学会でも、筋膜性疼痛症候群、脊椎外傷に伴う線維筋痛症等、疼痛やスポーツ障害の診断・療法について講演を行う。2010年、セミナーのテキスト『Frequency Specific Microcurrent in Pain Management（未邦訳：疼痛管理におけるFSM）』を書籍化し、エルゼビア社より出版。FSMの詳細や症例報告は、ホームページ（https://frequencyspecific.com）を参照。

◉ 訳者略歴

南見明里（みなみ・あかり）

早稲田大学卒。書籍編集者を経てライター、翻訳家、ヨーガインストラクター。近年は講師活動をスタートさせるなど、発信の幅を広げている。

◉ 監修者略歴

寺岡里紗（てらおか・りさ）

エネルギー医学インスティテュート（IEMJ）代表理事
意識情報フィールド研究所（CIF）代表理事
Info Therapyセラピスト

次世代の医療、ヘルスケア、ヒーリングなどあらゆる領域の基本概念となる「意識とエネルギー、そして情報」をベースとした「インフォメーショナル・メディスン（情報医学）」を日本に初めて紹介した。またメルマガ「エネルギー医学の最前線」の発刊と執筆にてその啓蒙活動を行う。ボディ、マインド、スピリットをホリスティックに分析する海外の優れたエネルギー測定デバイスを日本に紹介し、そのプラクティショナー、認定トレーナーとしてその普及と教育活動を行っている。著書に『タイムウェーバー』（ヒカルランド）。

◉ 医療監修者略歴

幸島究（こうじま・きわむ）

医師・形成外科専門医
意識情報フィールド研究所（CIF）理事

弘前大学医学部卒。慢性疾患等に対し、食・生活習慣の見直しと機能性医学的アプローチによる基礎改善や周波数治療機器（FSM/TimeWaver Frequency）を採用（※）している。複数の階層に存在するさらに深い原因に対しては、TimeWaver Pro（Med/Holistic）を併用し、より全人的な評価や対応を目指して診療を行っている。

（※）
- ○「TimeWaver McMakin system（FSM）/Frequency」は国内未承認の医療機器です。
- ○「医師が治療に用いるための個人輸入」として、法律に則して入手し使用しています。（厚生労働省ホームページ「個人輸入において注意すべき医薬品等について」を参照ください）
- ○同一の性能を有する他の国内承認医療機器はありません。
- ○この機器による重大な有害事象の報告はこれまでありません。

ＦＳＭ（特定周波数微弱電流）療法を導入したいと考えている医療関係者のみなさまへ

本書のFMS療法を実施できる周波数セラピーデバイスは、日本国内で未承認の医療機器であるため、医療従事者個人が一定の条件を満たした場合のみ輸入可能です。 輸入に関するお問い合わせなどは、下記のサイトで対応可能です。

◉ タイム・ウェーバーHP　https://timewaver.jp

ＦＳＭ（特定周波数微弱電流）療法を使用したいみなさまとＦＳＭ療法を受けたいと考えているみなさまへ

CIF（一般社団法人 意識情報フィールド研究所）は、エネルギー医学・情報医学について研究する組織であり、その一環として、本書の著者キャロル・マクマキンのコアトレーニングをベースにした周波数効果についてのセミナーも実施しています。FSM療法を実施するための機器は、日本国内で未承認の医療機器であるため、機器自体のトレーニング等は法令上できないことをご了承ください。なお、同一の性能を有する他の国内承認医療機器は現時点ではなく、この機器による重大な有害事象の報告もこれまでありません（厚生労働省ホームページ「個人輸入において注意すべき医薬品等について」を参照ください）。CIFではFSM療法を受けたい方にプラクティショナーをご案内することが可能です。詳細は下記をご覧ください。

◉ 一般社団法人 意識情報フィールド研究所HP

URL：https://cif-institute.org/

◉ ＦＳＭ療法を受けることができるクリニック

医療法人社団感謝会 Lotus Medicine health & beauty clinic

満足できる治療を一緒に考える外来

〒６５９-００９４
兵庫県芦屋市松ノ内町３-14 チェリービュウ芦屋川A′-Ⅱ
TEL：０７９７-７８-８７３３

URL：https://kosyu-kobe.com/

レゾナンス・エフェクト

画期的なFSM（特定周波数微弱電流）療法の世界

●

2022年12月25日　初版発行

著者／キャロリン・マクマキン
監修者／寺岡里紗
医療監修者／幸島 究
訳者／南見明里

装幀／山添創平
編集／高橋聖貴
DTP／細谷 毅

発行者／今井博揮
発行所／株式会社 ナチュラルスピリット
〒101-0051 東京都千代田区神田神保町3-2 高橋ビル2階
TEL 03-6450-5938 FAX 03-6450-5978
info@naturalspirit.co.jp
https://www.naturalspirit.co.jp/

印刷所／シナノ印刷株式会社

ISBN978-4-86451-423-1 C0011

●新しい時代の意識をひらく、ナチュラルスピリットの本

波動の法則
足立育朗 著

形態波動エネルギー研究者である著者が、宇宙からの情報を科学的に検証した、画期的な一冊。宇宙の仕組みを理解する入門書。

定価 本体一六一九円＋税

エネルギー・メディスン
ドナ・イーデン
デイヴィッド・ファインスタイン 著
日高播希人 訳

東洋の伝統療法と西洋のエネルギー・ヒーリングを統合した画期的療法。エネルギー・ボディのさまざまな領域を網羅！

定価 本体二九八〇円＋税

マトリックス・リインプリンティング
カール・ドーソン
サーシャ・アレンビー 著
佐瀬也寸子 訳

エコーを解き放ち、イメージを変える。病気の原因であるトラウマを解放し、人生が好転する画期的セラピーが登場！

定価 本体二七八〇円＋税

メタヘルス
ヨハネス・R・フィスリンガー 著
釘宮律子 訳

病気に結びつくストレスのトリガーや感情、信念を特定する理論的枠組み、メタヘルスとは？ メタに健康になれるためのヒントが満載。

定価 本体一八〇〇円＋税

なぜ私は病気なのか？
リチャード・フルック 著
采尾英理 訳

メタ・メディスンの入門書。エネルギーが閉じ込められている理由を見つけ学びを得ると、エネルギーは解放され、体は自然の流れを取り戻す。

定価 本体二一〇〇円＋税

体が伝える秘密の言葉
心身を最高の健やかさへと導く実践ガイド

イナ・シガール 著
ビズネア磯野敦子 監修
采尾英理 訳

体の各部位の病が伝えるメッセージとは？ 体のメッセージを読み解く実践的なヒーリング・ブック。色を使ったヒーリング法も掲載。

定価 本体二八七〇円＋税

魂は語る
身體の言語

ジュリア・キャノン 著
岩本亜希子 訳

なぜ病気になるか、痛みは何を語っているのか？ ハイヤーセルフが肉體を通して、どのようにメッセージを送ってきているのかがわかる本。

定価 本体一六〇〇円＋税

お近くの書店、インターネット書店、および小社でお求めになれます。